U0021359

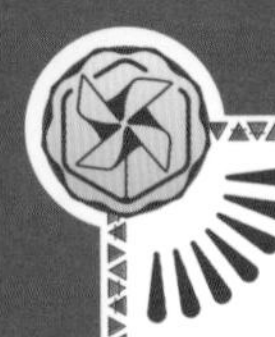
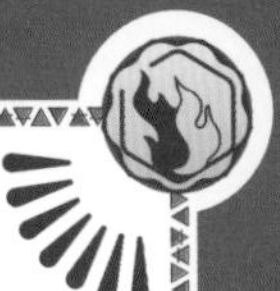

洪立明的專業芳療 ①

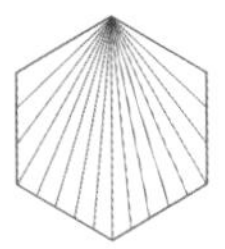

精油化學

精油四象限與四元素

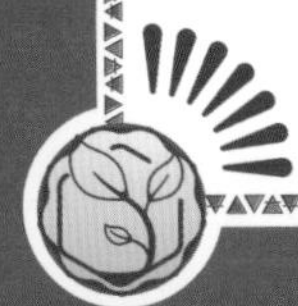
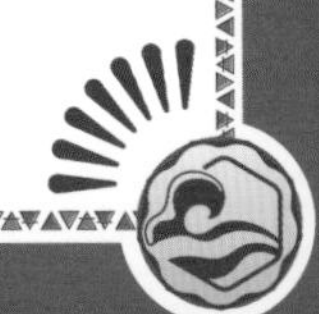

洪立明 著
林川 繪

CONTENTS

1 精油化學基本概論

2 精油化學模型圖與分子大類

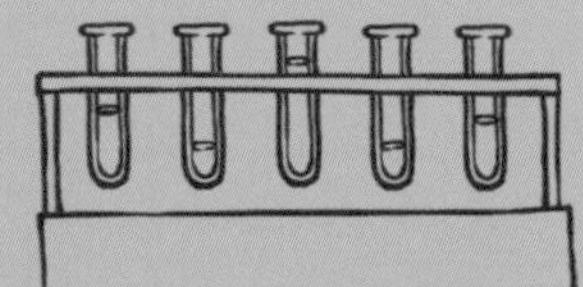

3 四大元素與身心對應

4 常見精油的化學結構分析

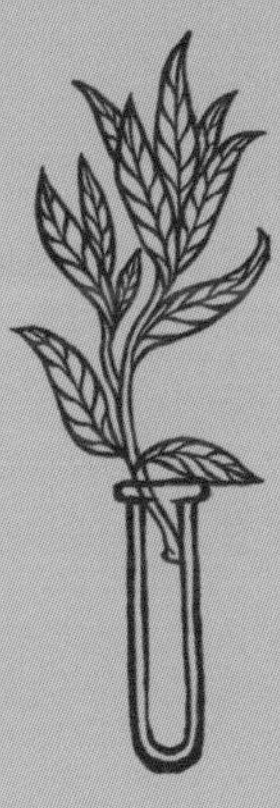

水元素常見精油

— 醛類 —

— 酮類 —

風元素常見精油

— 單萜醇類 —

— 倍半萜醇類 —

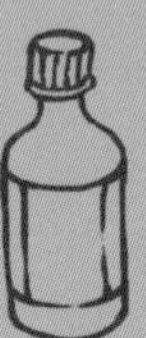
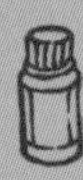

— 氧化物類 —

— 酚類 —

— 芳香醛類 —

— 內酯與香豆素類 —

— 酸類 —

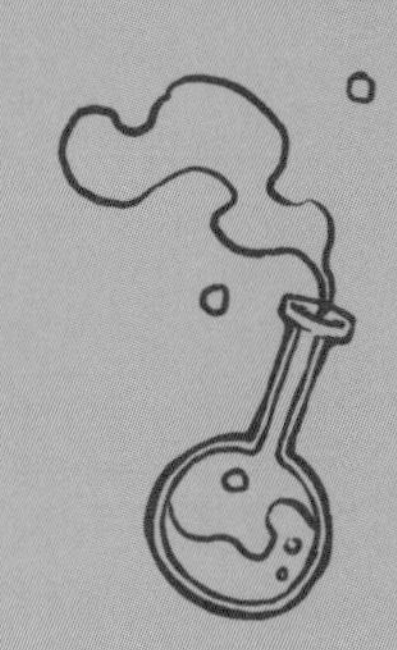

5 實際症狀解說與應用

原文嘉
質覺自然文化學院院長 / 資深國際芳療教育專家

連接古今，解碼生命之香

怎麼樣能讓精油化學既不枯燥又記得住、還要好理解，一直都是很考驗芳療教育者的一件事。所以，當我聽到小明說他要出精油化學的書，腦海裡立刻浮現過往教課時，學生面對精油化學單元那哀鴻遍野的聲音和表情。大家回想到的，都是中學時期對理化課痛苦的回憶，那些符號、公式，還有肉眼無法看見的原子、分子與死背硬記的教育方式。

其實生米煮成熟飯、煎個荷包蛋、牛奶變成起司都是化學反應；植物發芽生長、展葉開花、坐果果熟也是化學；在廣闊而繽紛的地球上，每一個生物、每一片葉子、每一滴水，甚至是我們自己的身體，都是由微小的原子和分子構成。屬於微觀世界的原子與分子雖然肉眼無法直接看見，但它們卻是形成整個宇宙萬物的基石。

在芳療的世界裡，自然也離不開化學。如果要分析單方精油、植物油、純露，甚至是某一款配方的功效與香氣特性，最直觀的拆解方式，就是從化學成分切入。而且，從化學分子的角度來解釋精油功效，在當今是一個比較通用、易懂的語言，方便我們與正統醫學界、學術界，以及在實證科學教育體制中長大的人們溝通。
自從法蘭貢與潘威爾合著的《精確芳香療法》一書問世後，芳療圈也興起了「科學芳療」的現象。小明和我深聊過很多次，我們都認為植物精油的面向並不僅限於化學分子，如果只從化學分子認識精油，那就像是瞎子摸象一樣，我們只是透過化學認識了精油的一種樣子。

但小明和我也都承認，了解精油化學是每一個學習芳香療法的人必須走過的路。因為科學理論基礎已經是人類共識，在這樣的基礎點上理解精油的構成、作用、適用性與安全性，是精油使用者必須擁有的知識。懂精油化學能幫助我們理解各種精油的品質和純度，這不僅能豐富我們對芳香療法的認知，也提升成為治療師的專業能力，更加負責、有效的去運用這門藝術。

小明巧妙的在傳統精油化學基礎上疊加了西方四元素的風火水土概念，讓生硬冰冷的化學瞬間變得有趣鮮活起來。一個個化學分子，在生動的筆下有了不同的人格特質與形象，頓時之間，化學變得沒有這麼難理解了。

當我們帶著這樣的理解，從微觀角度往巨觀世界看，會發現地球上所有的生命都是由這些微小的原子和分子構成的大型網絡。植物通過光合作用，將碳、氫和氧這些簡單的原子轉化為葡萄糖和氧氣，葡萄糖分子再轉變為各種精油分子，而我們則通過呼吸和皮膚運用這些分子來獲取生命所需的能量──無論這一切是針對身體、心理還是靈魂。調出一抹香氣看似簡單，但用在身上卻是自然界的複雜交互作用，也是分子與分子之間共振產生的的結果。

相信這本教科書級別的精油化學專書，能成為許多人學習芳香療法路上的一盞明燈，我希望它更是一道橋梁，連接著古老智慧與現代科學，啟發我們對生命的想像，帶我們跨越知識的界限，探索那些隱藏在每一滴精油中的奧秘。

沈瀟
中國芳香療法研究院（上海中醫藥大學）院長

穿越科學的冷冽，深入探索芳療的心靈之旅

Frank這本書不僅是一本結合感情與科學的芳香療法化學專業書籍，更為我們打開學習和理解化學及芳香療法的嶄新視野。身為他的好友並參與審定這本書，我親眼見證了他用多年心血精心打磨內容的過程。這本書的每一頁都充滿了作者對於主題的深愛，他不僅將科學知識傳達得淋漓盡致，更深刻注入了個人情感，讓讀者在學習的過程中感受到作者的熱情與用心。

Frank是一位擁有匠人精神的教育者，這本書引導學生們建立堅實的芳療化學基礎，也保留了豐富的情感元素，它以專業而感性的方式呈現科學知識，正如這位充滿專業和情感的芳療教育者 Frank 所展現的。他的付出不僅在於傳授知識，更在於啟發學生們對芳香療法的深刻理解，使他們能以更豐富且有深度的方式應用所學。

這本書不僅是一本教科書，更是一次深入探索芳療領域的心靈之旅；每一個章節彷彿都是 Frank 的心靈舞台，透過文字的交織，帶領讀者穿越科學的冷冽，感受芳香療法的溫暖。

Frank的付出讓這本書成為一部教學的工具書，更使其成為一種情感的傳遞。讀者翻閱本書時，彷彿都能與 Frank 的聲音在每個段落產生共鳴，這樣的情感連結不僅提升了學習的深度，也使得精油化學變得更加親切、溫暖且充滿人性。

張珮嫚
國立臺東大學身心整合與運動休閒產業學系
芳香療法講師

剛認識小明老師時，他隱藏在課堂的學生群中，後來我才得知他其實早就在芳療界闖蕩，令當時還是菜鳥講師的我戰戰兢兢。後來，換我去上他植物學的課程，明白他是個在專業上極其嚴謹的人，與我截然不同，自嘆弗如，相當佩服。

20多年過去，我看著他經歷人生起伏，並為病痛所累，即使如此，小明老師對芳療的熱情依舊，克服各種難關的同時，將累積超過他人生歲月一半以上的研究心血，化成著作誕生出世。精心雕琢的字裡行間，彷彿能見到他在講臺上諄諄教誨的模樣，瞬間所有回憶湧現，讓人有種莫名的感動。

為了讓學校的孩子們更清楚精油化學的應用，過去我除了絞盡腦汁設計課程內容，也常煩惱該推薦哪本合適的參考書給學

生，如今小明老師這本新書問世，讓我在學校教學上得到很大的助益。況且，只要花費一本書的金額，就能習得一名專業人士大半生涯的研究心得，這根本是身為讀者的福氣吧！

劉語婕

源流學堂負責人

在芳療圈中，小明老師一向以教學嚴謹加上對學生嚴格要求的風格聞名。在這樣的基調下，他兢兢業業花了五年時間完成本書，我只想為他好好宣揚這件不容易的事！

精油化學是學習芳香療法的過程中非常重要的學問，小明老師仔細又深入的為習香者娓娓道來此學問，實在很難得，也非常值得好好拜讀此書，了解一位資深的芳療老師如何為讀者解構這個重要科目。

相信在他自我要求嚴格的風格下（其實也是深得我心的風格），喜歡芳香療法的同好們閱讀此書必定有所收穫，請大家千萬別錯過！

Gisele Chung

Erwachen 醒寤創辦人

天然精油是大自然慷慨賜予的產物，經歷水火鍛煉的洗禮後，植物的靈魂得以重生。

從科學的角度來看，精油所包含的芳香分子為化學分析提供了豐富的素材。小明老師這本新書以淺顯易懂的方式引領讀者進入芳療世界，書中不僅解釋了精油的基本使用方法，更深入剖析每種精油的特性與功能，探討芳香分子對人體的影響。這種科學的觀點，使芳療不再只是基於感覺和經驗，而轉向了具有實際功效的理性配方。

然而，精油的芳香分子不應僅以單一元素來看待，協同效應在書中被細緻呈現，書中也提供了常見精油的化學分析與分類，使讀者能夠輕鬆踏入芳香分子的奇妙世界。這本書為芳療愛好者提供了一個清晰而深入的科學觀點，讓人更加理解精油的奧秘。

孫宜嫻

香砌學堂創辦人

這是一本可以清楚由淺到深、細細了解精油化學的好用工具書！

芳香療法很重要的一個元素就是精油，如果想要把精油了解透徹並靈活運用，最佳的方式應該是從精油芳香分子開始，一步一腳印去學習基礎知識，奈何這些化學分子不是那麼好懂呀！小明老師的精油化學專業一直底蘊深厚，他以四元素模型架構來介紹精油分子，讓人能夠一路流暢看下去、清晰好懂，歷經五年雕琢的書，果然不同凡響 ！

陳毓芬

靜宜大學化妝品科學系講師

小明老師是我非常欽佩的一位學者與老師，他在芳療領域的專業能力是無庸置疑的，但他的博學廣納更是令同為講師的我深深折服。

「化學」是萬物之道，是科學亦是哲學；萬物皆有其結構，而結構決定結論。小明老師具有強烈的辯證邏輯能力，運用四大元素推演了精油分子，以及其與身體疾病之間的聚合與消散。整本書深具邏輯的概念，使讀者易於理解和掌握這個神秘而又美妙的領域。

這本書是小明老師撰寫多年的精彩之作，在這本書中，小明老師以他深厚的學術背景和豐富的實踐經驗，將複雜的精油化學原理轉化為生動的文字，是一部獨一無二、不可多得的寶典，十分適合專業人士深造精油化學知識，我誠摯推薦給所有尋求知識和靈感的讀者。

Julie Foster

國際美容與芳香療法品質協會（IBAQA）主席

"Frank's Aromatic Chemistry Book" is the first truly comprehensive book on aromatic chemistry that I have ever read. This book effectively explains different chemical models, making the concepts of aromatic chemistry clear and easy to understand. Moreover, the author skillfully combines rationality and emotion with chemical components, allowing readers to better comprehend and appreciate the charm of aromatic chemistry. This book is suitable for both chemistry students and researchers, as well as non-professional readers interested in aromatic chemistry. Whether you are a beginner or an expert, this book will help you gain a deeper understanding of the essence of aromatic chemistry.

Frank這本書是我讀過第一本真正全面的芳香化學書籍。這本書有效解釋了不同的化學模型，使芳香化學的概念清晰且易於理解；此外，作者巧妙將理性與感性和化學成分結合在一起，使讀者更能理解並欣賞芳香化學的魅力。這本書適合化學系所學生與研究人員，以及對芳香化學感興趣的非專業讀者——無論您是初學者還是專業人士，這本書都將幫助您更深入了解芳香化學的本質。

作者序

一直有「寫一本書」的念頭很久了，但怎麼也沒想到，第一本我就挑了一個最有挑戰性的題目，完全沒料到最後竟整整寫了五年。我不得不說，這本書讓我看到了自己的不足。

從二十幾年前學習芳香療法開始，我對精油的成分就感到好奇。精油到底有哪些成分？精油成分加在一起會有什麼效果？這些問題一直困擾著我。學習所謂的精油化學與調香後，總覺得有些根本性的問題無法解決，我試圖尋找答案，但有些答案，在二十年後才逐漸清晰。

精油化學不是容易上手的學科，因為這門科目很深，學習不過是在表面下功夫而已，學到後面反而會有更多的問題。最後我發現，大家想要的，是希望能知道：這個成分有什麼功效？什麼精油加在一起應該有什麼作用？以及學了這門知識，到底對芳療之路有什麼好處？

若能一言以蔽之，或是一點就通，就真的太好了。但很可惜的是，這門學科有大量名詞要記、有很多化學結構要背，還得有植物生理學的基礎，以及人體生理學的基本概念，更不用說還得清楚各種精油特性、用途。以上只是先決條件，真正進入學習後才會發現，最困難的是無法將理論與應用整合，以及學習後被更多問題所困惑——況且，精油化學不僅只是死記硬背的學科，當中還需思考、推敲、整理架構與導向，這些都是學習中的困難點。

目前坊間相關的中文書籍，大多沒有講得很深入，或者說，那些講得比較深入的書籍大多是外文書，且很多都沒有翻譯成中文書籍。也因為不夠深入，你會發現成分功效是成分功效，精油作用是精油作用，兩者看似有關，但其實沒有被整合，只是將成分簡單分類、整理一下，然後說明精油的作用。但原理的解說呢？只是付之闕如。

這些年來，我大量閱讀各種相關文獻，發現了一個有趣的問題，這些文獻大多都透過體外與動物臨床實驗來堆砌知識體系，並利用精油中某些成分，去導出該有的作用——然而這存在某些矛盾與盲點，也因此這類文獻很多，卻沒有更大的進展與突破，有些真的「了無新意」。

但做研究本身就是如此，堆砌的經驗夠了，才能夠突破一步。在突破之前，只能依照各種實驗數據與結果去導出結論。不得不說，這些文獻實際能拿來參考的，還真的不多。

正因為成分的實驗與研究，需要不斷反覆驗證，不知道要花多久的時間，才能完成一種精油全部成分的探討──精油裡面的成分實在太多了，很難一一去檢視、去實驗、去說明「這個成分到底有什麼用」。

所以，當我決定寫這本書時，就知道自己踩了個坑，而且這個坑無比的深；這個壓力無比巨大，我甚至做好了站在坑中被眾人唾罵的心理準備。為什麼？也沒為什麼，只因我非相關學科出身，而且書中很多部分都是個人見解，談不上什麼多了不起的知識，而且我還試圖沿用舊框架來提出自己的理論。

這本書中，我將許多困擾大家的問題提出，試圖解決大家的疑惑，並且簡化與整合相關的學問，一層層梳理，以符合芳療中所需要的知識。我期待更多的是，透過本書的出版，能喚起大家「建立正確知識架構」的認知。因為在芳療中，有太多知識體系的謬誤，以及邏輯上的衝突沒有被正視，這些都應該逐一被審視、被檢討，然後去改正、去整合，最後再建構出一套利於學習的架構與扎實的理論。這本書只是個楔子，我最終期待的是，芳香療法在輔助醫學上成為一門受重視的學問。

最後，我必須要感謝我的編輯，沒有她的耐心協助與等待，這本書就難以問世。或許這本書並不易讀，但期待在學習芳療知識的路上，會是一本有用、能夠陪伴大家學習成長的書。

前言

有機化學一直以來都是許多人難以入門的學問，但在生活當中，我們必然會遇到許多相關問題，不論是飲食、美容保養用品、健康食品，乃至於藥物中都很常見。

精油本身是由各種有機物所組成，這些芳香分子對於身體有許多影響，因此在學習芳療的過程中，精油化學勢必是需要學習的學問。但要如何有效學習精油化學？不得不說，這裡就是最難入門的部分。

坊間的芳療書籍在解釋精油的基礎有機化學時，會盡量簡化，使知識層面上能以最簡單的方式，讓人清楚基礎化學知識，但這也是最容易被人忽略、或直接跳過這些看不懂的分子原理與結構，而直接跳入這些分子的功效。

誠然，這並非錯誤的學習方式。簡易的論述能先快速上手、簡單理解，也是學習前行的步驟；另一方面，芳療主要還是以生活應用為主，對一般人而言，芳香分子的結構，確實不需要過於專業的理解，可以偏重於對生理作用的認識。只是，生理作用必然牽扯各種理論架構的基礎，到底要學到多深？這就是個人問題了。

芳療的學習沒有辦法與學醫藥學的人士相比，但是精油成分決定它的療效，因此認識精油化學仍須嚴肅看待。所以，該如何學習精油化學？若有一套系統化的概念作為輔助，學習就能較為輕鬆。

法蘭貢（Pierre Franchomme）在1990年，與潘威爾醫師（Daniel Pénoël）合著*L'aromathérapie exactement*（無中譯本，中文暫譯《精確芳香療法》）一書中，基於醫學臨床與芳香分子研究的證據，開啟了對精油分子與醫療之間的全面探討，並將精油當中的化學分子進行型態分類（Chemotype，簡稱CT），並發展出一套俗稱「精油四象限」的精油化學結構模型（法文：Le référentiel électrique）。

這是依照分子官能基以及分子所帶正負電子與極性大小，作為芳香分子的分類所繪製而成；此圖從各種芳香分子大類中，可分判出大略性質作用，是現今全世界芳香療法學習上，最廣用的化學結構模型圖。

這本書的問世，對後來芳香療法的發展（尤其運用於醫護層面）極具貢獻。精油四象限模型後來結合西方四元素說（Doctrine of the Four Elements-earth, liquid, gas and fire），將四元素分別套用於四個象限之中，使芳香分子大類能對應在四元素學說上應用。

四元素說的理論對許多民族都發揮了影響力，例如印度的阿育吠陀（Ayuvada）也利用四元素的理念來分判人體體質，並運用於醫療當中，甚至影響到佛教的修行方式。雖然西方四大元素與阿育吠陀，在哲理上有些許不同，但在現象的解釋上，其原理與基礎大致相同，可以相互對應。因此西方的四元素說，可與印度哲學中的四元素交叉比較——必須要注意的是，西方四元素說與中國道家的五行學說，在哲理與現象上雖有相似之處，但其系統結構與方向完全不同，儘量不要混為一談。

四元素影響西方近一千多年的醫學觀念，雖然目前早已被主流醫學推翻，但這是因為四元素哲理的發展過程中，越來越多概念在科學上難以被證實，甚至在理論上與臨床科學相差甚遠，致使從四元素發展出來的醫療理論遭受近代醫學質疑；但是，物質界的形成依照四元素本有的形貌與性狀，仍是可以被詮釋的——這是一種哲理，也是人類對世界與現象構成的觀察累積所得出的結論。

印度阿育吠陀的概念，一開始是從宗教與世界觀的哲學角度延伸，進而以此作為醫療的判定方式。佛家在修行上，也接受了四元素（四大）的哲理，且更有其獨到的一面；本書所採取的四元素意義與運作模式，會偏向於佛家對四元素的解釋，不純粹以西方所發展的四元素理論作為概念。

將芳香分子與四元素對應，可說是一大創舉！但是精油四象限的各種解說中，並沒有明確（或是不足以）指出其原理與應用。它的概念仍是基於分子的理化特性，進行精油分子作用闡釋，因此較為玄秘哲理的四元素與之搭配，時常沒有辦法展現功用。

法國芳香療法的學習，本偏向醫護人員的專業訓練，與我們偏向美容美體與居家生活，或強調身心靈平衡有所差異，因此在學習上針對的族群完全不同。過於偏向科學探討的理論，使這套系統難以被一般人理解；加上對於四元素的認知不足，以至於這套模型雖被放入芳療教學中，卻難以被應用。

除了精油四象限以外，坊間最常見的還有《茹絲的蛋》（德文：Das"Oval" - das Modell zur Wirkung）與《三角形圖》（法文：Le Triangle aromatique）兩種，這兩種設計與精油四象限最大的不同，在於它們皆是封閉性的結構圖。前者重視心理與療效的判定，後者更針對症狀而能迅速找出對應用油。以上兩種圖形與開放性的四象限圖著重於分子的理化性質不同，這三種結構圖形各有優缺，使用上也有不同擅長之處。本書利用精油四象限為基礎，將四元素理論帶入，期望更精確發揮四元素在其中的哲理，對於偏向學習自然與心靈結合的芳療界人士，提供另一扇學習精油化學的窗口。

雖然這套化學結構分類法，以及四元素的對應模型，只能算是一種「假說」，它本身存在太多「先驗」（A priori）的問題，且官能基理論（Functional Group Theory）遭受各種質疑，甚至正負電的概念，也遭到強烈反駁……只是在芳香療法的應用上，還是能發現它的功用，況且以官能基分類的作法，是現在各種化學模型圖無法避開的，因此要質疑官能基理論，就得拿出更易懂、更方便，且更正確的方法。

依照其分類，加上對分子性狀與作用的大方向理解，在使用精油的多數情況下，透過學習各種精油的化學結構，以及四元素的原理，即能輕易對照精油四象限來使用精油解決問題。

學習精油化學最困難的地方，不僅是要認識那些碳基結構，對化學大類的分判、分子功效等，更是需要有一定的理解，況且許多分子難以說明實際療效，致使精油所含的各種分子，以及分子結構比例之間所形成的協同作用，需要有更多經驗與邏輯推演。

但我們也能發現，雖然精油中芳香分子之間的協同效應，通常難以用實驗論斷，可是協同作用的存在，是學界公認的，即便我們無法徹底理解它的機制。著名的雞尾酒療法，便是利用藥物之間的協同性，比起使用單一成分來對抗病毒，更能使病毒有效被控制。

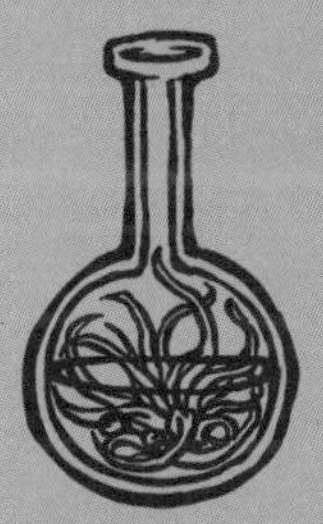

說回精油，我們先舉個例子。研究顯示，真正薰衣草中的沉香醇與乙酸沉香酯兩種成分，若處於單一分子的狀態下，原本該有的鎮靜功效無法顯現，但兩者結合後，會產生較佳的作用；而完整的真正薰衣草精油，又比兩者單一分子結合更有效用，並且降低了分子原有的毒性問題。

另外，在一些實驗中，也發現複方精油的作用，比使用單一精油更具療效。這些都是協同作用的證明，但是精油成分比單一藥物複雜太多，且精油功效往往也比單一藥物功效廣泛，甚至使用在不同情境的人體身上，也會產生極大的差異性——因此，探討精油協同作用與生理機制，在現今的科研模式上極難得到全面充分的科學結（推）論。

雖然協同作用難以廣泛用實驗數據詳細證明，我們仍舊能確定它的存在。我們應該如何理解協同作用？從精油四象限或許可以推敲其中奧妙。從真正薰衣草的例子中可以發現，沉香醇與乙酸沉香酯各別坐落於第三象限與第一象限，這兩個分子正好處於一個對角線的位置；另外像是檸檬烯與檸檬醛也正好是對角線的位置，分別在第四與第二象限，這兩個分子結合被認為可以降低檸檬醛的刺激性，並能強化其作用。

從「對角線分子可能具有良好協同效應」來看，似乎即能說明協同作用，但這樣的觀察，並不能完全說明對角線的化學分子必然有此作用；只是在觀察中，我們可以發現多數對角分子，的確能發揮相當的協同效益——這即是精油四象限的另一類特質，也能說明四元素之間的互補性。

四象限結合四元素，在某個程度上能將分子的協同作用合理化。四元素的概念是相互結合，也是相互消長的，因此透過四元素的特性理解，對應分子的特性，不難猜測怎麼樣的精油具有怎樣的特性，並如何影響身體四元素的運行。

本書除了對於化學結構、大類、四象限與四元素的解說之外，還針對常見的精油化學結構進行分判，以及對身體系統疾病的四元素分析，希望讀者不僅只是流於理論研究，同時在實際生活上，也能夠清楚並靈活運用精油四象限。因此本書最後兩個單元是重要壓軸論述，建議讀者仔細閱讀，並且與前面三個單元相互對照與參考；此外，本書的每個單元都有環環相扣的部分，閱讀時建議不要偏廢。

一直以來，有機化學都是不好學習的，更何況我們還得理解芳香分子進入人體後，一連串與細胞結合、生理代謝的學問——所以若你認為看完本書，或是上了這門精油化學課，就能更清楚精油分子的「功效」，你可能就大錯特錯了，因為你需要學習的知識將會更多。本書能作為一個指引，對於學習芳療的芳療師而言，它是困難的，但對相關專業人士而言，本書可能亦無法真正滿足學界的要求；但無論如何，願本書能劃開芳療學習者學習化學與精油療癒特性的另一種新的可能，不再拘限死板的功效對應，那便是本書的最大目的。

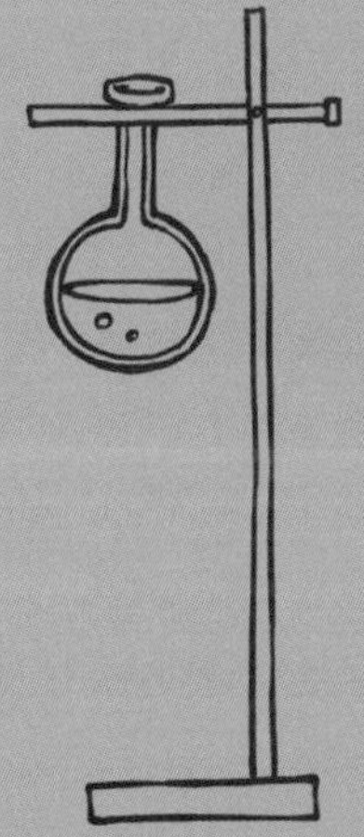

精油化學基本概論

chemistry of essential oils

地球生命的形成是由一連串有機物組合而成，但什麼是有機物（Organic compound）？有機物是一種碳氫化合物——也就是說，有機物的結構形成，必然可以看見碳與氫兩種原子的結合，最簡單的有機物是甲烷（CH_4）。

這些結構的組成，主要是就著原子之間，電子所產生的牽引，產生化學鍵而連結在一起。當兩個原子結合成一個分子的時候，會因為化學鍵的形成而有所改變。

本章節因為涉及到大量有機化學的命名與結構，對於一般人而言確實是較為困難的，但是只要掌握了基礎原理，在學習看待這些芳香分子時，更容易掌握它的性質，也方便我們理解精油化學，抓住分子的特性。

原子與分子

原子

── 原子（Atoms）是組成結構的基本要素，一般的化學反應皆是原子與原子間產生化學變化。原子的組成包含了質子（Proton）、中子（Neutron）與電子 （Electron）。在原子中央部分，由質子與中子結合成為原子核（Atomic nucleus），電子則圍繞在原子核外圍，又稱電子（核）層（Electron shell）。

── 質子帶正電，中子不帶電荷，電子則帶負電。一般而言，原子的質子數量有多少，電子就有多少；另外，一個原子帶有多少的質子，就決定它的原子序（Atomic

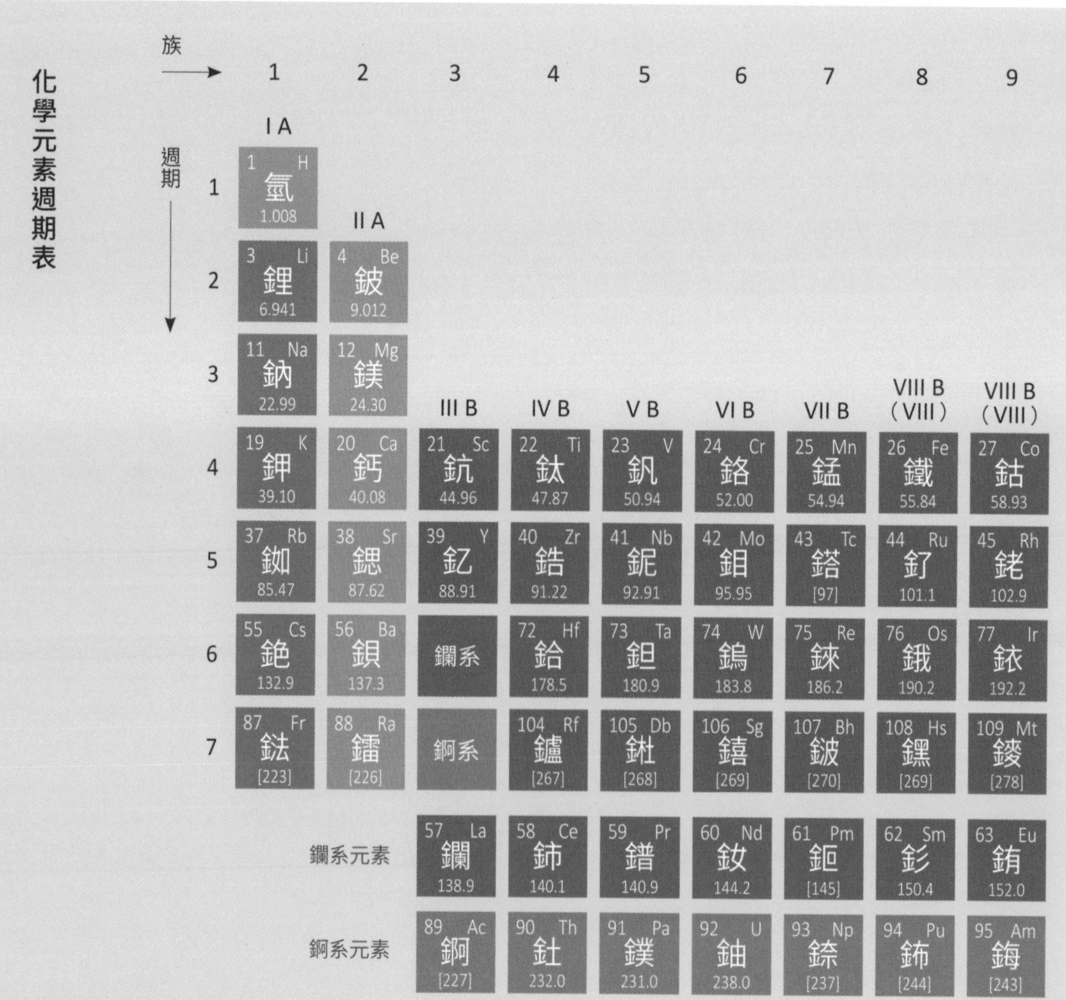

化學元素週期表

週期 \ 族	1 (I A)	2 (II A)	3 (III B)	4 (IV B)	5 (V B)	6 (VI B)	7 (VII B)	8 (VIII B (VIII))	9 (VIII B (VIII))
1	1 H 氫 1.008								
2	3 Li 鋰 6.941	4 Be 鈹 9.012							
3	11 Na 鈉 22.99	12 Mg 鎂 24.30							
4	19 K 鉀 39.10	20 Ca 鈣 40.08	21 Sc 鈧 44.96	22 Ti 鈦 47.87	23 V 釩 50.94	24 Cr 鉻 52.00	25 Mn 錳 54.94	26 Fe 鐵 55.84	27 Co 鈷 58.93
5	37 Rb 銣 85.47	38 Sr 鍶 87.62	39 Y 釔 88.91	40 Zr 鋯 91.22	41 Nb 鈮 92.91	42 Mo 鉬 95.95	43 Tc 鎝 [97]	44 Ru 釕 101.1	45 Rh 銠 102.9
6	55 Cs 銫 132.9	56 Ba 鋇 137.3	鑭系	72 Hf 鉿 178.5	73 Ta 鉭 180.9	74 W 鎢 183.8	75 Re 錸 186.2	76 Os 鋨 190.2	77 Ir 銥 192.2
7	87 Fr 鍅 [223]	88 Ra 鐳 [226]	錒系	104 Rf 鑪 [267]	105 Db 𨧀 [268]	106 Sg 𨭎 [269]	107 Bh 𨨏 [270]	108 Hs 𨭆 [269]	109 Mt 䥑 [278]
鑭系元素			57 La 鑭 138.9	58 Ce 鈰 140.1	59 Pr 鐠 140.9	60 Nd 釹 144.2	61 Pm 鉕 [145]	62 Sm 釤 150.4	63 Eu 銪 152.0
錒系元素			89 Ac 錒 [227]	90 Th 釷 232.0	91 Pa 鏷 231.0	92 U 鈾 238.0	93 Np 錼 [237]	94 Pu 鈽 [244]	95 Am 鋂 [243]

number）是多少；至於中子，通常也與質子的數量相同，但在同位素中，中子的數量會與質子有所不同，這會影響到它的質量數（Mass number），但在這裡不探討同位素。

—— 電子層環繞於原子核周圍，最多可能有七層，第一層可容納一到兩個電子，第二層則為八個電子，第三層可容納十八個電子，其公式為$2n^2$（n=電子層數）。我們在學習精油化學時，會接觸到的元素，大多為氫、碳、氮、氧、硫，除了硫為三層電子層，以及氫為一層外，其他都是兩層。電子層最外層稱為外殼層（Outer shell），這層的電子又稱作價電子（Valence Electron），其數量決定了元素的反應，也決定它在化學週期表中的元素「族」（Group）。

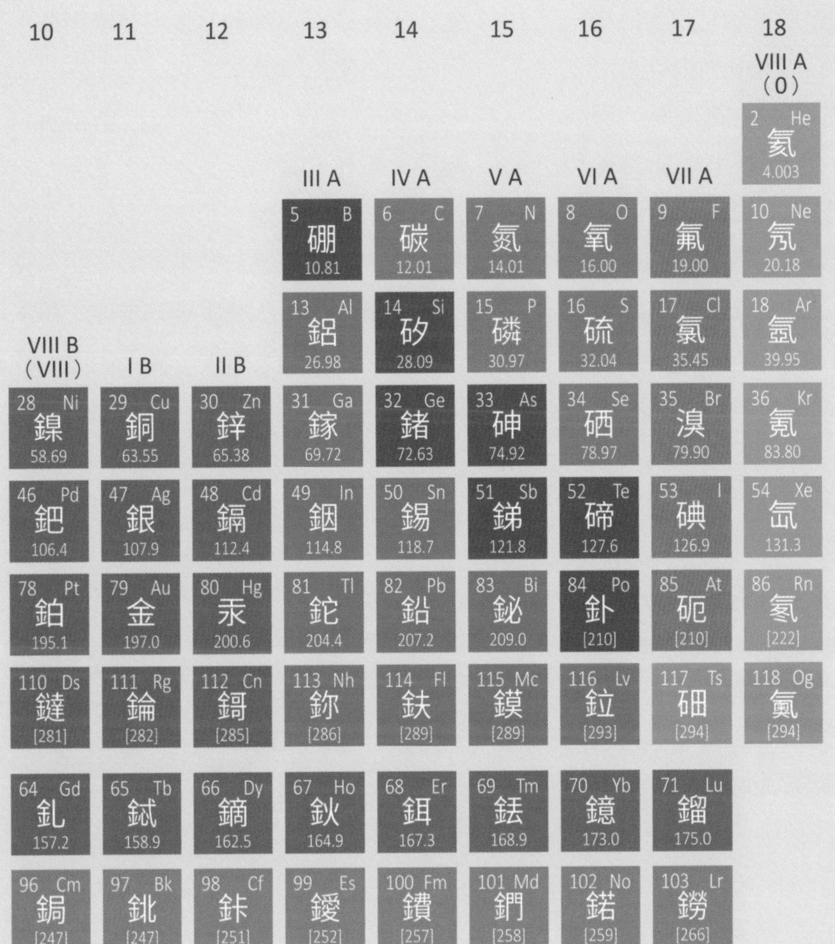

現代化學元素週期表，包含了已知的天然與人為形成的元素。在芳香療法中，需要注意的元素有：氫、碳、氮、氧、硫。

名詞解釋

八隅體規則（Octet rule）

所謂的八隅體，就是指最外層的電子層皆有八個電子成對組成，這樣的結構不會與其他原子搶奪電子，因此非常穩定。符合八隅體的元素族，以主族元素為主，例如：碳、氮、氧、氟、鈉、鎂等。

共價鍵（Covalent bond）

共價鍵就是原子與原子間相互共同使用電子，而將彼此結合在一起，也就是原子與原子間「手牽手」的狀態。能夠結合在一起的原子，在雙方外殼層中的電子，必然能符合八隅體規則而成為穩定的狀態。

── 價電子決定了原子的化學鍵數量，若主族元素（Main-group elements）的價電子無法形成八隅體型態，原子便相對不穩定，這時就可能與其他原子發生反應產生化學鍵（Chemical Bond），可能會獲取、失去，或共用其他原子的電子，這會產生鍵結。化學鍵主要分為金屬鍵（Metallic Bond）、離子鍵（Ionic Bond）與共價鍵（Covalent Bond）三種。精油分子屬於有機化學的範疇，是以共價鍵的型態呈現，因此在此僅探討共價鍵。

── 以碳原子（不包含其他碳同位素）為例，碳原子帶有六個質子、六個中子、六個電子，其原子序為6，質量數為12，而電子層屬於第二週期，所以可以知道它的電子層有兩層，第一層帶有兩個電子，而第二層則帶有四個電子，在元素族中屬於ⅣA族（見P.21的化學元素週期表）。由於價電子數量只有四個，因此碳在與其他原子相互吸引時，可形成四個化學鍵。

── 為了滿足八隅體規則，碳原子會吸引（牽住）其他原子，例如氧原子有六個價電子，於是一個碳就可牽住兩個氧原子，形成在每一個原子最外圈的電子軌道上，都有八個電子的型態。可以把共價鍵想像成人的手，當元素間的價電子相互吸引時，就會形成手牽手的狀態，這樣的連結稱之為共價鍵結。

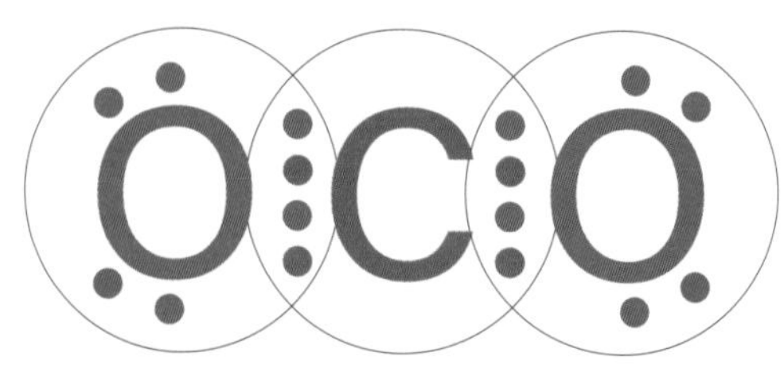

兩個碳與一個氧的結合，形成二氧化碳。可以看到三個原子間環繞的電子，每一個原子都將圍繞8個電子，形成八隅體規則。

精油中常見的原子

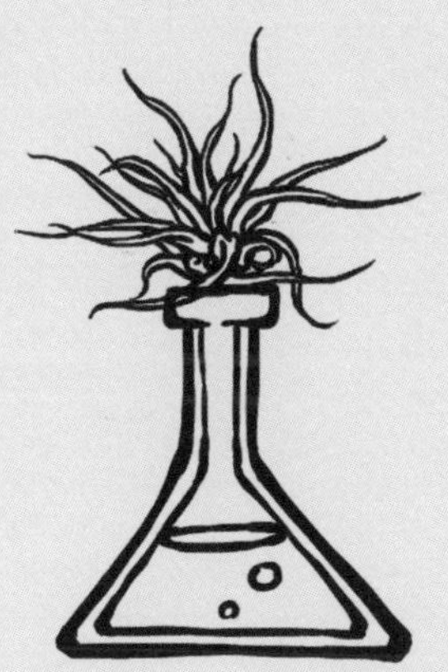

氫原子的原子序與質量數只有1，也僅有一個電子，通常不帶中子（非同位素），是最輕的元素，通常能穩定的與各種元素結合。

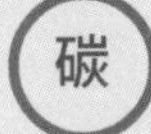

碳原子的原子序為6，質量數為12，電子數量為6，有4個價電子。碳原子在有機化學中非常重要，與氫結合就成為有機物，也稱為碳氫化合物。有機物通常會形成無數由碳結合的碳鏈，這些碳鏈也是精油分子最基礎的結構。

氮

氮原子的原子序為7，質量數為14，電子數量為7，有5個價電子。氮是基本生命不可或缺的元素，但不常出現在精油分子中，原因是氮通常以胺基酸及蛋白質的型態出現，在植物的二次代謝物中，多數會以生物鹼的形式呈現。

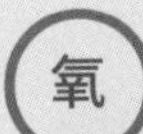

氧原子的原子序為8，質量數為16，電子數量為6，有6個價電子。氧與其他元素結合時，通常稱為氧化反應，氧化後的分子都可以稱為「氧化物」（Oxides）。在精油分子當中，氧原子的出現會使分子的性狀產生極為劇烈的改變。

硫原子的原子序為16，質量數為32，電子數量為16，有6個價電子。硫與生命息息相關，也和胺基酸與蛋白質的合成有關，同樣是生命不可或缺的元素。在精油中硫化物通常含量很低，卻有極高的療癒性質，以及對精油氣味的決定性。

有機化學與命名法則

什麼是有機化學？

——所謂的有機化學，通常是指研究含碳的有機物質的結構、性狀與分子反應的一門學科。有機化學當中最重要的就是碳，但不是所有以碳為主的分子都能稱作有機物，像是碳氧化物、碳酸鹽類、氰化物，這些都是無機物，因此通常不在有機化學的研究範疇。

——有機物遍布在我們的生活之中。所謂的有機物，即是以碳基為主的結構，主要為碳氫化合物，以及以碳氫為主的其他衍生物，所以碳與氫可說是最基礎、最根本的有機化合物。「有機」二字的命名，也與碳基生物的存在與構成有關，是形成生命的基礎與關鍵，也與生命維繫息息相關，人體的架構本身就是有機物的組成。

什麼是有機化學？

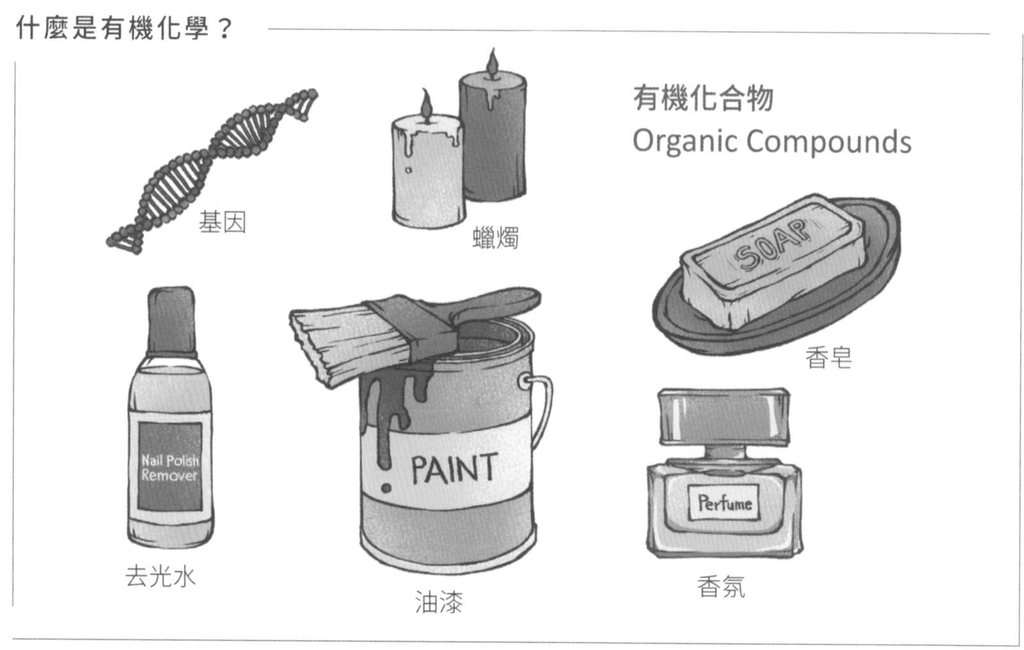

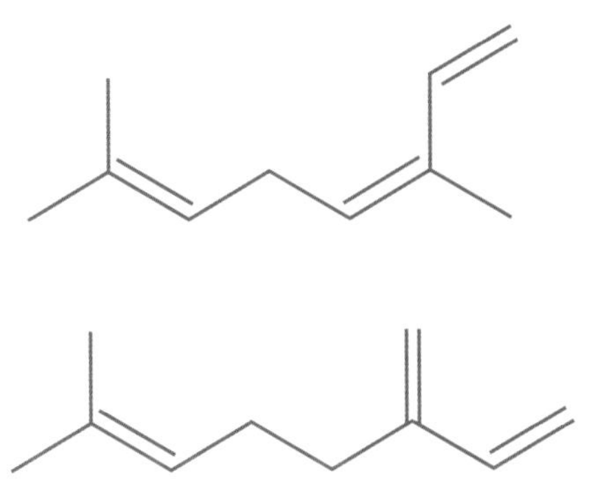

上圖為羅勒烯，下為月桂烯，兩者分子量相同，在結構上類似，但你可以看出它們雙鍵的位置不同，同時形狀也有局部的改變。

—— 以往認為，有機分子只能由「生命」合成，當然這個迷思早已被打破。現在所謂有機化合物的定義，是以「分子是否存在碳氫鍵與碳碳鍵，並且是共價鍵」為主要概念。所以像是氰化物雖然含有碳與氫，但它的碳氫鍵可以游離，因此不算是有機物。

—— 由於精油當中的芳香分子屬於有機物，所以學習精油（芳香）化學，必然要學習有機化學的相關知識。但有機化學在化學學門中，是不易學習的科目，同時也跨足其他化學學科，所以剛開始學習有機化學時，若沒有相關化學基礎，必然痛苦萬分。

—— 在這裡，你必須先抓住學習精油化學的訣竅，也就是初步掌握碳、氫、氧的性質，例如它們有幾個鍵結，就像是積木上有幾個孔或榫，然後它們可能會有哪些接法與變化。先掌握住這點，你就能將芳香分子的基本結構與變化初步掌握，這在認知分子結構上，會起到重要的作用。

有機分子結構的圖形表現

—— 分子是由原子與原子結合所產生的化合物。化學上為了說明元素的組成，除了將各種元素做成元素週期表外，也將各種元素以符號表示；當各個元素結合時就形成所謂的分子，為了表示分子的名稱，以元素代號與其數量寫成「分子式」，這是常見有機分子結構的文字表現方法。

—— 然而，在有機化學中，如果利用一連串的分子式表示其分子量，難以表現出分子與分子之間的差異，這是因為以碳為主的分子，通常在結構上變化多端，許多有機分子都是以立體結構展現的，甚至會有立體結構相似，但鍵結連接位置不同、旋轉方向不同等情況，而造成相同分子式之間的差異。就如同堆積木般，在同等量的材料下，可以組合出不同的型態

—— 在這裡以芳香分子為例，例如上圖羅勒烯與月桂烯的分子量相等，卻有不同的結構，在整個分子結構不同的情況下，可以發現分子結構呈現立體的樣貌，所以必須把分子以圖像的方法表現出來。

—— 一般表現分子結構的方式，包含結構式與鍵線式，現在甚至會利用3D圖像表示結構式。目前在平面所使用的展現方式，仍然會偏向鍵線式。

—— 鍵線式的畫法雖然省略了碳與氫的表示，但不代表不存在，因此在計算分子量時，仍然必須清楚分辨結構上有幾個碳與幾個氫。每一個鍵結代表了一個碳，而畫出的碳鍵，便代表有一隻手與其他碳原子或官能基連接，但我們知道碳可以伸出四隻手，所以如果畫出來的鍵線沒有四個鍵，可能只有一鍵、二鍵、三鍵，那麼其他沒有畫出來的，便是與氫連接的部分。除了官能基以外，這種畫法省略了元素符號，圖案看起來也較為簡潔。

鍵線式的畫法

鍵線式的畫法，省去了元素中碳與氫的符號，但會保留官能基結構或重要分子的符號展現。在鍵線式當中，每個轉折處都代表了一個碳原子，這種畫法也是目前通用的2D結構表現方式。

以沉香醇為例：

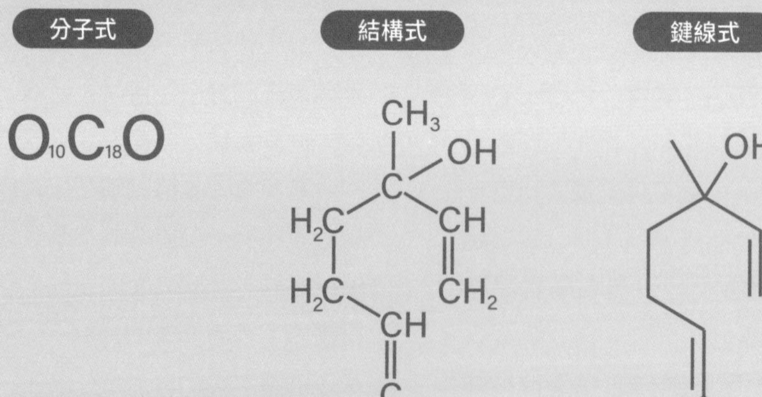

分子式：以化學代號及數量，直接寫出分子式。

結構式：以結構圖的方式，將原子符號按照其電子吸引方向排列，並以鍵線連接，成為結構式。

鍵線式：結構式的省略圖形，省去主體碳（或所有碳氫原子）的代號，僅留官能基（或非碳氫分子）的代號，純粹以鍵線呈現分子模型。

有機化學結構的命名

—— 有機物的命名方式，主要是以國際純粹與應用化學聯合會（International Union of Pure and Applied Chemistry，簡稱IUPAC）的命名模式，作為有機分子的命名法則，依照以下順序命名：①立體異構、②取代基、③主體、④不飽合狀態、⑤官能基。記住！IUPAC的命名一定要符合這個順序。

—— 接著，再以左頁的沉香醇（Linalool）為例說明。

沉香醇的IUPAC命名為：
3,7-dimethylocta-1,6-dien-3-ol
翻成中文就是：3,7-二甲基-1,6-辛二烯-3-醇

—— 可以看到3,7-dimethyl屬於取代基的部分，落於主體的第三與第七號碳原子之間，原本的碳原子上的氫原子被取代基取代了，這些取代基屬於烴基；而octa-1,6-dien代表的是不飽和鍵的位置，因為有兩個不飽和雙鍵，主體即為辛二烯；-3-ol則是官能基（羥基）落於主體的第三個碳上。

—— 在這個結構中，沒有特別將立體異構表示出來，因為有時立體異構會省略不寫，但如果結構中有立體異構的存在，最好還是要標示出來。官能基則是看主體碳是否有銜接，如果沒有任何的官能基，那麼命名上就會以烴基的命名為主（如烷、烯等）。而沉香醇在主體帶有羥基，而主體是以烯烴為主，因此它的官能基命名為「醇」，整體結尾可寫成「烯醇」。

—— 這個IUPAC的命名方式，有許多數字與代號，這些數字與代號到底怎麼來的？其實是來自於上述的命名規則，所以要理解這個命名方法，首先就必須學習IUPAC的命名模式。

—— 只是，現在使用的英文命名，如沉香醇的英文Linalool，是符合國際化妝品成分命名法（International Nomenclature of Cosmetic Ingredients，簡稱INCI）的命名模式。通常這種命名法，會以最先發現含有這個成分的植物（或動物）去命名，比較通俗易懂，不像IUPAC的命名，一碰到較大的分子，就會變得又臭又長而且難以記憶。

—— 但我們還是得花點時間來認識IUPAC的命名，否則在認識什麼烷、烯、醇之類的命名時，你會搞不清楚在說什麼。即便INCI的命名方式簡單，但還是有些規則沿用IUPAC，主要體現在官能基的命名上。

—— 接下來，會從最基本的「烴」認識起，一步步說明這些命名規則與名詞意義，並依照烴的結構與延伸，介紹這些化學結構的型態與命名法則。

烴（Hydrocarbon）

—— 在有機化學的結構中，碳與氫是最基礎的結構，稱為碳氫化合物，而這類碳氫化合物簡稱「烴」。

—— 上面已經大致知道，要形成分子，必須要有鍵結連結。在有機化學中，組成有機物的化學結構是碳與氫，碳原子的價電子有四個，氫原子有一個，因此在連接時，一個碳原子可以接四個氫原子，形成飽和的共價鍵。

—— 由碳與氫結合的直鏈、環狀化合物，可以統稱為「烴」類。烴的結構又可分為烷烴（alkane）、烯烴（alkene）、炔烴（alkyne）、環烴（cycloalkane），以及芳香烴（aromatic hydrocarbons）。前三者通常為直鏈或彎曲鏈型態，而環烴與芳香烴則是環狀的結構。除了芳香烴屬於「芳香族化合物」（aromatic compunds）外，其他四種烴都屬於「脂肪族化合物」（aliphatic compunds）。另外，烴的結構分為飽和與不飽和型態，這也決定了分子結構的活潑性與變異性，如果屬於不飽和型態，則有較高的變異特性。

脂肪族烴的各種形式

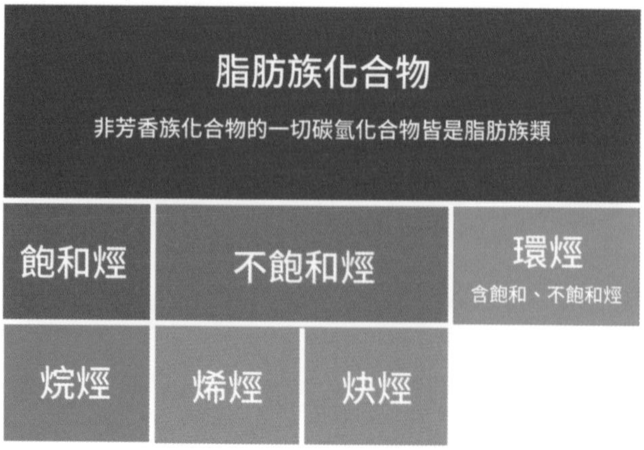

脂肪族化合物
非芳香族化合物的一切碳氫化合物皆是脂肪族類

飽和烴
不飽和烴
環烴
含飽和、不飽和烴

烷烴
烯烴
炔烴

飽和與不飽和烴

依照共價鍵的連接方式，可以發現，為了要符合八隅體規則，在原子與原子之間，有時不僅會出現一個鍵結，甚至是兩個到三個鍵結的狀態，在碳當中，就可能出現雙鍵或三鍵的情形。以下就來看看碳能形成的共價鍵結樣貌：

烷
完全飽和

碳與碳之間僅存單鍵狀態，英文結尾為-ane。

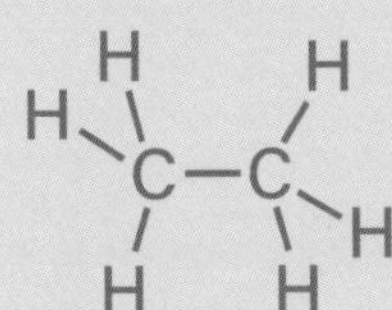

單鍵
Single bond

兩個原子之間共用一對電子而形成的鍵結。在碳的四個電子都與其他四個原子的電子結合時，就是一種飽和穩定的狀態。在有機化學，碳氫化合物中碳與碳結合如果只有一個鍵結（C－C），那麼其他鍵結必然是與其他原子或原子團結合，呈現出穩定關係，例如乙烷（C_2H_6）、丙烷（C_3H_8）。

烯
不飽和

碳與碳之間會存在雙鍵，英文結尾為-ene。

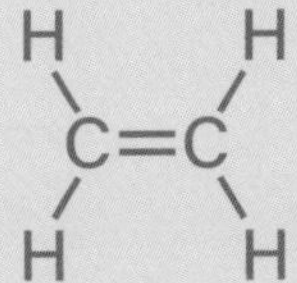

雙鍵
Double bond

兩個原子之間共用兩對電子結合，會形成雙鍵，呈現不飽合狀態。
在碳鍵當中出現雙鍵（C＝C）時，稱之為「烯」，最基礎的單位為乙烯（C_2H_4）。

炔
不飽和

碳與碳之間會存在三鍵，英文結尾為-yne。

H—C≡C—H

三鍵
Triple bond

兩個原子間共有三對電子結合，會形成三鍵。碳鏈當中出現三鍵（C≡C），稱之為「炔」，最基礎的單位為乙炔（C_2H_2）。炔的結構式通常極難在精油中見到，可以忽略不談。

芳香族化合物（Aromatic Compounds）

—— 芳香族化合物又可稱為芳香烴、芳烴，是一種具有「芳香性」（Aromaticity是一種化學性質，而不是指其氣味展現）的結構，是指具有共軛結構，且構造上必須是環狀、呈現平面的架構，例如苯（Benzene，分子式：C_6H_6），也會稱為「苯環」。

—— 這是一個比較特殊的結構，可以看到碳環中有著不飽和的狀態，在這種不飽和的狀態下，產生了迅速位移的情況，形成無限共軛的狀態——由於環狀結構當中的雙鍵位置不是固定的，因此在快速位移下，就形成了類似內圈般的循環。

—— 含有苯環的分子通常結構穩定、不易拆解、作用強效、氣味濃烈，但也容易刺激皮膚黏膜，甚至損傷身體系統器官。在精油分子中，芳香族化合物包括酚類、酚醚類、苯基酯類、芳香醛類、香豆素類等。

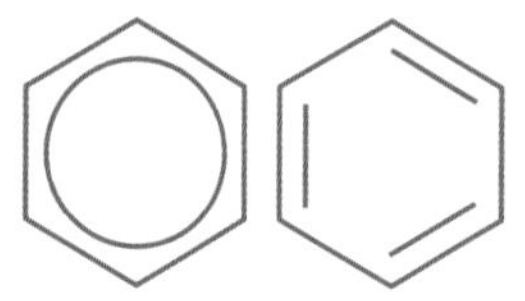

苯環的畫法會有兩種表現方式

—— 除了苯環外，呋喃（furan，分子式為C_4H_4O）也是一种芳烴，也稱為「呋喃環」；在IUPAC的命名中，可能會寫作oxole（中文「噁茂」或「氧雜茂」）。在精油當中，呋喃結構較少出現，但與含有苯環的分子一樣，可能具有極強烈的作用。

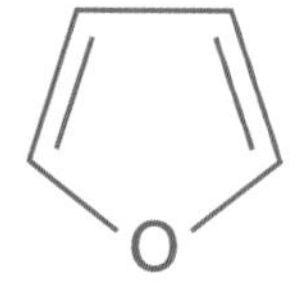

呋喃是四個碳與一個氧形成的環狀共軛結構

—— 接著來介紹化學結構式的寫法，包含：主體、官能基、取代基、異構現象，與這些結構的命名法。

主體

—— 在結構圖中，碳鏈的主要結構，也就是主鏈，主鏈是以碳的數量與型態作為命名的依據（可參考P.32的表格）。主鏈可能是直鏈，也可能是環鏈，主體碳的數量多少，就會以相對應的中英文字根來命名；例如有4個碳的碳氫結構，就會命名為丁烷，英文寫作Butane。

—— 在整體結構中，主鏈連接其它碳支鏈，這些支鏈會連接在主鏈的某個特定的位置上，這些碳支鏈會稱為取代基。要判定結構當中的主體，主要是以主體碳的數量、取代基、官能基，以及不飽和鍵的位置，作為判定依據。例如異丁醇，在IUPAC的命名上，會寫作2-甲基-1-丙醇，英文寫作：2-Methyl-1-propanol。從命名方式可以看到，主體碳有三個，第一個碳接官能基，第二個碳則有1個甲基為取代基，因此會看取代基與官能基在哪一個碳的位置（編號），利用阿拉伯數字表示這些取代基與官能基，在主體結構的哪個位置上。

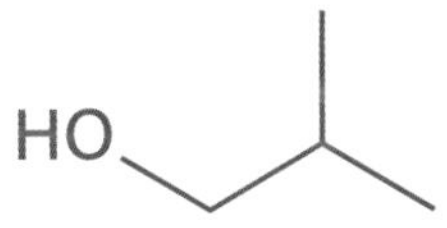

HO

異丁醇，或稱2-甲基-1-丙醇

—— 通常主體的碳數量一定是最多的，但也有例外，這部分通常要看結構中是否含有官能基，以及官能基的位置在哪裡。例如，苯甲醇因為羥基位置在甲基上，因此只有1個碳的甲基，反而成為了主體，而六碳環的苯基結構，雖然有6個碳，大於結構中的甲基數量，但苯環在這反而成為了取代基，而甲基才是苯甲醇當中的主體。

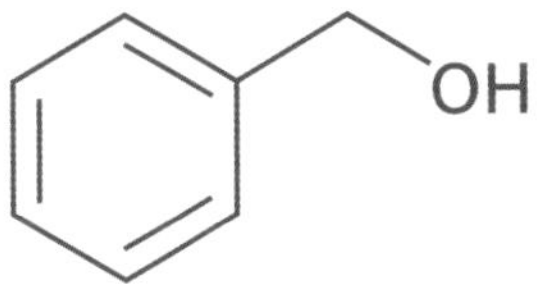

OH

苯甲醇

碳數量表示的中英文字代表

碳數量	中文	英文
1	甲	Meth-
2	乙	Eth-
3	丙	Prop-
4	丁	But-
5	戊	Pent-
6	己	Hex-
7	庚	Hept-
8	辛	Oct-
9	壬	Non-
10	癸	Dec-

碳數量	中文	英文
11	十一	Undec-
12	十二	Dodec-
13	十三	Tridec-
14	十四	Tetradec-
15	十五	Pentadec-
16	十六	Hexadec-
17	十七	Heptadec-
18	十八	Octadec-
19	十九	Nonadec-
20	二十	Eicos-

烴基代表的字義

烷基	-ane
烯基	-ene
炔基	-yne
環基	Cyclo-

—— 碳數與不飽和狀態的命名模式必須先弄清楚，這方便我們對有機分子的命名以及結構樣貌有初步的理解。例如：癸烷的命名為Decane，Dec即是對應「癸」，而ane則是「烷」，這正是照著上面的碳數與飽不飽和狀態來命名。

—— 以2-甲基-2-丁烯來說明，這個分子主體碳數有4個為丁基，在第2個碳中，出現了一個甲基，同時也出現了雙鍵，命名上會把有取代基的部分放在前面，因此一開始就寫作2-甲基，而主體與官能基則放在後面。由於這個結構只有烴基，因此命名上就看飽和或不飽和狀態，由於它有一個雙鍵，屬於烯烴，又在第2個碳出現，因此命名上就成了2-丁烯，英文寫作：2-Methyl-2-butene。

2-甲基-2-丁烯

官能基

── 官能基是一群能改變分子性狀的原子團，這些原子團有決定性的作用，因此官能基所出現的型態以及位置，會決定它的功效。

── 一般在精油分子中常見的官能基團，大多是以氧原子為首，這些氧原子的出現，會使整體結構出現戲劇性的變化；如果拿人的外貌來形容，可能會是美女變醜女，或是醜女變美女，甚至像是女人變男人、男人變女人般神奇。

── 官能基也會決定分子的極性，因為烴類結構都是屬於非極性分子，若有含氧官能基可能會將分子變得具有極性。

── 官能基的常見結構主要有四種，即羥基、羰基、醚基、胺基，除了胺基是含氮的官能基外，其餘三種都是以氧為主。另外，官能基也會有各種變化型態，例如形成酸的羧基，即是由羥基與羰基同位於一個碳上並相鄰的結合。

── 在IUPAC的命名上，主體官能基可說是命名的結尾，因此各種官能基的字尾，也是我們要記憶的部分，因為在INCI的命名上，也採用了以主體官能基的字尾的命名方式。所以，即便搞不清楚各種分子的組成與命名，至少要搞清楚分子名稱的結尾是以哪個字尾結束。

基本的官能基結構

類別	羥基 Hydroxy group		羰基 Carbonyl group		醚基 Ether group	羧基 Carboxyl group
化合物	醇 Alcohol	酚 Phenol	醛 Aldehyde	酮 Ketone	醚 Ether	羧酸 Carboxylic acid
字尾	-ol	-ol	-al	-one	-ole	-oic acid
官能基圖	R—O—H	OH (苯環)	R—C(=O)—H	R^1—C(=O)—R^2	R—O—R′	R—C(=O)—OH

* 表格圖中的R代表的是烴基。

關於「化學反應」（Chemical reaction）與「氧化」（Redox）

所謂化學反應，是指物質與物質間產生了反應，產生了化學變化，形成了不同的化學物質。這些變化可能包含了分子變大、裂解，或是其他的氧化還原反應造成分子的重組，讓結構中的原子排列順序、方位不同，或是官能基的取代造成性狀變化。在有機化合物中，以氧的參與最為普遍，其餘尚有硫、氮亦能發生化學反應。

在精油化學最常見的化學變化，即是氧化反應，氧化反應是一種元素對氧活性的狀態。在有機化學中，碳對氧的活性高，因此容易受氧化影響，尤其碳分子當中有雙鍵的型態時。分子發生氧化反應可能受光線、溫度、濕度、壓力的影響，使得原本的分子發生重組或裂解；在裂解的過程中，也可能產生不成對電子的原子或基團，會稱之為自由基（Free radicals）。

氧化反應一般並不是好事，但是在某些身體代謝上，分子氧化確實也具有其意義，因為許多分子的代謝，需要透過氧化來達到排出體外的目的。除此之外，有些分子透過體內代謝，產生的中間體（intermediate）可能也對身體有益。不過，你最好不要過分期待這種「益處」，因為代謝產生的中間體，也可能是毒性更高的分子，或是產生更多自由基。

精油會因為存放問題而發生氧化，這不是什麼好事！因為這會降低精油的認知療效。一般含有較多萜烯結構的分子，都會有比較高的氧化問題，所以這類精油還是儘早用完比較好。

另外，許多人會擔心或質疑，不同精油加在一起會不會產生化學反應？這個問題通常是多慮的。分子要產生化學反應，需要看分子間的化學性質是否能進行化學反應，有時也會需要特殊的環境，或是催化劑的參與。大多數的情況下，精油所產生的二次代謝物質，即便是兩種以上不同植物精油混合，也不太可能再相互產生化學反應。

比較可能的是酯化反應，因為有些精油可能含有大量酸類，遇到含醇量相對高的精油時，確實有可能產生酯化反應。只是，你要碰到這樣的反應，一般還是比較困難的，所以調和精油時大可放心——你需要注意的，反而是精油與精油之間是否適當混合，能符合你的需求。

取代基

—— 取代基通常代表的是主鏈與官能基之外，其他的碳支鏈。所謂的取代基，是指主碳鏈其中某一個碳，所連接的某一個（或以上）氫原子，被其他原子或分子取而代之，通常可能是其他碳鏈插入，形成主體當中的支鏈。簡單來說，就是在主鏈當中，出現了其他分支的碳鏈，也就是結構中另一延伸。

—— 廣義來說，官能基也算是一種取代基，因為碳原子上的氫被官能基取代了。但是官能基在命名中屬於另一個重點，因此這邊不將官能基放在取代基來看待。

—— 這邊的取代「基」，取名通常會以「-yl」為字尾，因此取代基的碳數命名，就類似主體的碳位數的表示方法，例如丙基就是propyl。取代基連接主體的位置，會標記上數字，這數字的意義就是這個取代基是接於主體的第幾個碳位上，例如：2-propyl，代表的是在主鏈中第二個碳的位置接了一個丙基，中文寫作：2-丙基。

—— 這邊要注意的是，取代基的碳鏈，一般狀況下不能比主鏈長，因為主鏈一定是最長的碳鏈，但在介紹主體時，也可以發現「例外」，這就得看官能基的位置與分子的形狀了。以2-丙基-1-庚醇為例，你可以在右上圖看到，從銜接官能基第一個碳數下來，在第二個碳位上，另外接了一個丙基。雖然看起來好像主體是一條長鏈，但實際上在這個分子中，有個羥基存在，所以必然把帶有主官能基的碳鏈往後延伸，因此這裡主體是庚基，而非壬基。

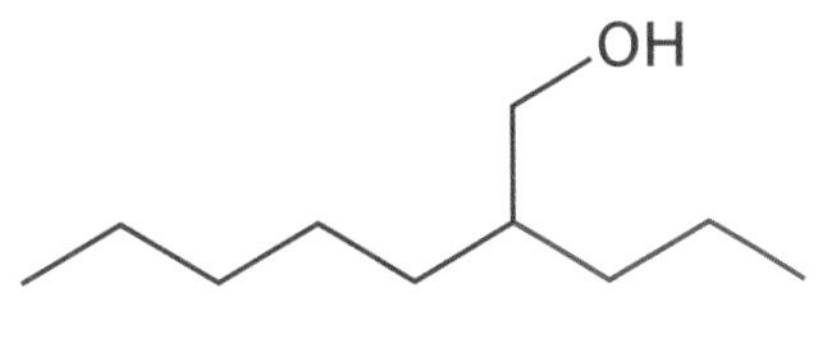

2- 丙基 -1- 庚醇

—— 不過在精油分子中，比較常見的取代基是甲基（methyl）與苯基（phenyl），比較不會看到這種較為複雜的取代基結構。

—— 另外，我們也可以看到，一個結構常常會有兩個以上相同的取代基出現，在命名時，就會再將「數字」加入。一個碳本身只能接四個位置，所以一般命名大概最常見的就是「di」，也就是「二」的意思。

—— 例如2,2-二甲基丙烷，在2號位的碳出現兩個甲基，就可以寫成2,2-dimethylpropane。這代表主鏈的第二個編號位，同時出現了兩個甲基，個別取代了原本與碳連接的兩個氫。

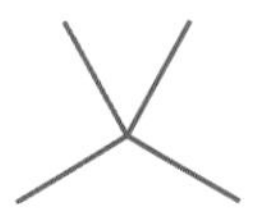

2,2- 二甲基丙烷，
或稱新戊烷（neopentane）

異構現象

—— 異構現象大概是分子當中，最常讓人暈頭轉向的部分之一，通常也會需要3D構圖來表示才比較能明白，這部分會影響芳香分子的療癒方向。

—— 異構現象同時也是在命名中第一個出現的部分，我們看到分子的名稱時，最先看到如順式（cis-）、反式（ trans-），或是左旋（ *l*- ）、右旋（ *d*- ）這些表示法，這種是依據立體結構上，可能因不飽和鍵結、或是結構旋轉的方向不同而命名；也就是說，當一個分子具有異構現象，命名時必然要把這部分放在最前頭。

—— 在異構現象中，可以發現有許多分子量相等、結構相似，但完全不是同一種的分子，這類分子會把它稱為同分異構物。所謂的同分異構物，通常指的是相同分子量，但不同分子式的結構。

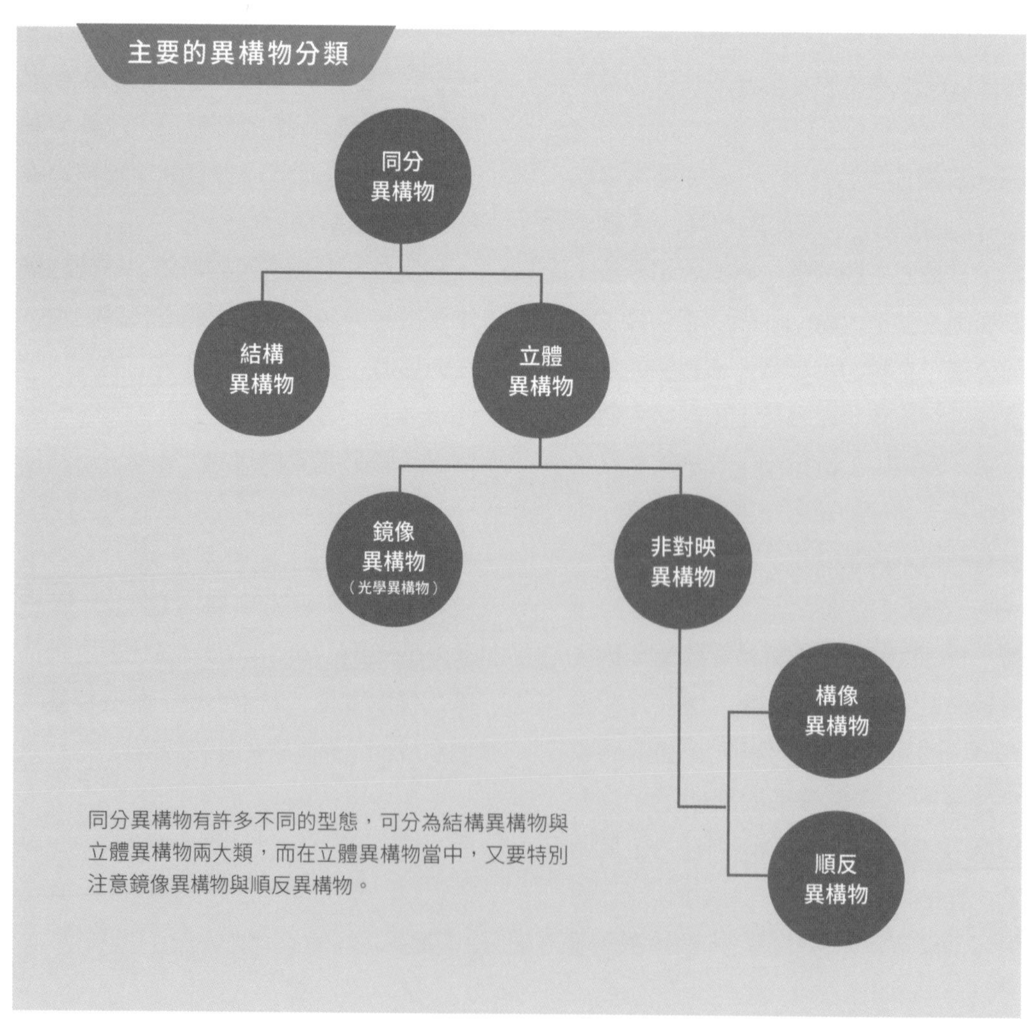

同分異構物有許多不同的型態，可分為結構異構物與立體異構物兩大類，而在立體異構物當中，又要特別注意鏡像異構物與順反異構物。

—— 結構異構物是因為碳鏈或官能基的位置變動，例如丙醇與異丙醇；在精油當中，可以看到如百里酚與香芹芥酚這兩種結構，即是屬於結構異構物。

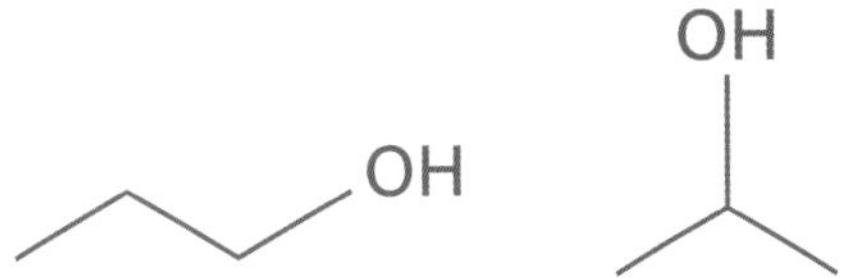

左為丙醇，右為異丙醇，也可以寫成 1- 丙醇與 2- 丙醇，這是同樣的碳鏈，因官能基所接的碳位不同，所造成的差異。

OH

OH

百里酚

香芹芥酚

左為百里酚，右為香芹芥酚，兩者為結構異構物，氣味與功效非常類似。

—— 在芳香療法中比較需要探討的，主要是鏡像異構物以及順反異構物，因此對於其他異構現象不多做探討，僅介紹鏡像異構物與順反異構物。

(1) 鏡像異構（Enantiomer）：

—— 又被稱作對掌異構物、對映異構物、光學異構物。這種異構物在結構上非常類似，但就如左手掌與右手掌的關係一樣，雖然類似，但是在同一個方向時，卻無法堆疊相合；或是從鏡子中看見的物品，與實際物是呈相反的方向。

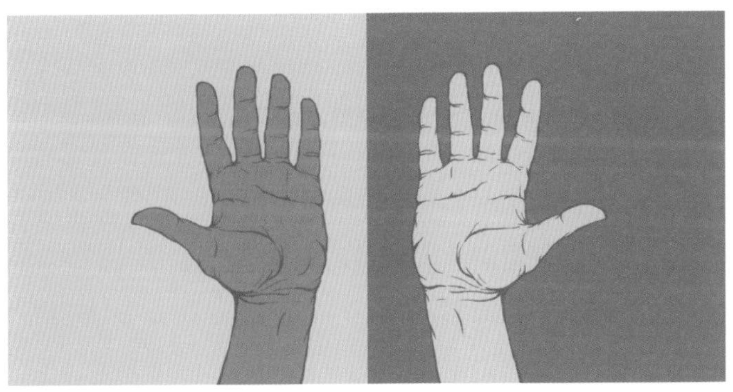

鏡像異構物就像左右相反但對映的映像，看似一樣，但實際上卻不同。

—— 通常在命名時，會依照分子的旋光性來決定左旋、右旋，或是消旋。

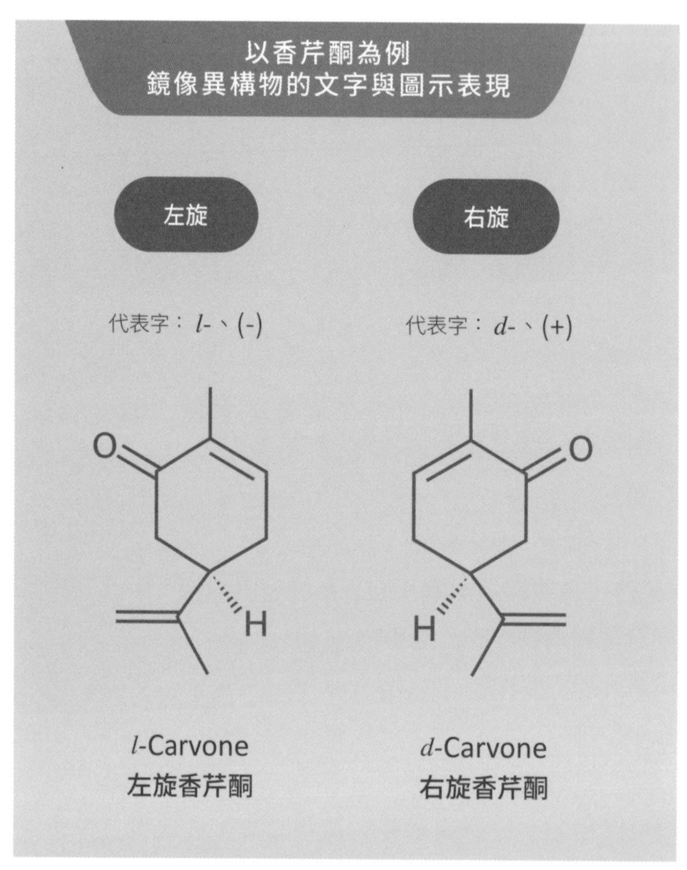

—— 右旋香芹酮主要出現在藏茴香（*Carum carvi*，葛縷子）中，具有辛香料的氣味，而左旋香芹酮則出現在綠薄荷（*Mentha spicata*，留蘭香）中，具有類似薄荷的甜美氣味。

—— 從旋性的不同，可以發現氣味也有所轉變，即便兩者的氣味可能仍然相似，但通常還是能感受到差異，而且對於人體的作用，也會有不同的療癒方向。

(2) 順反異構（cis-trans isomerism）：

—— 當直碳鏈中含有一個或一個以上的雙鍵結構，那麼順式或反式結構便可能存在，最常聽到的反式脂肪酸就是一個例子。

—— 順勢與反式的不同，在於碳鏈的兩個碳雙鍵另外所接的氫原子位置。如果氫原子與對方的氫原子在同一邊，我們就會叫它順式，如果兩邊氫原子的位置不同邊，就會稱為反式。

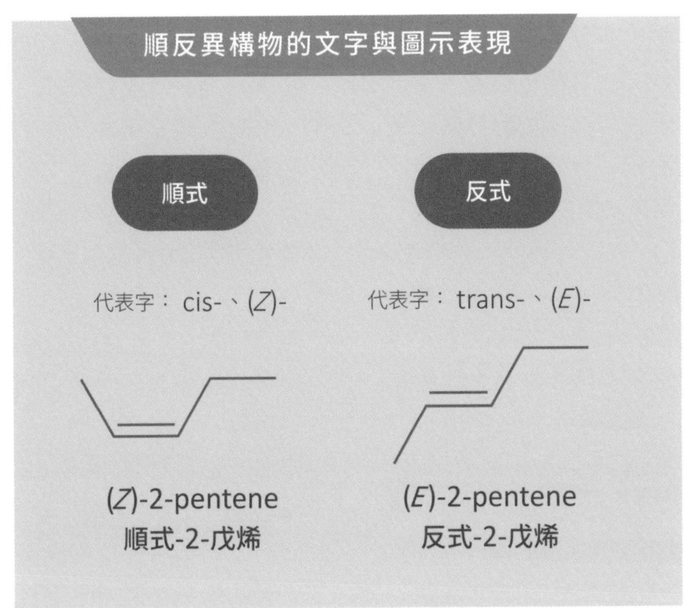

—— 關於結構的命名法，相信大家看到這裡已經很頭大了。但請記住，這些碳鏈的結構形式，都會影響到精油的療癒性質。為了不增加大家學習上的負擔，相關有機分子的介紹就先在這裡結束。如果你還希望再繼續深入理解，建議還是要從基礎化學與基礎有機化學開始學起。

關於芳香分子的命名

認識 IUPAC 的命名方法後，你是否覺得這些命名實在是又臭又長，而且根本記不得呢？確實這很難背誦，因此大多數的有機分子，會以一個較為單純好記的名稱來命名，像是檸檬烯、沉香醇、丁香酚等等，這個部分前面已經稍微提到，即是以 INCI 的命名方式為主。

這些通俗的命名方式，通常會以第一種發現這個分子的生物來命名，所以芳香分子常以植物命名。但也有同一種分子同時在不同生物中被發現時，會存在好多不同名稱的情況，或有些不同的分子卻命名相同（或類似）、甚至混淆不清的情況也比比皆是，有時會把我們搞得頭昏腦脹。

舉例來說，像是沉香醇的命名就有 linalol 與 linalool 兩種，不管哪種都對，也都同時存在，而在中文命名上，那可就更多了，像是芳樟醇、芫荽油醇、伽羅木醇等，但這些其實都可能有問題——因為 linalo- 的字根，指的應該是 ligaloes，中文翻成伽羅，這看似沒什麼問題，但這種伽羅樹到底是什麼樹，卻眾說紛紜。有人將它視為沉香，有人則把它看作山馬茶，它也可能是其他植物。那麼它到底是什麼？恐怕也只有當初的英文命名者知道。

沉香醇的中文名還有個冷門小知識，很多人在翻譯時，會把沉香醇寫成沈香醇，「沉」與「沈」在台灣是相互通用的字，也造成唸錯音的狀況，讓人誤唸成沈（注音：ㄕㄣˇ，拼音：shěn）香醇。在這裡建議把它寫成「沉」香醇比較好，畢竟沉香是一種植物，但沒有植物叫「沈」香。

看到這裡會不會有些暈了？許多分子確實存在各種命名上的問題，所以不是套用 INCI 的俗名，就能解決識別問題，甚至到了中文的譯名，有時更是紛雜難說。

再舉例，像是 caryophyllene，本書譯為丁香油烴，但你可以看到大多數的翻譯也會寫成石竹烯，這是因為 caryophyll- 的字是由拉丁文而來，這要說到丁香早期的學名：*Eugenia caryophyllus*，所以可以發現 caryophyllene 應該是來自於丁香的種名命名。

可是好巧不巧，香石竹（康乃馨）的學名為 *Dianthus caryophyllus*，導致中文命名上，許多人認為這個翻譯應該要翻成石竹烯。但就推論而言，丁香比較可能是最早發現 caryophyllene 的植物，並用其原本種名來命名分子。因為丁香很早就被萃取精油，但香石竹並非傳統萃取精油的植物，所以翻譯成丁香油烴或許是更好的選擇，況且香石竹的學名命名，可能也是因為它有類似丁香的味道。

無論如何，雖然俗名也是有很多問題，但用植物命名的芳香分子還是比較好記的，所以會以業內或學界通用的中英文名作為標準。只是看待這些芳香分子名稱時，不僅需要中英文對照，也需要將其與分子結構進行比較，才會得知這種化合物到底是哪種分子。

有機化學難以學習的地方，正是它複雜的結構，讓人因此卻步；但對我們而言，先清楚基本的分子組成模式、命名法則，以及中英文名稱比較，對理解這些分子將會有莫大幫助，也能避免許多錯誤發生——雖然你可能得花很多時間，學習這些命名模式……

精油生成的原因與路徑

植物的二次代謝物

Secondary metabolites

—— 植物之所以芳香，是因為體內含有芳香物質，這些芳香物質也就是精油的前身，這類物質也會被視為揮發性有機物（Volatile Organic Compounds，簡稱VOC）。這些芳香物質是植物體內所產生的「二次代謝物」（或作次級代謝物、次生代謝物）。

—— 植物中的二次代謝物有非常多種類，具揮發性並且有氣味的物質常稱之為「揮發油」（ volatile oil ），在芳香療法中，常會把這類物質稱為「精質」（ essence ），精質通常是指如柑橘果皮類直接壓榨而來的物質，包含了揮發性與非揮發性代謝物，但現在比較少以精質作為稱呼。芬多精（phytoncide）常被看成是精油的另一種稱呼，但芬多精主要是指木本植物所散發出來的芳香成分，與精油的定義又有些不同。

—— 二次代謝物是植物進行物質合成代謝的產物，主要為萜類、酚類化合物、類黃酮、木質素等。精油的組成物質通常是以10個碳的單萜類，與15個碳的倍半萜類為主，以及部分酚類化合物，或是一些中鏈或短鏈的脂肪族化合物。

—— 植物所產生的代謝物有幾個路徑，而精油的生成，主要有兩種路徑，分別形成萜類與酚類化合物；再更進一步闡釋，八成以上的芳香分子，都是經由形成萜類的通路而來，因此在芳香療法中，對於萜類的特性著墨特別多。萜類生成的路徑為二羥甲基戊酸路徑（mevalonate pathway），以異戊二烯（isoprene）的結構合成為主；而酚類主要則是以草莽酸路徑（shikimic acid pathway）為主，通常會以苯丙烷（Phenylpropanoid）的結構合成。

植物體內揮發油的主要代謝路徑

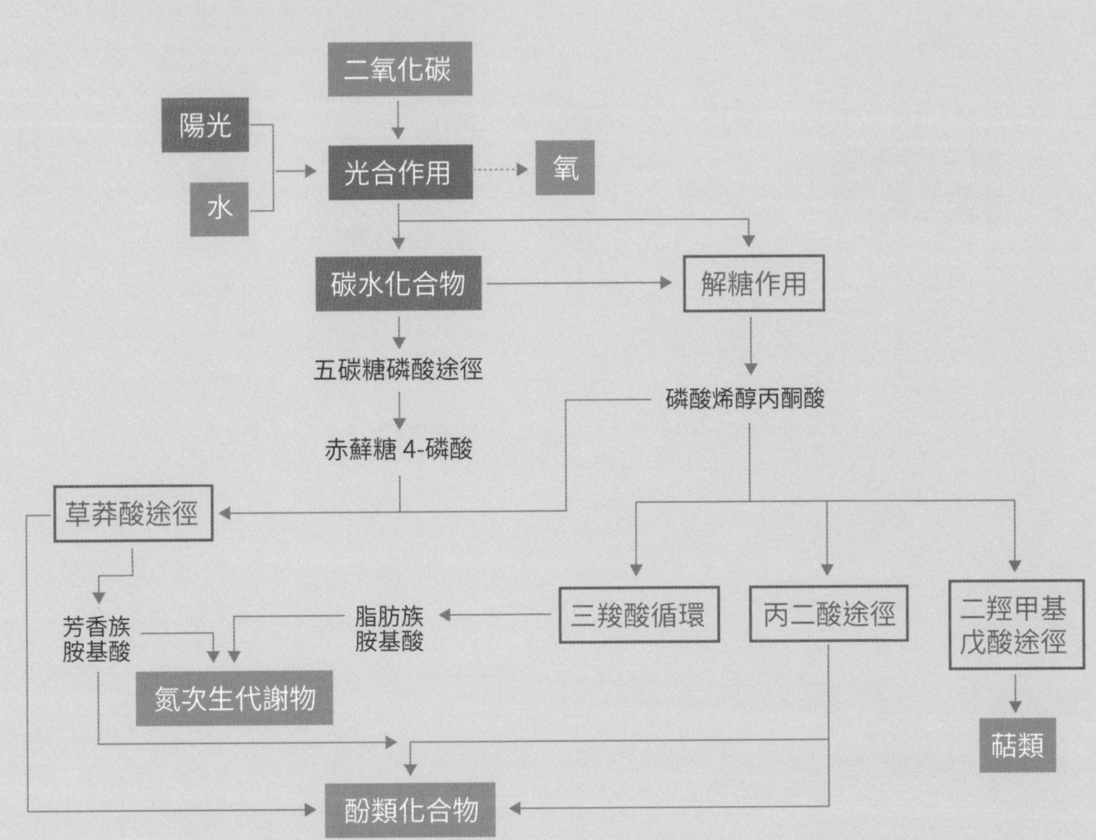

植物的代謝路徑主要透過植物行光合作用後產生的碳水化合物，經一連串的加工、合成與代謝，之後形成二次代謝物。二次代謝物有許多途徑，精油主要以二羥甲基戊酸途徑、草莽酸途徑，以及丙二酸途徑為主，其中以二羥甲基戊酸途徑形成萜類最為重要。

萜類的形成，最初是由兩個 5 個碳的異戊二烯所結合，因此萜類的碳數，都是以 5 的倍數為基礎。兩個異戊二烯結合成為 10 個碳的單萜類（Monoterpenes），再加入一個 5 碳異戊二烯，就會成為 15 個碳倍半萜（ Sesquiterpenes），以此類推，20 個碳則為二萜（Diterpenes），30 個碳則為三萜（Triterpene）。一般而言，依蒸餾法所獲得的芳香分子，最大也就只能到二萜類，再大可能就無法出現在以蒸餾為主的精油當中了。

萜類的形成

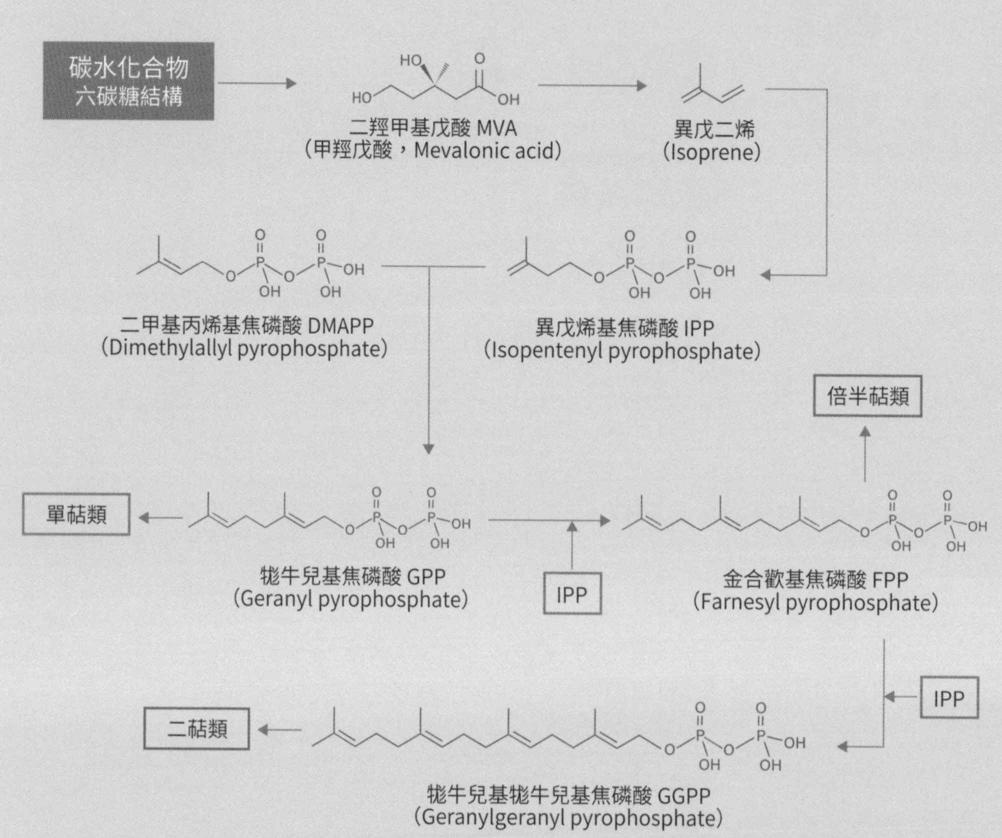

植物形成萜類是透過二羥甲基戊酸途徑（Mevalonate pathway，也稱甲羥戊酸途徑、異戊二烯途徑），這一連串途徑會透過 HMG-CoA 還原酶進行合成，最初產生 IPP 與 DMAPP 並合成 GPP，可形成單萜烯類；GPP 再與 IPP 合成，成為 FPP，可形成倍半萜類；FPP 再與 IPP 合成，產生 GGPP，便形成二萜類。這些最初都是由 5 碳的異戊二烯所延伸而來，組成千變萬化的萜類分子。

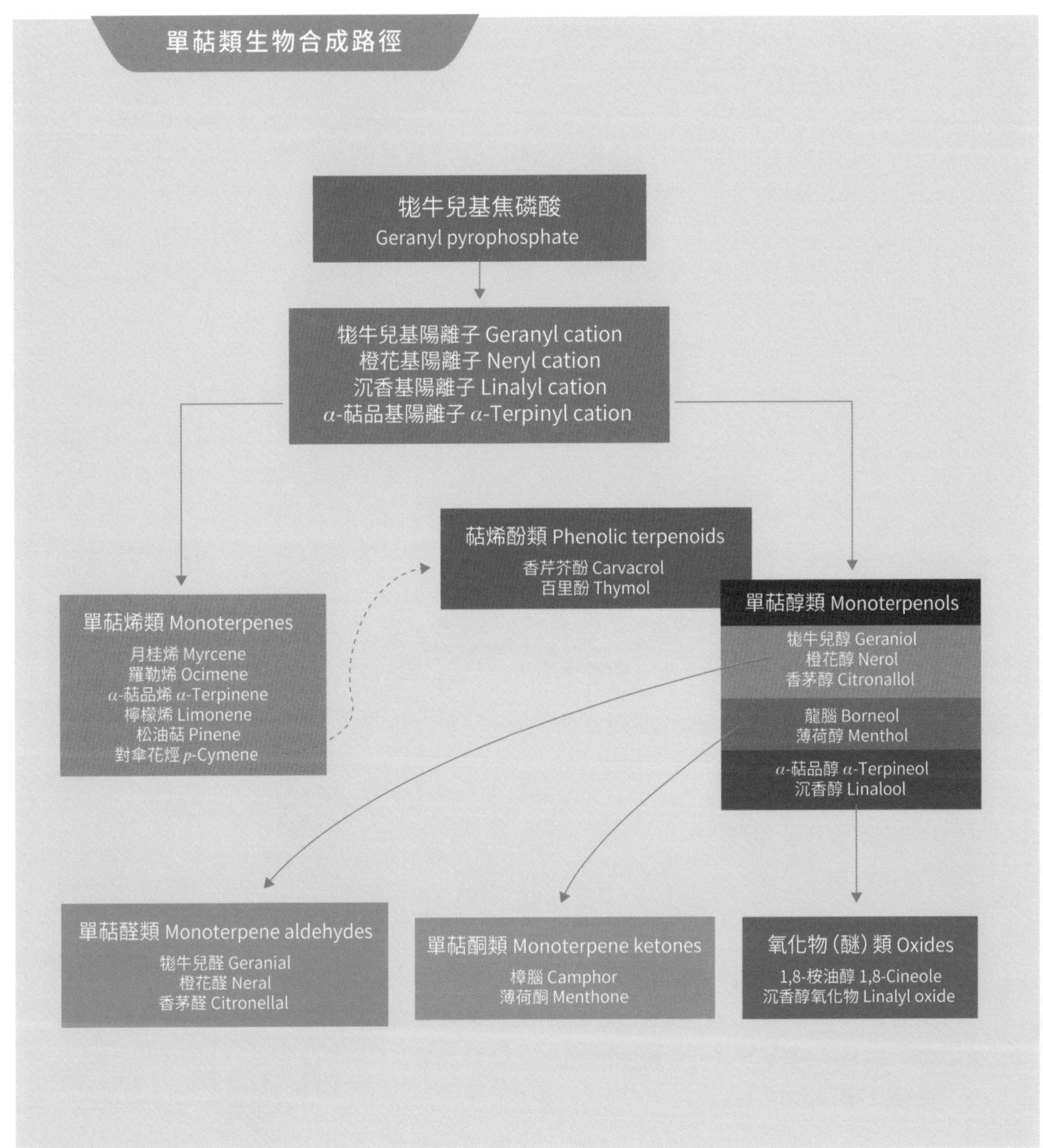
單萜類生物合成路徑
牻牛兒基焦磷酸
Geranyl pyrophosphate
牻牛兒基陽離子 Geranyl cation
橙花基陽離子 Neryl cation
沉香基陽離子 Linalyl cation
α-萜品基陽離子 α-Terpinyl cation
萜烯酚類 Phenolic terpenoids
香芹芥酚 Carvacrol
百里酚 Thymol
單萜烯類 Monoterpenes
月桂烯 Myrcene
羅勒烯 Ocimene
α-萜品烯 α-Terpinene
檸檬烯 Limonene
松油萜 Pinene
對傘花烴 p-Cymene
單萜醇類 Monoterpenols
牻牛兒醇 Geraniol
橙花醇 Nerol
香茅醇 Citronallol
龍腦 Borneol
薄荷醇 Menthol
α-萜品醇 α-Terpineol
沉香醇 Linalool
單萜醛類 Monoterpene aldehydes
牻牛兒醛 Geranial
橙花醛 Neral
香茅醛 Citronellal
單萜酮類 Monoterpene ketones
樟腦 Camphor
薄荷酮 Menthone
氧化物（醚）類 Oxides
1,8-桉油醇 1,8-Cineole
沉香醇氧化物 Linalyl oxide

萜類與類萜

萜類的通式為 $(C_5H_8)n$，為鏈狀或環狀烴類，在自然界分布很廣，具有香氣，通常比水輕，不溶或微溶於水，易溶於乙醇、油脂之中。

萜類結構有二大特點：(1) 碳數必然為5的倍數，(2) 最基礎的萜烯結構必然為10個碳；此二者缺一不可。例外的是10個碳（或為5的倍數）的直鏈烷烯類，非異戊二烯途徑代謝產物，且全為直鏈型態，因此不會歸類於萜類，而是屬於脂肪族烴的結構分子。

萜類結構的認定，一般是經萜類路徑形成才能算數，從例外中可以發現，有些非5為倍數的分子，由於它的途徑合成屬於萜類，在歸類上仍視為萜類；但這是以植物學的角度看待，以化學的角度嚴格看待的話，這些分子能不能算是萜類還是有很大的疑慮。

當結構中的取代基為官能基時，作為基礎與不同的官能基結合，可衍生出醇類、酮類、醛類、酯類等化合物，這類結構又稱為「類萜」（Terpenoid），屬於萜類的衍生物。

萜類指的是萜烯類結構，例如單萜烯、倍半萜烯、二萜烯等。而類萜則是指以萜類為骨架而形成的萜類衍生物，例如萜醇、萜酮、萜醛等。以往類萜會被稱為萜類化合物，不過正確來說，除了萜烯類，其餘以萜類為骨架的衍生物，都應稱為類萜。

—— 除了萜類以外，另一個形成芳香分子的路徑，便是草莽酸途徑。草莽酸途徑主要形成酚類化合物，在分子結構上，大多數的酚類化合物是以苯丙烷類（Phenylpropanoids）的結構為基礎，或是以這個中間體代謝途徑產生，例如肉桂醛、丁香酚等，都是屬於這個架構下的分子。

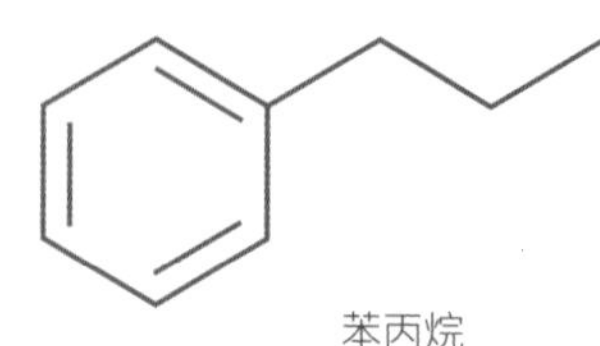

苯丙烷

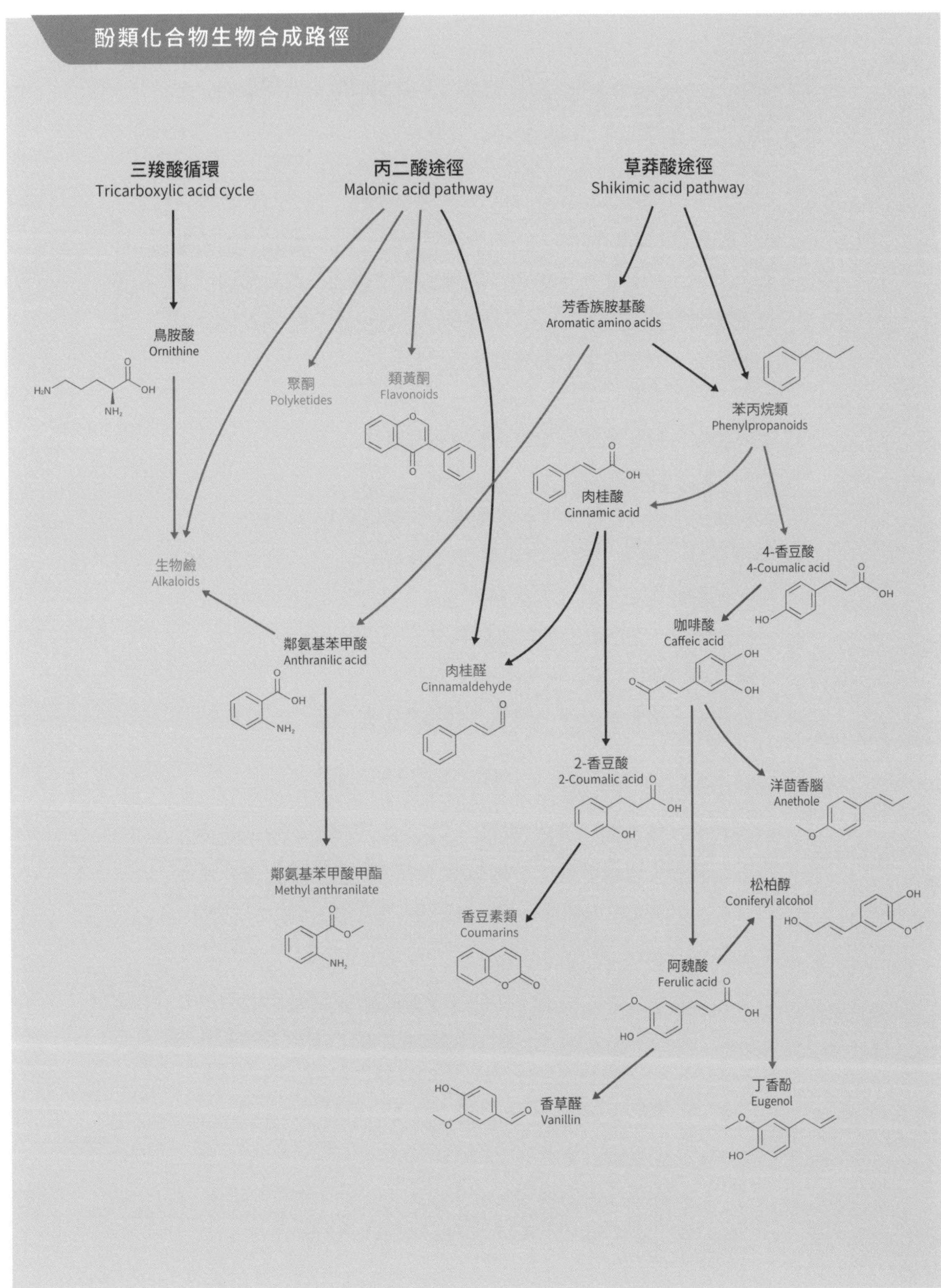
酚類化合物生物合成路徑
三羧酸循環
Tricarboxylic acid cycle
丙二酸途徑
Malonic acid pathway
莽草酸途徑
Shikimic acid pathway
芳香族胺基酸
Aromatic amino acids
烏胺酸
Ornithine
聚酮
Polyketides
類黃酮
Flavonoids
苯丙烷類
Phenylpropanoids
肉桂酸
Cinnamic acid
4-香豆酸
4-Coumalic acid
生物鹼
Alkaloids
咖啡酸
Caffeic acid
鄰氨基苯甲酸
Anthranilic acid
肉桂醛
Cinnamaldehyde
2-香豆酸
2-Coumalic acid
洋茴香腦
Anethole
鄰氨基苯甲酸甲酯
Methyl anthranilate
松柏醇
Coniferyl alcohol
香豆素類
Coumarins
阿魏酸
Ferulic acid
香草醛
Vanillin
丁香酚
Eugenol

—— 理應所有植物都有機會產生二次代謝物，但是並非所有的植物二次代謝物都能夠被作為精油使用。一般能作為精油萃取來源的植物，必定具備有特殊濃郁的香氣，以及豐富的揮發油成分，這類植物一般也是常使用到的香料。

—— 我們可以從植物產生的二次代謝物中發現，植物會因不同的遺傳物質與外界環境的變化，而產生不同性質的揮發油。有些物質的產生，會因植物體受損或是受到病菌入侵時，才開始大量分泌。植物二次代謝物的產生，約略有以下幾種作用：

（一）抗微生物：殺死微生物或使微生物失去活性。
（二）忌避作用：散發動物討厭的氣味，使之遠離。
（三）吸引作用：引誘動物前來授粉或是引來某些動物的天敵。
（四）傳遞訊息：植物之間會透過某類（芳香）分子，相互傳遞訊息，甚至透過第三方（如真菌）達成訊息交流。植物間也會透過這些訊息，產生交互的競合關係。
（五）修護作用：使植物傷口重新癒合，並降低感染。
（六）毒他作用：植物分泌某些物質，使啃食的動物死亡，或使其他植物無法發芽生長。
（七）其他生存機制：有些植物會受環境驅使，在一定的季節中，產生並累積大量易燃性代謝物質，待環境乾燥而炎熱時，就會因環境溫度發生自燃情形。這種自燃行為通常是為了要燒去過多的葉片，以防止水分過度蒸發，或是更好的將後代繁衍出去。

—— 植物的根、莖、葉、花、果、籽各個部位，可能都會有分泌細胞來分泌這類二次代謝物質，或者將其儲藏於油囊之中。這些物質因為不再參與體內的代謝作用，因此一度被認為是沒有作用的，但如今可以知道，這些二次代謝物質，其實是植物刻意製造出來的成分，即便它們不再參與體內的代謝。

—— 植物在不同的環境中，會產生出不同的二次代謝物，以適應環境變化。植物與動物一樣，會受到氣候、地理、海拔等環境影響，展現不同的生命型態，這些生命型態影響著植物本身的生長，並與當地生物產生競合關係。

—— 植物所產生的二次代謝物質，便是植物在生存運作下所產生的物質。有些物質的生成，甚至必須等到植物受傷時才會分泌，例如乳香、沒藥等樹脂，這些樹脂除了能夠幫助修護傷口，同時也具有殺菌作用，這些都是被環境激發出來的生命特質。以歐美為主的芳香療法世界，會將精油視為植物的「靈魂」，這正說明了精油這類物質，是植物生存的「手段」，也是「性格」與「行為」的展現。

—— 植物產生的萜類物質，許多種類被視為信息素（Pheromone，即費洛蒙），動物透過嗅覺，對植物發出的這些信號，產生被引誘或遠離的生理反應。

—— 德國馬克斯．普朗克研究院（Max Planck Institute）的生態化學研究所，曾針對漸狹葉菸草（*Nicotiana attenuata*）進行研究，發現漸狹葉菸草在夜晚開花時，會釋放(E)-α-香檸檬烯（(E)-α-bergamotene，一種倍半萜烯），以吸引菸草天蛾（*Manduca sexta*）的成蟲前來幫助授粉；然而在白日，天蛾幼蟲吃菸草的葉片時，葉片也會開始釋放(E)-α-香檸檬烯，吸引菸草天蛾幼蟲的天敵前來捕食幼蟲，透過花與葉的組織特異性：(E)-α-香檸檬烯釋放，解決了漸狹葉煙草對傳粉昆蟲同時也是食草昆蟲的兩難困境。

—— 這篇文獻更分析了菸草體內的一種萜類合成酶基因，對於生物演化過程以及生物受氣味影響的行為，具有一定的指標性。或許精油本身被芳香療法界視為「植物靈魂」，以及如「植物人格」的闡述，也可從這樣的生命變化角度窺探。

植物芳香分子的形成與轉化

—— 植物產生的芳香分子會有許多變化，這些變化通常有跡可循，例如含有沉香醇的植物，多少都會含有乙酸沉香酯；或含有樟腦成分的精油，容易有龍腦、乙酸龍腦酯的結構出現。

—— 以胡椒薄荷（*Mentha piperita*）來說明。在胡椒薄荷中含有左旋薄荷醇（*l*-Menthol）、薄荷酮（Menthone）以及乙酸薄荷酯（Menthyl acetate），甚至是很微量的薄荷硫化物，這些芳香分子的基本結構都來自對薄荷烷（*p*-Menthane）這個骨架，對薄荷烷可以由檸檬烯（Limonene）、萜品烯（Terpinene）、水茴香萜（Phellandrene）、對傘花烴（*p*-Cymene）等成分氫化而來。分析胡椒薄荷的成分，也含有一定比例的檸檬烯，因此胡椒薄荷體內特有的合成酶，透過一系列途徑，產生了薄荷醇、薄荷酮等相似骨架的衍生物。

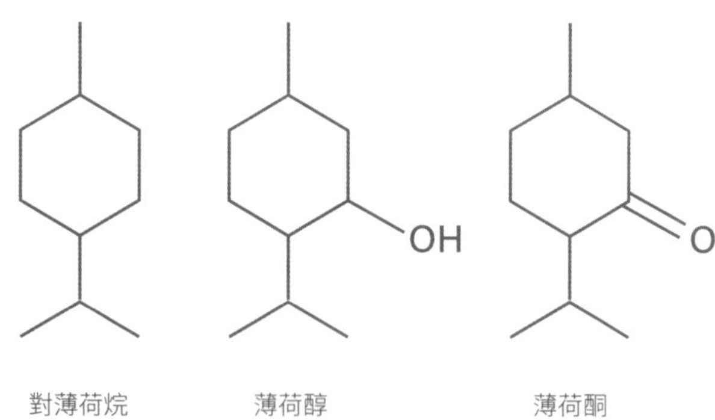

—— 通常屬於萜類的結構較容易理解其變化，但屬於非萜類通路的分子，有時辨識度就不是那麼高，因為這類分子的變化較大，合成也更為複雜。例如香草醛（Vanillin）的前身是癒創木酚（Guaiacol），這個分子同時也可以是丁香酚（Eugenol）的前身結構；然而在植物合成這些分子的通路部分，就不見得有高相關性。

—— 另外，有些萜類結構因帶有苯環，常會被誤認為是走酚類通路，但依結構基礎而言，例如百里酚（Thymol）與香芹芥酚（Carvacrol），本身就屬於萜類結構，因此它與其他的酚類結構並不相同。這是因為代謝路徑不同的緣故，因此在相似度上，這類萜烯酚理所當然還是帶有萜類的特質，但因為是酚類，所以特色上仍與酚類化合物相似，從療癒的層面而言，可謂是一種兼具萜類與酚類特性的分子。

—— 一般而言，植物精油的分子轉化都在植物體內完成，在精油蒸餾出後，要再進行相同的路徑變化會有困難。例如胡椒薄荷精油中的薄荷醇，要在萃取精油時轉為薄荷酮即不容易發生，薄荷酮在一般的情況下也不會轉成薄荷醇，況且薄荷醇是完全飽和鍵的穩定型態。因此這種變化，只能歸為植物體內的代謝作用，不是一般精油放置後的氧化狀態。

—— 也有一些例外，例如一級醇可能就有機會成為醛類，因為精油中的一級醇通常比較活潑，所以有機會直接轉化為醛類。而醛類也有可能因為空氣、高溫與長時間的曝露問題，產生分子裂解，而轉變為酸類。但是精油曝露於空氣中，其分子的轉變可能並不像上述所講得那麼簡單，更多的情況是轉成一些奇形怪狀的氧化物類，甚至是更刺激的過氧化物。

——精油的芳香分子，會因為分子的變異度而決定它之後可能變成什麼分子，例如檸檬烯氧化後，可能成為檸檬烯氧化物（醚），也可能變成帶有羥基的醇類。這是因為檸檬烯的結構中，其雙鍵位置在與空氣接觸氧化的過程產生許多複雜變化，而非氧化之後只形成一種分子型態。這樣的變化有太多不確定性，因此對於芳香分子的變化，在理解這些結構後，大約就能夠猜到它是否容易變質，以及變質後可能會有怎樣的分子出現。

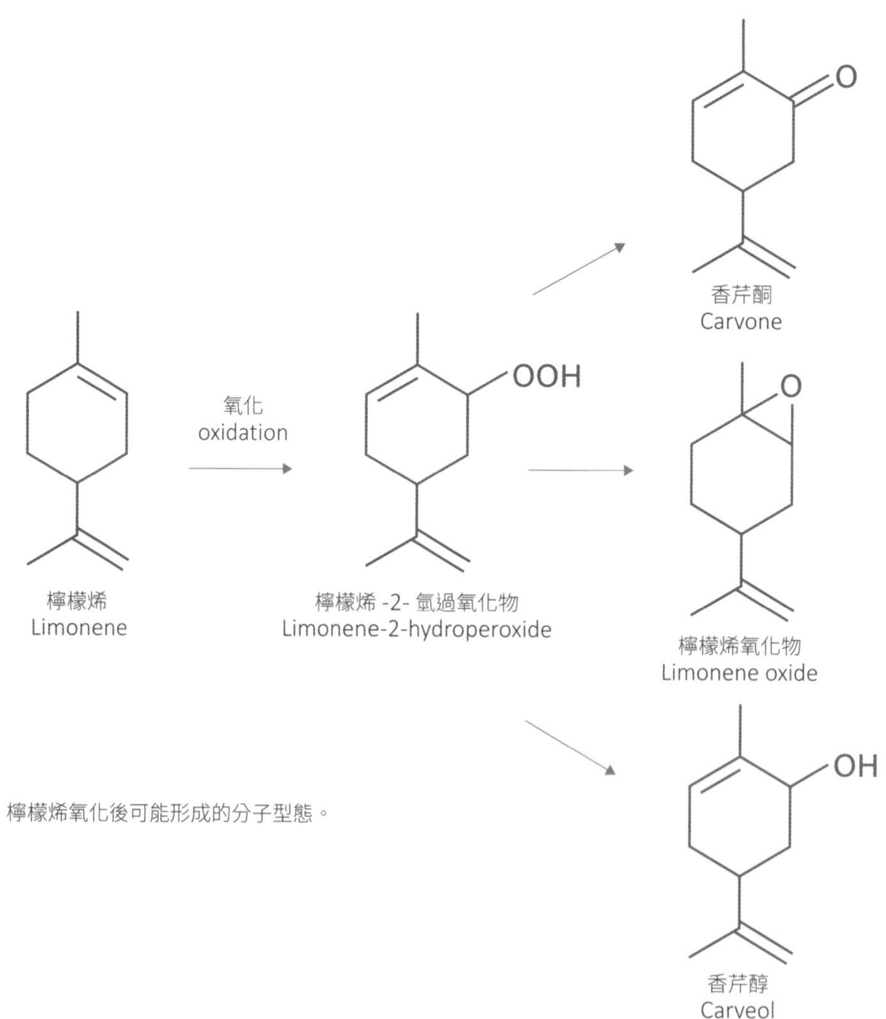

檸檬烯氧化後可能形成的分子型態。

影響精油成分的因素

—— 外表長得一樣的植物，卻可能有實際「內涵」不同的情況發生，這是因為植物需要適應不同的環境，而不得不為的改變。以人類為例，亞洲人到了歐美落地生根後，下一代雖然仍是黃皮膚的亞洲人，但思想與行為上，必然會被當地社會文化風俗「同化」；植物也會如此，當植物從一個環境移至另一地區後，也會產生某種程度的改變。植物的移轉在型態上或許改變不大（部分仍有差異），但產生的精油比例可能就會有很大的不同。

影響植物精油成分比例的各種因素

地理條件	植物特性	人為因素
地形與氣候	天然雜交	人工選育
季節變化	屬間雜交	栽培模式
土壤型態	植株變異	採收時間與部位
海拔	植物年齡	萃取方法與技術
緯度	植物部位	保存方式

—— 以百里香（*Thymus vulgare*）為例，百里香可能會因為地形與氣候不同，而產生不同種類的化學結構（Chemotype，簡稱CT），有些極度刺激，有些卻溫和到可以直接使用；有些具有辛香氣味，有些卻帶柑橘果香，甚至是香茅氣味。而它的變種與園藝栽培品種也非常多，甚至在葉片外觀上有銀斑、金斑等型態。

—— 百里香型態的變化，是基因展現出對環境調控的彈性，讓它能在不同環境下生長，也產生不同的化學型態。

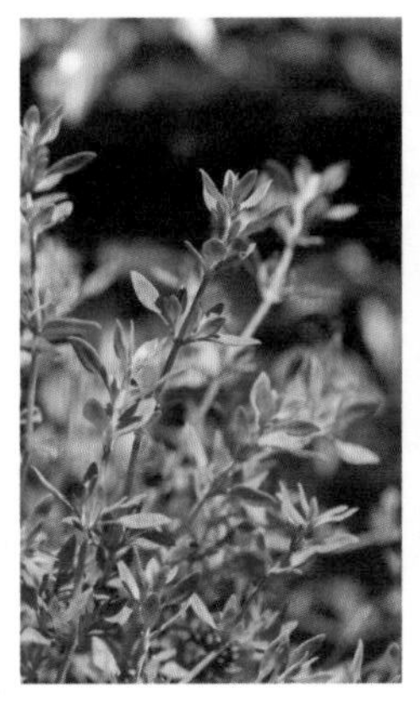

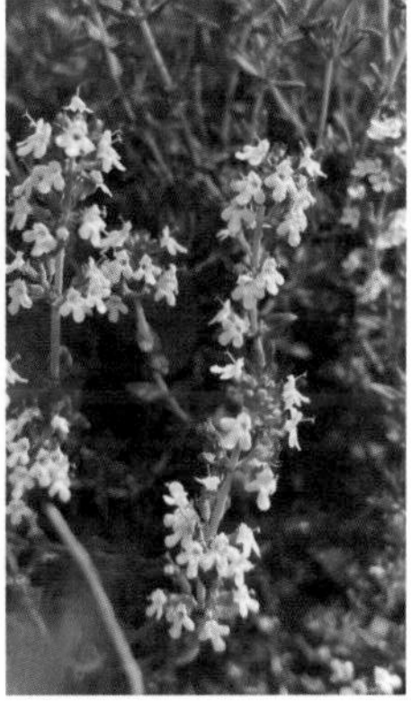

百里香有許多不同品種，外觀難以區分化學型態。

百里香 *Thymus vulgare* 主要 CT 變化型態

- 百里酚型（CT Thymol）
- 香芹芥酚型（CT Carvacrol）
- 沉香醇型（CT Linalool）
- 側柏醇型（CT Thujanol）
- 香葉醇型（CT Geraniol）
- 檸檬烯型（CT Limonene）
- 檸檬醛型（CT Citral）
- 龍腦型（CT Borneol）

—— 除了百里香這種比較明顯的例子以外，還可以舉樟樹（*Camphora officinarum*）為例。樟樹在不同海拔與緯度下，產出的精油也有所不同，最常見樟腦（Camphor）型態以及沉香醇（Linalool）型態的樟樹，這兩者在區域上有重疊性，不過沉香醇型的地理位置較為偏北，而樟腦型則偏南。緯度更偏北後（例如在日本某些地區）還產生較多屬於黃樟素（Safrole）的樟樹樹種，但也會與沉香醇型的樟樹重疊。

樟樹 *Camphora officinarum* 主要 CT 變化型態與慣用稱呼

CT型態	中文名稱	英文名稱
沉香醇型（CT Linalool）	芳樟（香樟）	Ho
樟腦型（CT Camphor）	樟樹（本樟）	Camphor
1,8-桉油醇型（CT 1,8-cineole）	桉油樟	Ravintsatra
黃樟素型（CT Safrole）	黃樟（褐樟）	Kusunoki

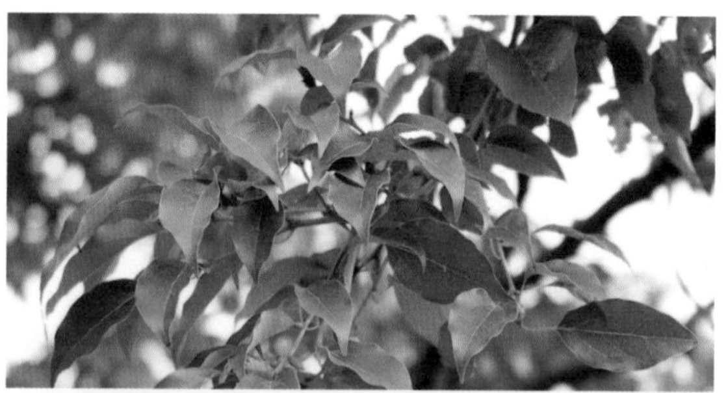

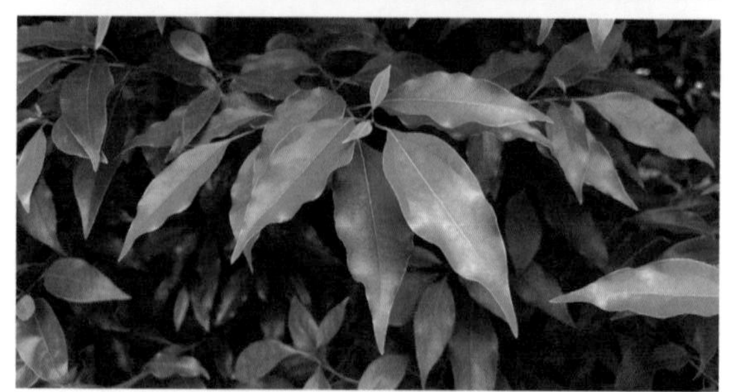

樟樹也有許多不同的化學類型，不僅僅只有我們熟知的樟腦型（本樟）與沉香醇型（芳樟），其外觀幾乎一模一樣，差異不大。上圖為本樟，下圖為桉油樟。

——不論哪種植物，在不同地候之中必然有所變化，但這些變化不見得都與百里香一樣如此明顯多變；有些植物雖能看到變化，但通常主要的成分仍相同，一般變動的會是其他非主要成分的分子，而主要分子的變動可能僅變得較多或較少一些。

——真正薰衣草即是一個例子。真正薰衣草主要的成分為乙酸沉香酯（Linalyle acetate）與沉香醇（Linalool），兩種分子比例大約會在60至70%浮動。在不同海拔、緯度與氣候生長，會影響這兩個分子的比例，其中以酯類的波動較大，可在25至50%之間；其他少數分子變動就顯得更為明顯，其中以1,8-桉油醇（1,8-cineole）、樟腦（Camphor）、龍腦（Borneol）、檸檬烯（Limonene）、羅勒烯（Ocimene）等變化較為顯著。

——低海拔地區的真正薰衣草，會明顯有較多的1,8-桉油醇以及樟腦成分，而酯類會降低，因此聞起來較為刺鼻；而海拔較高的地區，酯類則會偏高，1,8-桉油醇以及樟腦的比例很微量或測不到。在緯度或氣候不同的區域，也可以看到某些成分的變化，例如某些地區會有比較高的檸檬烯，而沒有羅勒烯；或是某些區域的萜品烯-4-醇特別高，而降低了沉香醇的含量。

——我們時常說高地真正薰衣草的品質比較好，原因就在於它的酯類含量較高，氣味較為宜人舒適，實際上好不好，還得看你對氣味的認知，但這樣的高低分判，有時反而限制了精油的使用。這或許也像人類會將不同地區、種族分為三六九等是一樣的道理吧？你是否能從字裡行間感受到歧視的味道？誰說住在高地就肯定高級，而住在平地的就很貧乏呢？回過頭來說，雖然真正薰衣草在化學結構上變化並不大，但從某些分子的比例來看，仍然可以看到植物在環境條件不同之下，會有些許差異。

——關於植物的屬間雜交與變種特性，柑橘屬植物會是一個很好的例子。現在市面上所見到的柑橘類果實，大多都是經由雜交所產生的後代，能見到這類柑橘屬果皮所含的精油，其主要成分為右旋檸檬烯（*d*-Limonene），並且大多會含有呋喃香豆素類（Furocoumarins）的成分，因此柑橘屬精油幾乎都具有類似的作用，少數不同的成分會使氣味及使用方向產生差異。

——例如，紅橘（*Citrus reticulata*）與甜橙（*C. sinensis*）相比，可以發現紅橘的氣味較為沉穩些，同時具有較多花香的調性，而甜橙氣味較為活潑上揚，偏向酸甜；兩者在應用上雖然都針對腸胃不適，但紅橘安撫精神的作用可能更強，更能讓人感到心境平和愉悅，而甜橙則因為比較爽朗，更能處理陰鬱煩悶的情緒。這些都是細微成分差異造成功效作用稍有不同的例子。

—— 此外，柑橘屬家族中，最異類的是香檸檬（*C. bergamia*，中文誤譯為「佛手柑」），因為它不是以檸檬烯為主的結構，反而是以酯類與單萜醇類為主的精油，結構非常類似真正薰衣草，因此作用與其他柑橘屬精油差異較大。

—— 如果你夠敏銳，應該可以發現，大多數的柑橘屬植物都喜歡溫暖的氣候地帶，並且稍微能抗點寒，所以柑橘屬植物從熱帶一直到溫帶地區都能生長。不過，香檸檬就是一個特例，九成以上的香檸檬精油都產於義大利卡拉布里亞地區，其他地區少見香檸檬大規模栽培，推論可能為非相仿環境，對於香檸檬而言較難適應，無法達到商業規模的產出，這或許是它的成分與其他柑橘類差異較大的原因之一。

五種常見柑橘屬精油成分大類比較

	單萜烯類	單萜醇類	醛類	倍半萜類	酯類	香豆素類
檸檬 *Citrus limon*	70～90%	1～9%	3～8%	1～3%	0.1～1%	1～3%
葡萄柚 *Citrus paradisi*	95～98%	0.2～2%	1%	0.05%	0.2%	0.1%
橘子 *Citrus reticulata*	85～90%	5～8%	1%	N/A	0.8%	微量或無
甜橙 *Citrus sinensis*	92～96%	0.5～3%	0.1%	0.4%	0.3%	0.02%
香檸檬（佛手柑）*Citrus bergamia*	20～30%	20～30%	5%	3%	30～40%	1.5～5%

—— 除了植物特性以外，生長季節、採收時間點、植物的年齡、萃取部位，以及栽培模式等，都會影響到植物精油的成分。例如，茉莉需要在深夜到天未亮前採收，如此一來酯類含量才會高；胡椒薄荷開花時採收，可以有較好的薄荷醇與薄荷酮的結構比例；檀香需要較高樹齡的樹心，生產出來的檀香油中β-檀香醇才會高，也使檀香氣味更為醇厚。

—— 另外，植物的不同萃取部位，也會造成植物成分不同，最常見的大概是柑橘類的果樹可以分別從花、果、葉萃取不同的精油。這原本跟品質無關，因為萃取部位不同造成成分不同很正常，但有些精油則容易被人搞混，例如岩玫瑰（*Cistus ladaniferus*）可以從葉片與樹脂萃取，兩者成分有極大差異，前者屬於單萜烯類較多，後者則以倍半萜類為主，若標示只有寫著「岩玫瑰」，可能將無法辨別。

—— 也有幾種精油與岩玫瑰有類似問題，例如墨西哥沉香（*Bursea delpechiana*）、杜松（*Juniperus communis*）等精油，都可以從不同部位萃取精油，必須清楚萃取部位，以免買到的精油與認知中的功效有差異；對於品牌而言，這些萃取部位也最好在名稱標示上寫出。

—— 自然有機栽培的植物，因給予較多近似野生的生長環境，芳香分子變化較豐富。此外，因植物個體基因差異，即便是同一物種，也可能使精油品質變化波動較大；若選用單一品種栽種，或利用同一母株無性繁殖的植物，所得到的精油品質相對穩定，例如梅耶真正薰衣草（英文寫作：True Lavender Maillette），正是利用同一種真正薰衣草無性繁殖的例子。

—— 會影響精油品質的，不僅只有以上所說，在萃取與保存技術上，也會影響到精油的化學結構變化。最明顯的例子就是大馬士革玫瑰，玫瑰的芳香分子主要有：牻牛兒醇、香茅醇、苯乙醇，這三種分子都是典型玫瑰香調，但苯乙醇因為極性較大，因此較溶於水，若用蒸餾法來萃取玫瑰，會發現苯乙醇在整體成分中很難超過3%；但是如果使用溶劑萃取法或是超零界點萃取法，就會取得比較多的苯乙醇，含量可以高達60%以上。以結構而言，蒸餾法與溶劑法兩者已經有很大的差異，因此使用方向也會不同。

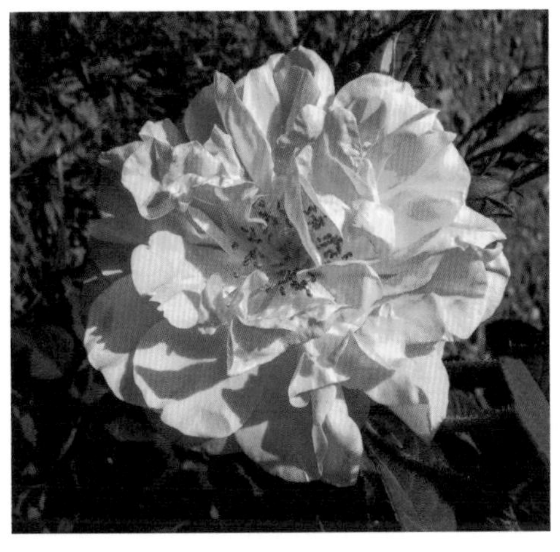

大馬士革玫瑰的香氣濃郁，但蒸餾法的精油氣味與原本植物的香氣差別頗大，反而是以溶劑法萃取的精油，與原本植物花香比較近似。

—— 最後，儲存是一個很大的問題，這個問題包含了置放的環境（光線、溫溼度等）、容器的選用（塑膠、玻璃、金屬等），甚至是裝瓶後是否用惰性氣體充填保存等，都會影響到精油的芳香分子變化。不過這類保存問題，已經不算是植物本身的變因，而是人為控管上的問題了。

精油成分與 GC-MS 測定

精油的成分通常可以透過儀器檢測，其中最常應用、也最成熟的測驗方法，就是GC-MS了。

GC-MS是Gas chromatography–mass spectrometry的縮寫，中文稱為氣相層析質譜法，是利用氣相色譜儀與質譜儀兩台機器結合測定，先利用氣相儀將精油注入管線中，精油被蒸發為氣相後，再依其極性與沸點，隨惰性氣體於不同時間解析出來，之後透過質譜儀收集資料與解讀，接著就能得到各種成分的波峰圖，以及它的成分資訊，可以幫助理解精油中的成分比例，並判定精油屬於哪種CT。

通常看到的GC-MS報告，都是簡式報告，屬於單純列出整體波峰圖與分子比例的數據圖，不同的分子會出現不同的 Peak（波峰），同時也會有不同的 Retention Time（遲滯時間），這兩個資訊很重要，也是機器在確認成分時，必要的參考數值；判定成分比例時，會得到峰面積比，一般可藉由面積測定成分比例含量。質譜儀透過數據庫，解讀數值屬於什麼樣的成分，最後得到精油中的成分與比例。

可是GC-MS並非萬能。你常能聽到有些精油的成分過於複雜，即便是GC-MS儀器也有無法判定的情況，因此使用的測定儀器夠不夠完備或正確、人為操作是否得當，以及有沒有足夠的樣品，就成了重中之重。有時候，同一種精油在兩台不同的機器上測定，得出來的數據會有很大差異，例如Peak竟然可以差到10個以上，甚至是打樣出來後，成分幾乎完全不同。且GC-MS只能檢測出質譜儀資料庫中所包含樣品的成分，如果遇到某些以天然分子單體混合的香精，在判讀上可能就很難發現問題——因為這些分子組成很可能與天然精油非常相像。

總之，GC-MS的操作與資料判讀是很複雜的分析方法，必須應用微積分計算，判讀時需要專業人士操作，對非專業人士來說是很困難的。但GC-MS能幫助我們在測定精油時，除了確認其成分外，還能檢查是否含有不應該存在的人工分子，或精油中不應該存在的成分，是用於判別精油真假或混摻情況的鑑定方式。

精油安全性

—— 精油是一連串有機化合物的組成，對於身體的影響，會依化合物的結構變化而有所不同。因為大多數的分子對於身體都會有相對的作用，因此不論是精油帶來的療效還是副作用都必須清楚，對於精油的使用與芳香分子的安全性，在此要特別提出探討。

—— 對於各種香料的安全性，現在各國大多採用國際香料協會（International Fragrance Association，簡稱IFRA）的意見。除了IFRA以外，每個國家可能也有自己的組織，例如美國的食品香料和萃取物製造者協會（Flavor and Extract Manufacturers Association，簡稱FEMA），屬於行業自發性的組織，但是對各個國家的香料安全制定存在影響力。當然，除此之外，類似美國的食品藥物管理局（Food and Drug Administration，簡稱FDA）或是歐盟的健康與食品安全總局（Directorate-General for Health and Food Safety，簡稱DG SANTE），也會參與芳香分子的安全性制定，這些國家級的組織對芳香分子安全性的報告與相關法律制定，也會是各國精油品質的參考指標。

—— IFRA等協會，有眾多單體芳香分子相關的安全性建議資料庫，因此對於使用香精的業者，甚至是醫療界，都提供了相當大的幫助。但IFRA資料庫卻存在一個問題，這些問題出自於——單一成分不能代表整體精油，但一種成分如果會造成問題，連帶就讓精油使用也出現疑慮。所以像是IFRA資料庫所呈現的毒性分子議題，不能完全套用在精油效用上，否則你會發現一堆精油都不能使用。

—— 以大馬士革玫瑰精油為例：大馬士革玫瑰精油當中可能含有3至10%左右的甲基醚丁香酚（Methyl eugenol），這個成分被認為會致癌。但玫瑰精油的使用已有千百年歷史，如果使用了玫瑰精油會有致癌的副作用，那麼千百年來，使用玫瑰精油的人們，豈不都在慢性自殺？

—— 正因玫瑰有許多療效，所以大家對它的喜愛從來不減，如果因玫瑰精油當中含有少量的甲基醚丁香酚，就將其判定為致癌風險高的精油，禁止在化妝保養產品中使用，卻不去了解它整體的成分，這確實是匪夷所思的事。

—— 不去看比例與劑量，便馬上說有毒，這完全不符合科學；再者，即便是再溫和的分子，超過一定劑量也會具有毒性，就如同過量飲水會導致水中毒一樣，劑量與頻率才是會不會造成中毒的主因。以上，都還沒將精油分子的「協同作用」給納入考量呢！

—— 精油是由各種不同的分子所組成，這些分子成分彼此間會有所謂的協同作用；這些協同作用，有時會增進彼此之間的功效協作，或是相互抵銷彼此之間的某些性質（包含可能對身體有害的毒性分子），因此精油所引發的毒性問題，可能會比單一分子低。

—— IFRA所提出的意見確實可以提供參考，但在芳香療法中，卻不應將之奉為圭臬，畢竟精油所含的芳香分子複雜性高，分子與分子之間的協同作用也是必須考量的重要因素。

—— 不過，就算再天然的精油還是有可能造成危險！這畢竟是植物為了要生存、與環境競爭所產生的物質，所以不會因為它比較「天然」，就可以完全不用擔心其對身體所造成的負擔。精油是一堆有機化合物的組成，並不是人體本有的物質，對身體來說它仍然是外來刺激物，這些物質確實可能傷害到人體。所以使用精油時，得注意精油的成分，以及可能造成的傷害，才能避免精油危害身體。

—— 精油造成的傷害，可分為五類：（一）皮膚黏膜刺激性，（二）光毒性，（三）神經毒性，（四）肝、腎與其他器官組織毒性，（五）特殊病患潛在的危險性。以下將這五類分別再歸納出六種可能會遇到、要注意的安全性議題。

皮膚黏膜刺激性

——這一類問題通常是使用了氧化變質的精油，或較具刺激性的精油而產生。一般而言，單萜烯類含量較高的精油較容易氧化，也就容易刺激皮膚。以檸檬烯（Limonene）為例，檸檬烯其實是很溫和的成分，但接觸空氣後很快就會氧化，一旦氧化就會造成強烈刺激；氧化時，會產生各種不同的氧化物類，這些變質的檸檬烯氧化物，就可能會造成皮膚刺激性。另外，含苯環的對傘花烴（*p*-Cymene）除了本身具有些微刺激性外，也有可能氧化為酚類等結構，刺激性也會大幅上升；不過對傘花烴要氧化為酚類，在一般條件下還是不易發生的。

——只要保存得當，並且與植物油稀釋使用，單萜烯類造成的皮膚過敏並不常見，這是因為單萜烯類刺激性小——可是單萜烯類有易氧化的特性，所以我們必須注意存放問題，平日不用時應鎖緊瓶蓋，並放置在乾燥與陰暗處。此外，建議單萜烯類高的精油種類，最快半年、最慢一年將它使用完畢。

含有較高單萜烯類成分的精油
(僅列出部分常用精油)

精油	成分比例
甜橙 *Citrus sinensis*	92% （主要為檸檬烯）
葡萄柚 *Citrus paradisi*	95%以上 （主要為檸檬烯）
紅橘 *Citrus reticulata*	85～90% （主要為檸檬烯）
檸檬 *Citrus limon*	70～90% （主要為檸檬烯）
歐洲赤松 *Pinus sylvestris*	90% （主要為松油萜）
杜松 *Juniperus communis*	70% （主要為松油萜、檜烯）
歐白芷 *Angelica archangelica*	90% （主要為松油萜）

—— 對於皮膚黏膜來說，含有醛類、酚類較高的精油，很容易造成刺激。除了可能造成過敏外，高劑量的醛類與酚類，甚至可能造成皮膚化學性灼傷，導致組織發炎壞死，使用上需特別小心。建議應稀釋在3%以下，或與其他溫和的精油混合使用。

含有較高醛類成分的精油
(僅列出部分常用精油)

精油	成分比例
檸檬香茅 *Cymbopogon citratus*	70% （主要為檸檬醛）
檸檬尤加利 *Eucalyptus citriodora*	50～80% （主要為香茅醛）
錫蘭肉桂 *Cinnamomum verum*	65% （主要為肉桂醛）
中國肉桂 *Cinnamomum cassia*	80～90% （主要為肉桂醛）
臺灣土肉桂 *Cinnamomum osmophloeum*	95% （主要為肉桂醛）
紫蘇 *Perilla frutescens*	40～50% （主要為紫蘇醛）

含有較高酚類成分的精油
(僅列出部分常用精油)

精油	成分比例
丁香花苞 *Syzygium aromaticum*	75% （主要為丁香酚）
百里酚百里香 *Thymus vulgaris* CT thymol	40～50% （主要為百里酚）
野馬鬱蘭（牛至） *Origanum vulgare*	75% （主要為香芹芥酚）

精油引起的皮膚過敏反應

造成過敏的原因很多，精油不論再怎麼溫和，芳香分子還是有可能造成各種過敏問題。先撇開有些精油刺激性大、容易造成過敏的因素，通常與體質也有關，即便使用溫和的真正薰衣草，還是有可能造成皮膚過敏。

有些人皮膚角質層較為薄弱，因此在精油劑量控制上必須非常小心。小孩與老年人的皮膚通常比較脆弱，塗抹精油時建議稀釋在3%以下；不足一歲的小孩，以及皮膚真的過於薄弱的人，比較建議使用1%以下的劑量，作為平日保養。

切記，如果使用精油造成皮膚起疹、刺痛發癢、紅腫等症狀，或是發炎疼痛如同曬（灼）傷，乃至起水泡破皮，那是因為皮膚受到精油刺激而受傷。此時應暫時避免再使用任何含精油的產品，尤其是造成紅腫和水泡時就已算是嚴重的化學灼傷，使用上必須非常留意。

光毒性

—— 光毒性（Phototoxicity，也被稱為光敏性，Photosensitivity）是一種透過化學分子誘導，使細胞對紫外線的吸收變得更加敏感的反應。它讓皮膚容易曬傷、產生光敏性皮膚炎，嚴重時可能造成灼傷般的現象。這類會造成光毒性的精油，使用上都必須注意劑量，以及使用的部位是否曝曬於紫外線下。

—— 精油中造成光毒性的分子，主要為呋喃香豆素類（Furocoumarins），這類分子常出現在芸香科與繖形科植物當中。呋喃香豆素在人體內代謝的時間較長，約在 8 至 24 小時左右，屬於代謝較慢的分子，因此毒性問題需要格外注意。不同分子的光毒作用也有強弱之分，例如柑橘類精油中，所含的香柑內酯（Bergapten，中文或稱 5- 甲氧補骨脂素；5-methoxypsoralen）就具有強烈的光毒反應，需要特別留意。

—— 除了呋喃香豆素類，還可能看到幾種會存在光毒性的結構，例如噻吩類（thiophenes）。在萬壽菊屬（*Tagetes* spp.）精油當中，即存在三聯噻吩（Terthiophene）這個硫化物成分，也被認為會造成較高的光毒性問題。

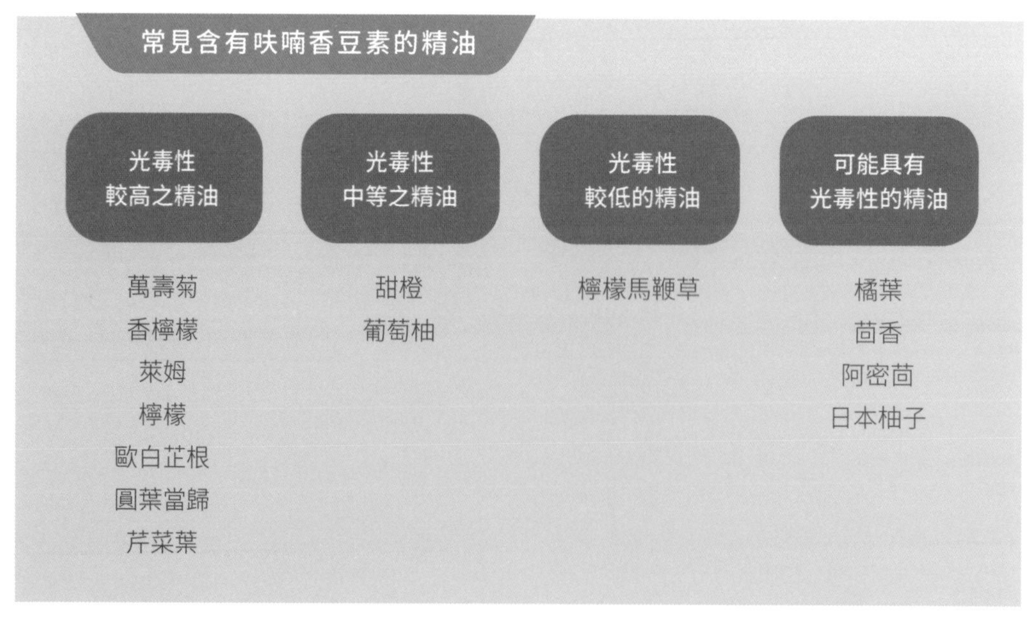

—— 另外，聖約翰草（*Hypericum perforatum*，或稱貫葉連翹、貫葉金絲桃）所含有的金絲桃素（Hypericin）屬於蒽醌類（Anthraquinones）化合物的結構，也被認為具有光毒性，但它對人體的光毒反應較弱，在臨床報告中，目前也沒有證據顯示會造成問題，一般使用比較不用擔心光毒性，但仍應注意用量。

—— 因為呋喃香豆素會造成光毒性，因此市面上也能見到去除呋喃香豆素的精油，例如香檸檬 FCF（Furocoumarin-free的縮寫）；另外，許多柑橘類的果皮精油，只要是用蒸餾法萃取，也將不含呋喃香豆素。這是因為通常呋喃香豆素的分子較大，不易或無法被蒸餾出來，而蒸餾柑橘果皮的時間相對較短，所以這類結構就無法出現在柑橘果皮精油當中。

光毒性真的那麼可怕嗎？

光毒性的問題，可能對東方黃種人傷害較不大，這是因為黃種人對日照的耐受性較白種人強，但對於西方白種人可能就需要格外小心。因此在西方的光毒安全性建議中，通常會嚴格審視，甚至有低於1%的建議用量。

人種不同，在皮膚耐受度上，白種人可能會出現較嚴重的光毒性問題，但黃種人或黑種人顯然沒有那麼嚴重，不過仍有可能造成曬黑或輕度曬傷的狀況。

要避免光毒性，會建議在用量上不要超過2%，或擦拭於太陽曬不到的部位，或避開白天使用有光毒性的精油。只要注意用法與用量，其實問題並不大。

要注意的是，有些刺激性高的精油、或是單萜烯類成分較高時，可能會強化呋喃香豆素的作用，因為這些分子可能會使皮膚角質層變薄，而讓呋喃香豆素的吸收速率增加，使作用變得更明顯。

神經毒性

—— 造成神經毒性的最大原因是「大量使用精油」，因而產生運動、行為，以及認知上的障礙，而且可能造成不可逆的情況。

—— 實際上任何精油都有可能造成神經毒性的問題，但這與劑量、分子型態有絕對關係。正常情況僅有少數分子類型會造成問題，例如含單萜酮類高的精油。此外，有些醚類如黃樟素、肉荳蔻醚、芹菜腦等，不僅可能具有致幻效果，也被認為具有強烈的神經毒性。

—— 某些單萜酮類會直接引起神經系統過激，進而導致痙攣、休克、流產等症狀，嚴重者甚至死亡。這類成分對於嬰幼兒與孕婦影響較大，因此要注意族群的適用性。神經毒性成分主要為：胡薄荷酮（Pulegone）、松樟酮（Pinocamphone）、崖柏酮（Thujone）。此外，樟腦也被認為具有較強的神經毒性，但相較於上述分子，其作用可能沒有想像中嚴重。

—— 神經毒性在芳療或精油使用上非常罕見，主要是因為精油的芳香分子一貫多元，不容易造成單一分子毒性的情況，再加上應用模式的規範要求，所以鮮少有這方面的問題產生；況且，有些分子可能也被放大檢視，而被誤解它的嚴重程度。精油應用上，也許不像單一分子各個使用容易造成神經毒性，卻不能因此忽略了這些精油存在的毒性問題，仍然要嚴格審視。

—— 要避免神經毒性問題，就必須避開口服以及高劑量使用的情況，任何精油都是如此，這點不限於單萜酮類或是酚醚類，口服精油絕對是非專業人士的禁忌。

具有強烈神經毒性疑慮的單萜酮類精油

精油	成分比例
牛膝草 *Hyssopus officinalis*	松樟酮 65%
胡薄荷 *Mentha pulegium*	胡薄荷酮 60%
鼠尾草 *Salvia officinalis*	崖柏酮 40%
艾草 *Artemisia argyi*	崖柏酮 25%
北美香柏（側柏） *Thuja occidentalis*	崖柏酮 60%

肝毒性

—— 精油透過人體吸收的途徑不同，會有不同的代謝方式，但芳香分子進入身體後，最終仍需要肝臟的代謝。會引發肝毒性的問題，通常是口服或使用過量所造成，因此不論什麼樣的精油，在不間斷且大量口服的情況之下，都可能導致肝臟急性壞死或慢性衰敗。

—— 容易有肝毒疑慮的分子與造成神經毒性的分子相同，都屬於單萜酮類或酚醚類，除此之外，酚、苯基酯、內酯、呋喃類結構，也可能存在較高的肝毒性問題；你可以從結構明白，含有芳烴的分子，通常可能有這方面的問題。

—— 薄荷醇會影響肝臟代謝，這在單萜醇類結構中，是非常罕見的例子，薄荷醇被認為毒性較高的分子，可能與它的結構有關；有趣的是，胡椒薄荷在芳療中被認為具有養肝作用，可見這問題應出自於劑量與使用方法上。其實許多標榜養肝的精油，確實有可能造成肝受損，不要因為看到精油可以養肝，就肆無忌憚的使用。

—— 本來就有肝臟疾病的病患，務必記住要使用較為溫和的精油，並遵守低劑量外用原則。有些具有激勵肝臟作用的精油，例如檸檬、胡椒薄荷等，可能不適合使用在有肝臟疾病的人身上，因為這類精油的激勵特性，可能會造成肝臟嚴重的工作負擔。

腎毒性

—— 延續肝毒性的問題，通常如果沒有急性肝毒症狀，精油也很難引起腎毒性，因此這樣的案例非常罕見；可是本身腎臟有問題的人，精油可能都會變成毒藥。

—— 有些書籍會寫到腎臟疾病患者應該避免使用杜松，但我們可以發現，被認為會刺激腎臟的 α-松油萜（α-Pinene），實際上在許多松針類精油大量存在，因此如果腎臟疾病患者不能使用杜松，那麼理應所有針葉類、或含有高比例 α-松油萜的精油都該避免使用，例如絲柏、歐洲赤松、歐白芷根等。事實是，對於腎臟機能不彰的人而言，使用各種精油都該小心，因為腎臟衰敗是不可逆的，不斷讓腎臟受到刺激，都有可能導致其快速衰竭。

—— 具有腎臟毒性的精油，與會造成神經毒性及肝毒性的精油都很接近，比起其他精油，這些精油更易造成腎臟敗壞，因此，難以代謝的分子，諸如含有高比例單萜酮、酚醚、苯基酯、呋喃、香豆素類等精油，最好都應該避免使用。

其他

── 有些特殊疾病必須對某些精油成分謹慎提防，以免病況加劇，這類分子可能造成病患身體無法代謝，或更容易與身體細胞的受體或酶結合，而導致病變。以下提出幾種較容易遇到的情況，說明精油分子對這些特定人群的危害，以及注意的事項。

G-6-PD缺乏症 / 蠶豆症

── 蠶豆症患者會被告誡不得使用含樟腦、水楊酸，以及薄荷的製品。不過樟腦（Camphor）並非合成的樟腦（Naphthalene，萘）丸，稍微觸碰到也不用過於擔心。但是，含有水楊酸類（salicylates），例如水楊酸甲酯含量高的精油可能就必須小心；此外，關於薄荷所造成的問題，則出現在薄荷醇（Menthol）的使用上，只是並沒有直接證據顯示薄荷醇危害性，不過還是建議避免用在2歲以下的小孩身上。

── 精油對於蠶豆症患者的危害，還是出自於口服及大量外用。在一般情況下，少量接觸或吸入應不致於造成太大的問題。

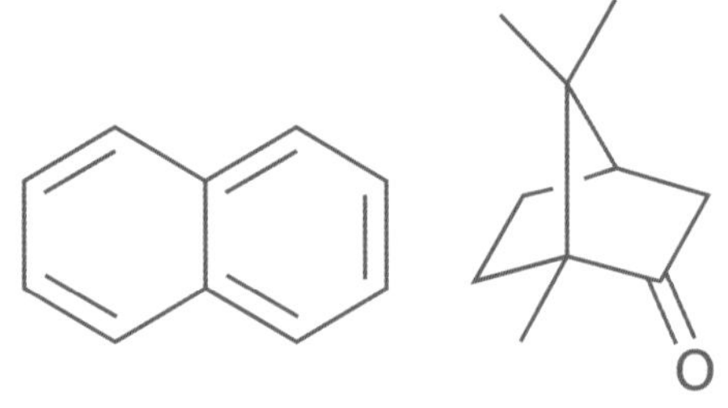

萘（左）與樟腦（右）
萘是一種多環芳香烴結構，與屬於類萜的樟腦差異非常大，但兩者有類似的氣味，因此仍然會建議蠶豆症患者避免使用。

蠶豆症避免接觸的精油

含樟腦成分的精油	含水楊酸甲酯的精油	含薄荷醇的精油
樟樹 60%	芳香白珠樹 98%	胡椒薄荷 40～50%
樟腦迷迭香 40～60%	黃樺 98%	野（玉米）薄荷 40～90%
桉油醇迷迭香 30～40%	白樺 40%	
穗花薰衣草 20～30%		

服用抗凝血劑患者

—— 我們多半會建議服用抗凝血劑的患者，避免使用含香豆素高的精油。這是因為香豆素類的結構也具有抗凝血作用，與藥物合併使用時，擔心會引發內出血。但精油所含的香豆素通常含量不高，同時相關臨床中，也沒有發現造成香豆素這類現象的報告，因此只要避免口服與大量使用，正常使用下不必過度擔憂。

—— 香豆素含量較高的精油，有香豆樹（*Dipteryx odorata*，50%）、圓葉當歸（*Levisticum officinale*，10至20%）、中國肉桂（*Cinnamomum cassia*，1至8%）。

癲癇患者

—— 大多數的芳療書籍都會提到，癲癇患者應避免使用酮類（主要為單萜酮類）較高的精油，但主要還是對口服形式的建議。目前沒有任何臨床實證，能證明癲癇患者使用單萜酮類精油會引發癲癇；甚至有些臨床經驗認為，部分單萜酮類精油，能幫助、減緩癲癇患者的發作頻率。

避免使用在癲癇患者身上的精油

胡薄荷
Mentha pulegium

迷迭香
Rosmarinus officinalis

樟樹
Cinnamomum camphora CT Camphor

頭狀薰衣草
Lavandula stoechas

艾草
Artemisia argyi

鼠尾草
Salvia officinalis

婦科腫瘤

—— 許多精油可能具有類似雌激素的效益，因此諸如乳房纖維囊腫、子宮肌瘤、子宮內膜異位、雌激素所引發的婦科癌症等，使用上需要特別小心。

—— 一些含有二萜醇結構的精油，例如絲柏（*Cupressus sempervirens*）、鼠尾草（*Salvia officinalis*）、快樂鼠尾草（*Salvia sclarea*）等所含的成分，諸如淚杉醇（Manool）、香紫蘇醇（*Sclareol*）等，因其結構型態有部分類似雌激素，被認為會有類似雌激素的效益；含有洋茴香腦（Anethole）的精油，如洋茴香（*Pimpinella anisum*）、八角茴香（*Illicium verum*），也被認為具有雌激素的效益，主要是這類分子進入身體後，可能作為雌激素的合成材料。

—— 此外，許多花香類精油，如茉莉（*Jasminum spp.*）、依蘭依蘭（*Cananga odorata*）等，常被用來改善女性生殖系統的問題，這類精油可能含有某些苯基酯類結構，也被認為可能會與雌激素受體結合，造成影響。

—— 我們必須要清楚一點：在精油中，是不存在雌激素的！當然有些含有植物性雌激素的植物，若用超臨界點萃取法萃取，確實還是有可能存在。但是即便存在，植物性雌激素的作用在人體的利用率很低，正當使用下並不容易造成危害，因此撇除個案不論，這些精油可能沒有以往想得那麼危險。只是在部分體外細胞的實驗中，發現某類精油確實會造成癌細胞增生，然而少數證據並不足以證明其會惡化病情。

—— 無論如何，關於「精油是否造成女性生理問題與荷爾蒙刺激」一直以來都是受爭議的議題。在精油應用上，仍會偏向保守的使用方式，以避免在非專業判斷下發生危險。

—— 人體荷爾蒙的生成與轉變是非常複雜的，影響因素除了先天的遺傳基因外，還有個體的生活作息、飲食與運動習慣、情緒壓力，甚至是人際關係等，都有交互關係。荷爾蒙所引發的問題，是不斷累積所產生的，因此建議有這方面問題的讀者，選擇使用精油前，先朝以上方向進行改善，尤其是飲食與運動，可能效果會比使用精油好，也較無副作用。

精油的保存期限到底多長？

這是一個眾說紛紜且難以全面性回答的問題。雖然我們都清楚，精油會因為置放過久或不當保存而變質衰敗，但每一種精油的特性並不相同，因為芳香分子的成分比例不同，造成有些精油必須早日用完，有些精油卻可以放很久。

精油有機物是「活的」，因為它分分秒秒都在發生變化，這些變化可能有好的、有壞的，但誰也無法肯定。產品「使用期限」的標定，可能扼殺了許多精油可保存的年限，因此精油的「有效期限」並不好說。以下提供一些意見，僅供參考。

含單萜烯類與倍半萜烯豐富的精油，請在一年之內用完，盡量不要拖至兩年以後，因為這類分子容易變質，尤其是單萜烯類。

倍半萜醇、倍半萜酮以及酯類含量較高的精油，通常最為耐放，甚至放置超過10年變動都不大，但建議仍在3年內用完。主要是因為放置越久，精油中其他小分子就越容易消失揮發，造成精油的療效降低。

有些精油確實越陳越香，但也會因為時間太久讓較輕的分子都散逸了而影響精油功效。因此，當你買了一罐精油就好好用完它，放太久沒有意義，只會浪費。

簡單判定精油是否還能使用的方式，就是與新鮮的精油氣味做比較，如果相差太大、甚至感覺越來越刺激，或味道越來越變調，那就建議不要再繼續使用。

2

精油化學模型圖與分子大類

植物精油的成分，主要組成為小分子的碳氫化合物，這類結構加總起來有成千上萬種。一種植物中存在的成分可能也有成千上百種，如果沒有一個較良好的歸類，學習精油化學會有更多的阻礙。

精油的成分可粗分為兩大類，一類屬於萜類與其衍生物，另一類則是酚類化合物。隨著我們對精油的化學分子越來越理解，更為細緻的分類就出現了。如今在芳香療法的化學學習上，不僅將各種分子分門別類，還有許多相關的模型結構圖應運而生，主要有「精油四象限」、「三角形圖」，與「茹絲的蛋」三種，為的就是能讓大家更迅速了解各種分子的型態與作用。

本書選擇最早的「精油四象限」，利用精油四象限與四元素的結合，透過模型解說與大類分析，能更快速上手。

精油四象限簡介

—— 精油四象限是由法國芳香療法名家法蘭貢（Pierre Franchomme）與潘威爾醫師（Daniel Pénoël）在1990年合著《精確芳香療法》（暫譯，無中譯本，法文：*L' aromathérapie exactement*）一書中，所繪製出的一種精油化學結構圖。這個結構圖的設計與誕生，影響了當時對於精油分子的看法，也讓芳香療法在有機化學上的認知，有了嶄新的突破。

—— 精油四象限將精油分子以官能基的型態，分為十幾個不同的大類，這些大類的分法，主要依著大類分子的物理性質（極性、正負電）而決定分子的擺放位置。而後，這張圖也結合了「四元素說」，將四元素套用其中，這讓精油四象限不僅只有化學上的意義，更多了物質與心靈層面的交互詮釋。

—— 雖然這張圖在全世界芳香療法中廣為流傳，但很可惜的是，使用上卻讓人難以親近。主要的因素是每個分子都有它的座標，如果要把各種分子座標一一點出，必須靠儀器測定，對一般人是不太可能的事；而且即便把座標點出來了，也未必能發現它的作用如何與分子的療癒特性搭配，需要專業人士才能夠掌握與操作。

—— 再者，這張圖結合了四元素，理應在情緒心理方面有很好的對應，但四元素的理論存在許多問題，加上描述四元素與四象限的搭配缺乏相關知識的整合，且西方四元素的形成有其文化背景，並非華人原有的文化，使四元素與四象限因缺乏詮釋與文化背景薄弱而不容易理解。

—— 甚至，近幾年來，對於化學分子大類的學說，在芳療界中也有許多人提出質疑，主要的原因是認為：精油是整體的分子作用，並非大類或單一分子的功效，且圖形的分子方位，也存在可能無法對應功效的問題。

精油四象限模型圖

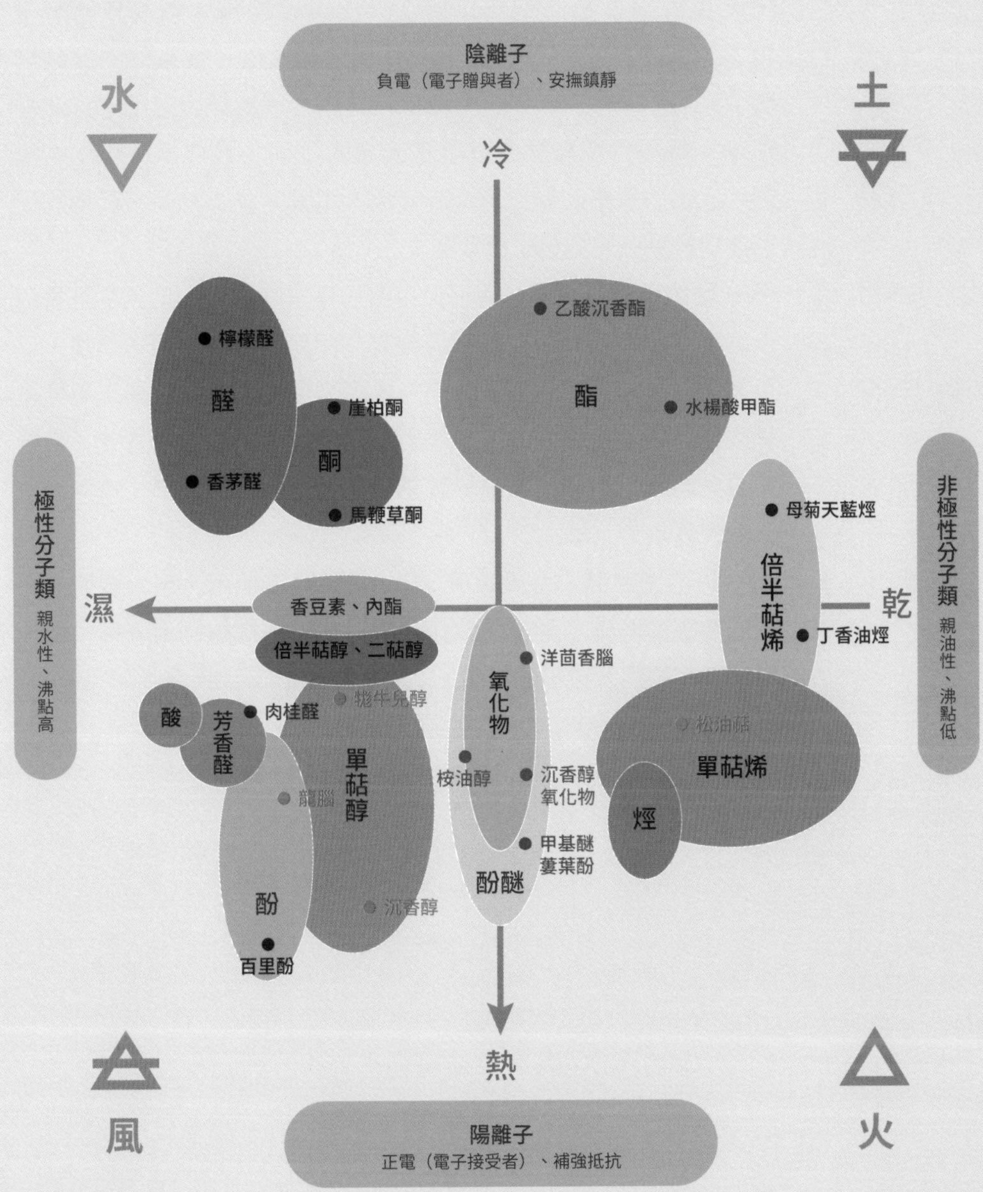
陰離子
負電（電子贈與者）、安撫鎮靜
水
土
冷
檸檬醛
醛
香茅醛
崖柏酮
酮
馬鞭草酮
乙酸沉香酯
酯
水楊酸甲酯
極性分子類
親水性、沸點高
濕
非極性分子類
親油性、沸點低
乾
母菊天藍烴
倍半萜烯
丁香油烴
香豆素、內酯
倍半萜醇、二萜醇
牻牛兒醇
酸
芳香醛
肉桂醛
單萜醇
龍腦
酚
百里酚
沉香醇
氧化物
洋茴香腦
桉油醇
沉香醇氧化物
甲基醚蔞葉酚
酚醚
松油萜
單萜烯
烴
風
熱
火
陽離子
正電（電子接受者）、補強抵抗

—— 精油四象限以官能基為分類基礎，但官能基大類不能真正反映個別分子功效，反而讓人更加困惑。由於存在諸多問題，因此被某些人戲稱為「官能基理論」。雖然帶有貶義，但客觀來說，至今仍無更有效的學習方式突破瓶頸，官能基理論仍舊是學習精油化學的重點。

—— 這說明了雖然精油作用不見得與官能基大類或單一分子相同，但多數狀況仍舊能明確發現其指標性。後來的「三角形圖」、「茹絲的蛋」等精油化學模型圖，其實都脫離不了官能基理論；這些也都是採用官能基大類的分判，且這兩種化學結構圖，比起四象限圖有更廣泛的使用，尤其在華人地區，茹絲的蛋可說是最受歡迎的化學模型圖。

—— 雖然精油四象限一直都保持著它專業的形貌，仍舊在芳香療法的學習上有強大的地位，但確實在使用上遇到的問題頗多，以至於無法被廣泛應用。而我們為什麼仍選擇這個模型圖？選擇這張圖作為精油化學的概念，是因為它能有更多的詮釋方式，但要整合與詮釋，則必須拿出一套基於原本架構下，更加扎實與符合邏輯的體系。

—— 這張圖雖然「過於專業」，一般人難以使用，但只要對大方向的掌握度明確，再搭配四元素的論點，一樣能利用圖形，迅速掌握身心的情況與精油應用。

理解精油四象限

——精油四象限的設計，是將芳香分子的極性與正負電離子，分出四個區塊，利用象限圖來標示出不同的分子所在的座標，四個區域配上四元素後，就可以從這裡去判定分子作用，以及分子與分子大類的元素屬性，如下表所示：

		X 軸		
Y 軸		正電	負電	
	極性	(+, +) 風元素	(+, -) 水元素	親水
	非極性	(-, +) 火元素	(-, -) 土元素	親油
		激勵	安撫	

極性（polarity）

分子的極性大小會影響分子的溶解性、沸點等物理性質，依照分子的共價鍵的電荷分布來決定分子極性的大小。

一般而言，原子的電負度大，就容易產生極性，例如當分子中有氧原子在的時候，往往會因為氧原子的電負度大，而產生極性。但極性或非極性的型態，還是得看整體分子的型態，例如含氧的酯類大多偏向非極性的一邊。

極性與非極性影響分子的溶解能力，多數的芳香分子都不溶於水，因此是非極性分子，只有少數芳香分子會偏向較高的水溶性。雖然芳香分子當中的含氧分子頗為豐富，但多數仍是較偏向油溶性，僅能微量溶於水中。

精油四象限的電離子問題

精油四象限的分子正負電評判，主要是透過儀器測定。精油揮發至空間時，藉由儀器測量分子所產生的離子型態，來判定其分子所帶的正負電子的情況。通常分子座標上下方位離X軸越遠帶的正負電越多，作用也越大，但這只是理論而已，實際上又並非如此。

然而這種判定模式一般人無法操作，且已有許多人批評其中的理論錯誤。但在參考上，仍然可以發現其大致方向符合臨床應用，只是確實有些分子的特性，並沒有辦法符合圖形的準則，且針對正負電的論點，也讓許多人批評。這需要進一步詮釋，因此容易受到批判。

—— 數學當中的四象限，X軸是往右方前進，Y軸則往上方，但是精油四象限的結構圖，卻是正好相反——X軸往左、Y軸往下。因此原本（+, +）的第一象限，變成了原本（-, -）的第三象限，呈現180度翻轉。

—— 法蘭貢在2015年重新設計並發表了這個圖形，將原本的四象限結構，以類似盒鬚圖的型態呈現，並且不再是倒轉的象限，主要意義在於：芳香分子多半偏向非極性，若以舊圖來看，許多分子可能會遭讀者誤會為高極性分子。不過，舊版圖形與新版的基本使用面向相同，加上圖示對四元素而言較容易辨認區塊，使用上仍是比較方便的，因此本書仍舊沿用舊版圖形作為依據。但要注意的是，新版圖形部分大類的位置與舊版有些許不同，因此在參考上，建議交互參考、自行斟酌。

精油分子大類淺介與個別概述

單萜烯類 Monoterpenes

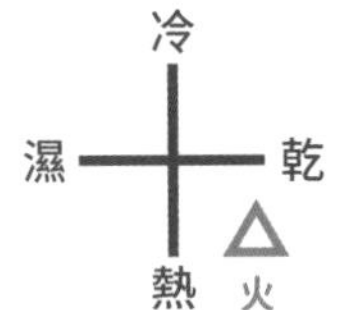

象限：　第四象限

元素特性：　**火元素／活潑且激勵，助於轉化代謝**

安全性：　**部分分子具有些微刺激性，但主要是氧化變質後產生的問題。大量使用可能造成皮膚角質變薄，使皮膚敏感。**

—— 單萜烯類由兩個異戊二烯所組成，分子小而輕盈，所有的精油當中，幾乎都存在單萜烯的結構，它通常也是各種植物芳香分子最基礎的架構，是自然界中常見的芳香分子類別之一。

—— 單萜烯類具有抗菌、抗病毒的能力，並能夠激勵神經系統，這樣的特性使單萜烯類對身體有很好的「補氣」作用，身體較虛弱與壓力大的人很適合使用單萜烯類。

—— 處於第四象限的單萜烯類，可說是完全非極性的陽性分子，有著不溶於水、沸點低、易揮發、易水解、氣味清淡的特性。這類分子不僅活潑，也容易變質。

—— 火元素的特質便是產生能量以及物質的轉化，單萜烯類的分子能使身體能量強化，以及幫助身體的物質順利被轉化。這種特質不僅表現於激勵神經，對於疲弱不振的各種系統都有幫助，使身體能從疲弱狀態下迅速恢復活力。而單萜烯對於情緒而言，更是提供了一種「生命的活力感」，能使人打起精神，更有面對各種身心壓力的信心。

單萜烯類精油常見處理問題

抗菌、抗病毒、抗黴菌、激勵神經系統、強力補氣、強壯身心、激勵呼吸道纖毛運動、止痛、抗癌、化解結石

含有較多單萜烯類的精油

葡萄柚 *Citrus paradisi*（95至98%）
甜橙 *Citrus sinensis*（90至97%）
橘子 *Citrus reticulata*（85至94%）
歐洲赤松 *Pinus sylvestris*（80至92%）
歐白芷根 *Angelica archangelica*（90%）
萊姆 *Citrus aurantifolia*（75至90%）
檸檬 *Citrus limon*（75至90%）
杜松漿果 *Juniperus communis*（70至90%）
絲柏 *Cupressus sempervirens*（70%）
乳香 *Boswellia carteri*（40至60%）

常見的單萜烯類分子
樟烯（Camphene）

——樟烯又稱莰烯，氣味具有刺激感，一般不會大量出現在精油當中，通常最高約為20至30%，在柏科植物當中含量較多。樟烯本身的架構可延伸為龍腦與樟腦，因此它的性狀通常被認為具有類似龍腦與樟腦的作用，主要作用能強化呼吸道。但是，過多的樟烯可能會導致呼吸道刺激，目前市面較少見以樟烯為主的精油。

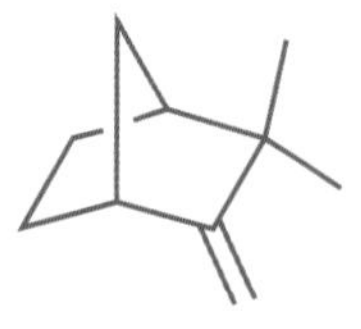

樟烯

對傘花烴

常見的單萜烯類分子
對傘花烴（*p*-Cymene）

——又稱對異丙基甲苯，在單萜烯結構中，對傘花烴的存在較為特殊；這是因為它的結構中帶有苯環，而萜類結構通常較少出現苯環。由於含有苯環，對傘花烴稍有刺激性，會使皮膚發紅。對傘花烴帶有些許香料的刺激氣味，在作用上能促進局部血液循環，除了能幫助緩解肌肉骨骼痠痛，也能強化身體活力。

——對傘花烴是形成百里香酚與香芹芥酚的骨架，因此在含有大量萜烯酚類的精油當中，常見較多的對傘花烴存在。

常見的單萜烯類分子

檸檬烯（Limonene）

—— 又稱為檸烯或檸檬油精，具有左旋體與右旋體兩種結構，左旋大多存在於某類針葉樹中，右旋則以柑橘類果皮精油為主；前者具有較強的松脂香氣，後者則是典型的柑橘酸甜味。

—— 檸檬烯具有激勵肝臟的作用，能幫助身體解毒，同時促進膽汁的流動，預防膽結石外也能幫助身體分解脂肪。在動物實驗的研究當中，檸檬烯也具有抗癌的作用。含有大量檸檬烯的精油，能讓人感受清新、溫暖、呵護、活力、開朗的感受。

—— 容易變質，變質後易產生檸檬烯氧化物等結構，使刺激性變強，因此使用含大量檸檬烯的精油要特別注意保存。

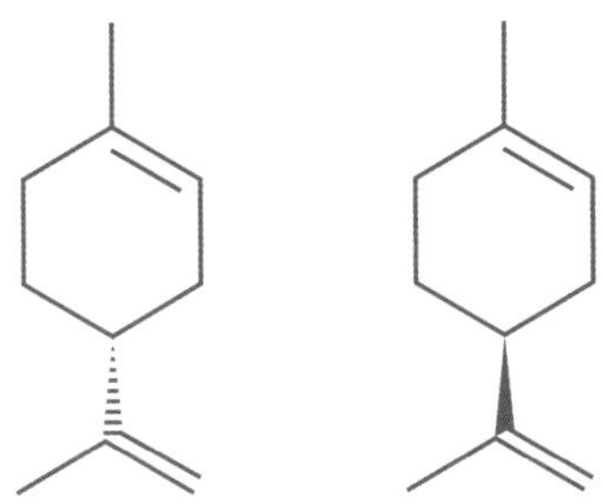

左旋檸檬烯（*l*-Limonene）與右旋檸檬烯（*d*-Limonene）

檸檬烯——甜中帶酸的初戀感

檸檬烯可說是很常見的萜類分子，不僅存在於柑橘類精油，許多具花香、果香、檸檬香，甚至是青草、森林香的精油，大多數也能看到檸檬烯的存在。那個甜中帶酸、還附有一絲松脂香的調性，讓大家很難不愛。

這種分子的氣味其實並不是那麼明顯，或者應該說，當它跟其他精油分子結合後，便容易忽略其氣味。雖然本身帶有柑橘香，但因為氣味不明顯又容易變質，因此香水業界並不特別喜愛，調製柑橘香調時通常會忽略它，改用其他帶有柑橘香的酯類、醛類或酮類，或者使用去萜烯的柑橘精油。不過，檸檬烯卻常見於清潔產品，因為它的去污能力非常強大，也能帶來舒適的柑橘清香。

檸檬烯有左旋與右旋兩種結構，一般聞到的檸檬清香，屬於右旋體；而左旋體則帶有較強烈的松香，且氣味較為尖銳，也更為酸澀，較多存在於松柏科植物中，這也是針葉森林的香氣會帶有一絲酸香的原因之一。

柑橘類果皮精油通常帶有大量的右旋檸檬烯，讓柑橘類精油聞起來酸甜可口，而它的輕盈也給大家一種清爽、自然、活力與溫暖的感受；柑橘類果皮精油總能讓人感到正向、陽光、積極，卻又開朗而柔情的感覺。甜中帶酸的滋味，讓人瞬間感到幸福，如巧克力在舌尖化開的瞬間，微苦，但極其享受。

有時，輕盈活潑的檸檬烯，也像個調皮搗蛋的小孩，那份天真無邪的稚嫩，對各種事物總能抱持一定的新鮮感、好奇心，讓人感嘆年輕真好！

清爽不黏膩是檸檬烯的一大特色，含有大量檸檬烯的精油，總可以讓人感到清爽而愉悅。多數的單萜烯類都帶有較強的陽性能量，但檸檬烯在感受上卻相對溫柔。

只是，檸檬烯很容易變質，一旦變質就會產生沉悶、苦澀，如同陳皮一樣的氣味，刺激性也會大幅增加。所以我們總是說，含有大量檸檬烯的精油，最好快點用完；實際上，即便你保存得很好，輕盈的檸檬烯也會因為久放而揮發殆盡——單萜烯類太輕了，以單萜烯類為主的精油都會有這個問題，這會影響精油的使用體驗，因此，還是早點將這類精油用完比較好。

常見的單萜烯類分子
月桂烯（Myrcene）

—— 又稱玉桂烯、香葉烯，帶有青芒果的清香以及混有蜂蜜的香甜味，在精油當中常見、卻很少出現高比例的型態。結構因為含有三個雙鍵，因此很容易氧化變質。月桂烯一般在精油中含量少，通常難以超過15%，若精油含有較多月桂烯，可能在置放一段時間後變成棕紅色，或是在瓶蓋上生成一團黏稠物質，這都是因為氧化的因素。檸檬香茅會含有較高的月桂烯（大約12%），這也是檸檬香茅放置一段時間後，顏色會變成棕紅色的原因。

—— 月桂烯有止痛、解熱的功效，對於精神緊繃而失眠，或是肌肉骨骼發炎的問題，能夠緩解症狀。有費洛蒙特性，在芳香療法中，被認為對於性焦慮或性機能低弱的狀態，有緩解與強化的功用。它的結構也是形成沉香醇的基本架構。

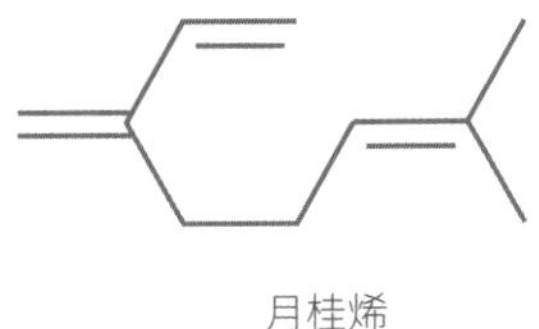

月桂烯

常見的單萜烯類分子
水茴香萜（Phellandrene）

—— 也稱作水芹烯、水茴香烯，具有類似蒔蘿的香料味，和淡雅薄荷與柑橘的清爽氣息。自然界中存在α-、β-兩種結構，主要存在於一些繖形科植物中，但也廣泛存在各種精油裡，通常不會以高比例型態存在。在芳香療法中，被認為具有利尿的作用，這是水茴香萜「利腎」的功用所致。氧化容易形成過氧化物，會大幅刺激身體、造成傷害。

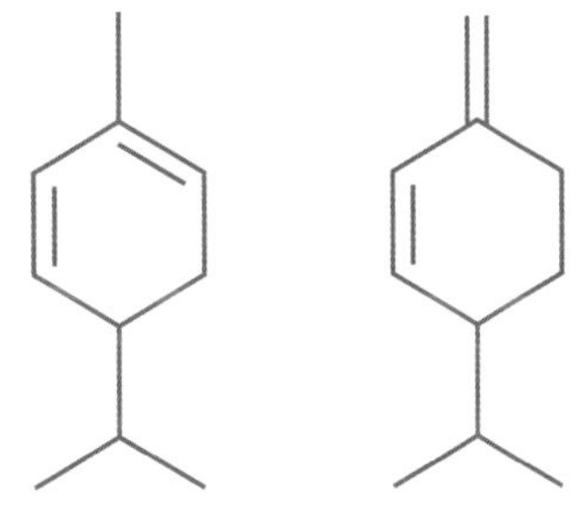

α-水茴香萜（左）與β-水茴香萜（右）

常見的單萜烯類分子
松油萜（Pinene）

—— 又稱蒎烯、松烯，具松脂香味，氣味激勵昂揚，有α-、β-、γ-三種結構，以及個別不同的左右旋性。松油萜主要出現在松科、柏科的針葉精油，但也廣泛出現在各種精油當中。這種分子被認為可以激勵腎上腺，並且有類似可體松的作用，還能激勵呼吸道纖毛的運作，幫助排出黏液。在各種單萜烯分子中，松油萜激勵精神的作用可以說是最強大的。

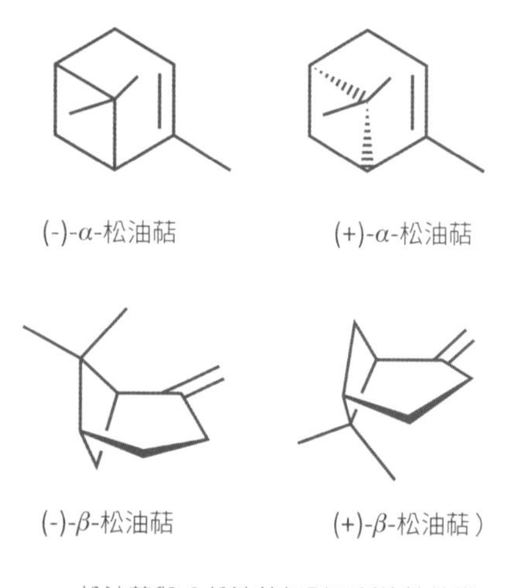

α-松油萜與β-松油萜個別兩種旋性結構

常見的單萜烯類分子
羅勒烯（Ocimene）

—— 羅勒烯與月桂烯同屬於同分異構物，在自然的狀況下，有順勢與反式兩種結構同時存在，也會有α-、β-兩種構型。具有龍眼乾的氣味，在許多水果中都有這樣的香氣。在精油當中常見，但少有高比例的型態，通常不超過10%；在某些特定精油中的比例較高，例如萬壽菊（孔雀草，學名為*Tagetes patula*）可達20%以上。

—— 與月桂烯相同，都具有費洛蒙特質，針對不同的動物能產生驅離或吸引的作用，也與植物啟動病蟲害防禦機制有關。作用上與月桂烯類似，但氣味感官上比月桂烯溫暖。

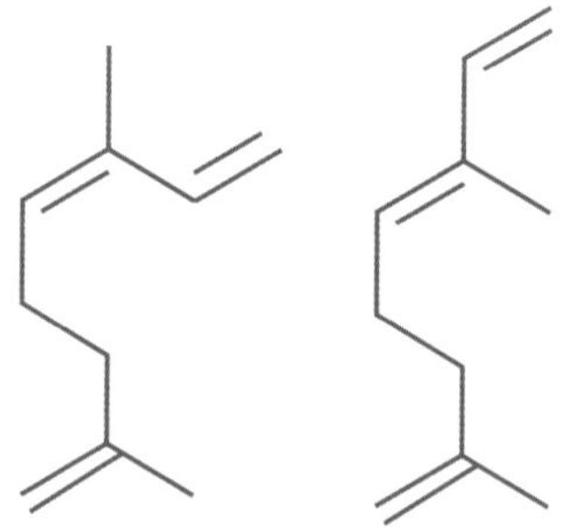

順式與反式 α-羅勒烯

常見的單萜烯類分子

萜品烯（Terpinene）

—— 又稱為松油烯，是形成萜品醇的基礎架構，以α-與γ-兩種結構為主，在含有較多萜品醇的精油中常出現，例如澳洲茶樹中萜品烯可能高達40%以上。

—— 萜品烯通常在精油中呈現輔助角色，在芳療中認為對於激勵神經系統具有很好的作用，能使人恢復活力，感到青春。

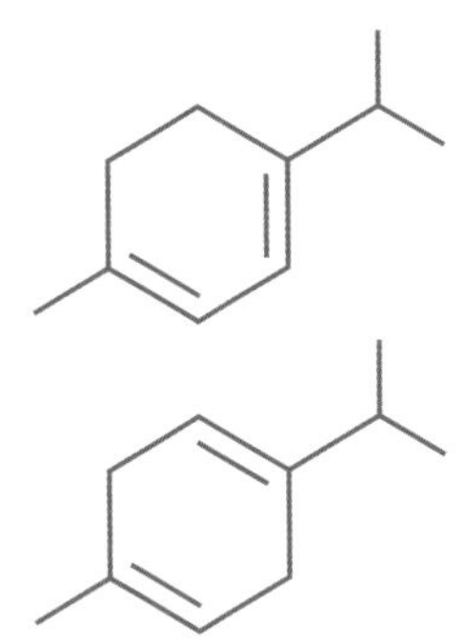

α-萜品烯（上）與 γ-萜品烯（下）

烴類 Hydrocarbons

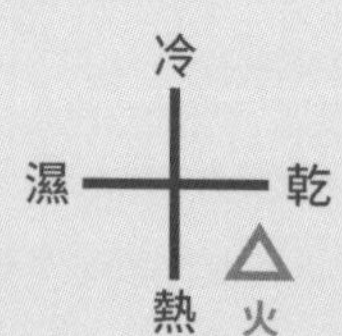

象限：　第四象限

元素特性：　**火元素——特性不明顯，但仍有穩定的強化特性**

安全性：　**精油中含量稀少，分子也非常安定，合理使用下不會有任何安全疑慮。**

—— 烴類是由一連串的碳氫鏈所結合，因此，理應所有的有機化合物的基礎都是烴。

—— 這裡歸為一類，主要針對飽和的直鏈烷烴類（有時也包含了不飽和的烯烴類），結構較為單純，通常屬於中長鏈分子（也會包含微量短鏈分子）。這類分子只會少量或微量存在於精油當中，或是某些特定的精油中含量較多，例如在玫瑰精油中所含的玫瑰蠟就是這類分子。

—— 大概可以預估，這類屬於「植物蠟」的成分，對皮膚保護與修補有助益，且被認為能對抗皮膚發炎。

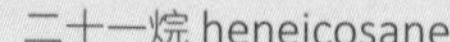

二十一烷 heneicosane

關於玫瑰臘

玫瑰蠟只是一種烷烴類的俗稱，有多種分子結構，成分主要為十五烷、十七烷、十八烷、反式-5十九碳烯，以及二十一烷等，屬於脂肪族烴類。

不止玫瑰花，在許多花朵類精油當中也很常見，對植物花朵外層具保護作用，可防止水分蒸發。因為在花瓣上或某些葉片上存在較多，這類結構也可以統稱為花蠟或植物蠟。花蠟在溶劑萃取原精的過程中，會在第一階段被萃出，此時通常為固態或膠狀的凝香體，再經過抽取芳香分子的過程後，這些臘狀物就會與芳香分子分離，因此溶劑萃取法的精油中，通常不存在或只存在極微量。

花蠟通常會另外收集，可作為美容保養素材的添加物（例如製成護唇膏），除了具有良好保濕效果，花蠟通常也會帶有些許花朵的芳香分子，增添保養素材的香氣。

倍半萜烯類
Sesquiterpenes

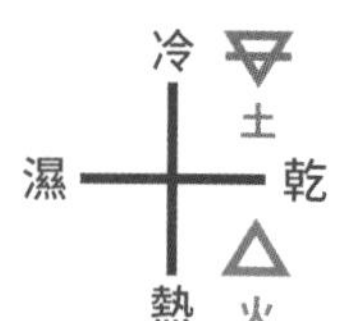

象限：　**介於第一、四象限**

元素特性：　**火（土）元素／穩定但有強力轉化特性**

安全性：　**與單萜烯性狀相近，但比單萜烯更為安全，也較不容易變質，氧化後的刺激性也較小，但功效將大打折扣。**

── 倍半萜烯的「倍半」（Sesqui-），顧名思義就是含有比單萜烯多1.5倍的碳，因此倍半萜烯的碳數量是15個，性狀上與單萜烯有類似的地方，氣味上較為清淡，也不溶於水。由於碳數量較多，結構上變化大，同分異構物的情況也非常多，包含旋性與順反異構物，使得結構出現很多同名、但複雜的異構體，這種情況也出現在其他倍半萜類結構。

── 氣味上偏清淡，通常較為沉穩，在精油分子中屬於中低揮發度，可作為定香使用。但因為氣味不明顯，加上變質速度較快，因此在香水工業中，與單萜烯類相同，不太使用這類芳香分子，往往會將其去除，稱之為「去萜烯」。

── 倍半萜烯分子在精油中種類含量豐富，大多都是少量或微量存在，雖然也有許多以倍半萜烯為主的精油，但這類精油通常也會有幾種、甚至十幾種以上不同的倍半萜烯分子，較少見到單一主導的倍半萜烯類成分。也因為這些原因，倍半萜烯類的成分在作用上，大多不是那麼明確。不過可以推測的是，倍半萜烯類的結構可能為其他成分帶來協同特性。

── 雖然倍半萜烯橫跨一、四象限，但大多數的倍半萜烯類理應屬於第四象限，屬於火元素，通常僅有母菊天藍烴屬於第一象限，這算是一個特例。然而，許多倍半萜烯類都有消炎與降溫的作用，與火元素似乎沒辦法聯想在一起；但倍半萜烯的特色在於「轉化」，與單萜烯的激勵雖是不同方向，卻能各別展現火元素的特性，只是單萜烯作用是偏向強壯、激勵的火元素特質，而倍半萜烯則有轉化能量與物質的特性。

── 對於倍半萜烯「轉化」的特性，可以從倍半萜烯被認為能「清除細胞不正常受體」去理解。細胞上不正常或無用的受體，會導致細胞接收資訊上的錯誤，可能是讓細胞「發狂」的原因，使精神緊繃，甚至造成各種慢性疾病。倍半萜烯的轉化特質能使不正常狀態的細胞趨於正常化，這便是一種「轉化」的火元素特性。

—— 倍半萜烯類特性的發揮，可以讓身體趨於穩定的狀態，將不良因素轉化，使火元素的能量趨於平穩，而不會大起大落、忽冷忽熱，或集中在某些部位「悶燒」。悶燒的型態會使身體產生的廢物增多，或是因轉化不完全，成為對身體有害的物質。因此它是一種能使火元素持續且平穩發揮作用的分子，從元素而論，也是這類分子總被認為能消炎的因素。

—— 在情緒上，這是個使人平靜、並且在平靜後更能回頭檢視自我的分子，也因此它被認為與自我的連結有關。若身處於不良環境，總是接收到負面的訊息，使自己無法探索與檢視自我問題時，倍半萜烯的精油就是我們的良伴。

倍半萜烯類精油常見處理問題

抗組織胺、止癢、消炎、止痛、安撫皮膚、神經性皮膚炎、平衡神經系統、降血壓、降體溫、清除細胞不正常之受體

含有較多倍半萜烯類的精油

維吉尼亞雪松 *Juniperus virginiana*（60至80%）
穗甘松 *Nardostachys jatamansi*（60至70%）
蛇麻草 *Humulus lupulus*（60%）
薑 *Zingiber officinale*（50至55%）
依蘭依蘭 *Cananga odorata*（30至40%）
德國洋甘菊 *Matricaria chamomilla*（30至40%）
摩洛哥藍艾菊 *Tanacetum annuum*（30至40%）

常見的倍半萜烯類分子

沒藥烯（Bisabolene）

—— 又稱紅沒藥烯或甜沒藥烯，一般在精油中常見α-與β-兩種異構體。帶有樹脂的苦味。具有細胞修護的作用，能抑制潰瘍。有許多不同的衍生物，也具有特定的費洛蒙特性。大多數情況會以少量的型態出現在精油中。

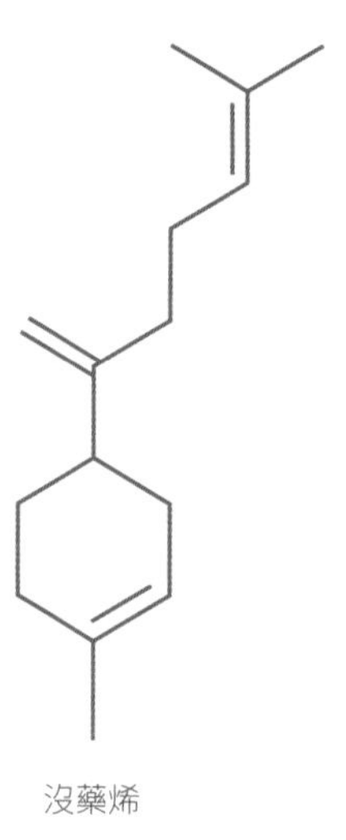

沒藥烯

常見的倍半萜烯類分子

β- 丁香油烴（β-Caryophyllene）

—— 又稱為β-石竹烯、β-丁香油烯。略帶有丁香氣息，味道較為沉著，帶有些許甜味。這種分子在許多精油當中都能見到，部分精油含量可能較高，例如黑胡椒與香蜂草可以超過25%。

—— 能緩解腸胃發炎的情況，具有消炎止痛的作用，在倍半萜烯類中，是很重要的消炎分子，也是少數能特別彰顯出療癒特色的倍半萜烯類。

—— 另外一個異構物「葎草烯」（英文：Humulene，又稱為α-丁香油烴、α-石竹烯或蛇麻烯），是β-丁香油烴的異構物，其消炎止痛的能力被認為比β-丁香油烴更佳。

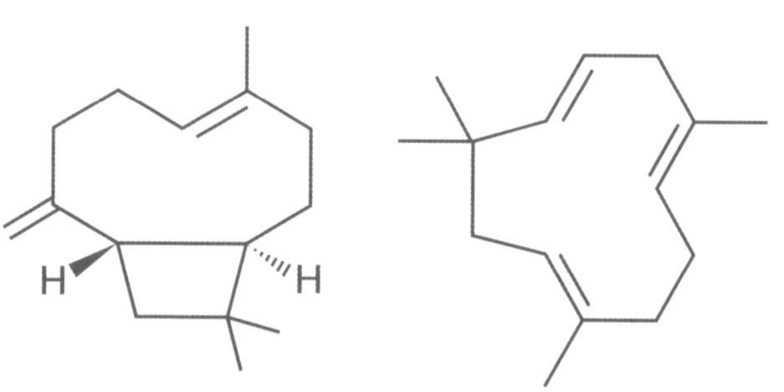

β-丁香油烴（左）與葎草烯（α-丁香油烴）（右）

常見的倍半萜烯類分子

母菊天藍烴（Chamazulene）

—— 又稱為天藍烴、藍香油烴，可從母菊薁（Matricin，分子式：$C_{17}H_{22}O_5$）這個成分裂解而來，這個成分通常出現於菊科植物當中。當母菊薁受高壓、高溫的影響會發生裂解，所以產生了母菊天藍烴這種成分，通常只會存在蒸餾或高壓萃取方式的精油中，在植物體中原本是不存在的。

—— 或許是因為萃取時造成分子裂解，使母菊天藍烴在精油四象限中，呈現負離子型態，因此成為第一象限的分子。這種分子容易變質，因此含量豐富的精油必須盡快用完。

—— 由於結構上母菊天藍烴僅有14個碳，將之歸類於倍半萜烯確實有些疑慮。但母菊薁本身屬於倍半萜內酯類，裂解後形成的母菊天藍烴，被歸於倍半萜烯類也不奇怪，因為它們都是從萜類通路而來。

—— 母菊天藍烴具有阻斷白三烯素的作用，因此可以對抗免疫系統引起的發炎反應，同時也能促進傷口癒合，在皮膚護理上是非常受歡迎的分子。

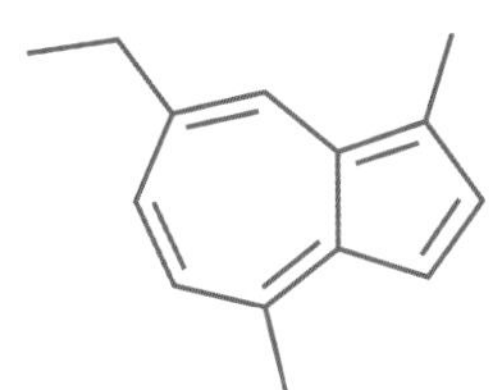

母菊天藍烴

臺灣這座小島，有著複雜的環境、地貌以及歷史，從平原到高山，從熱帶過渡到亞熱帶，從南島民族發源地到如今的多元融合（不僅是文化，也包括動植物），複雜的地貌與環境生態，讓這個島的一切總是「牽一髮而動全身」。這裡不是片豐饒的土地，也絕非什麼「蓬萊仙鄉」，但特殊的地理位置與地形，孕育出豐富多元的生物，包含許多特有種；當然，從古至今也有許多外來植物在此落地生根。

島上的人們容易被各種動向吹著跑，可能是現代資訊太多、太快，更有此起彼落的對立意見，常讓人煩悶到喘不過氣。只是，這個島嶼總能以一種「融合」來消化彼此的分歧；回顧歷史，過往的傷疤不見得能被撫平，卻能因理解而放下，撕裂總能逐漸癒合——這就是這片土地讓人生氣、又感到溫馨的地方。

臺灣島內所產的精油受地理環境的影響，雖然因氣候變化很大，難以掌握CT，但氣味通常能展現出空靈、輕盈，又婉約而內斂的氣質；多了分溫柔與呵護，只是不那麼渾厚、持久。

土壤養育著生命，會影響生命的發展，不同環境讓生命產生不同特質。在這片土地上栽種出來的芳香植物，說真的沒什麼特色，但這又是最大的特色——多元與融合。生活存在各種紛擾與碰撞，卻又善於包容與遺忘，體現出「在不同中亦能共同生活」。

某次見到小農蒸餾的玫瑰尤加利（*Eucalyptus macarthuri*），精油展現出墨藍色的色澤，那明顯就是含有天藍烴類。桉（尤加利）屬的植物其實會含有天藍烴類並不稀奇，但呈現墨藍色代表天藍烴類成分極高，著實罕見。

天藍烴一類的結構，有眾所熟知的母菊天藍烴，也包含其他類似結構，它們的結構含有一個「薁」

（Azulene，也會被譯為「天藍烴」）的骨架，這是一種七元環與五元環的稠環芳烴，不算是非常罕見的天然物。最常見的除了母菊天藍烴，在岩蘭草中可能發現岩蘭草天藍烴，或在澳洲藍絲柏中找到癒創木天藍烴。這類結構都具有消炎的效益，主要針對免疫系統過度激動造成的過敏反應；在心理上則給人一種情緒降溫的感受，平復受傷而激動的心情。所以，這類成分可說是極具安撫與溫柔的療癒特質。

又如玫瑰草，相信你沒看過天藍色的玫瑰草精油吧？禾本科植物確實也可能含有此類成分，只是不常見罷了。但為什麼這個成分會較高？因為不同環境下，植物會有一定程度的改變，玫瑰草的天藍烴類成分通常微量存在，這與土地的能量與環境狀態有關。

這片土地所生產的精油，有時會含有較高的「天藍烴」類成分。天藍烴類成分通常在菊科、桃金孃科、禾本科等植物精油中出現，但除了菊科以外，大多數植物含有的天藍烴類，通常只會以極微量的狀態存在。當然，必須撇除像德國洋甘菊、西洋蓍草等，這類不管在哪裡、本來就能蒸餾出較多天藍烴類的植物——這是否證明了，這塊土地帶著溫柔安慰的力量？我如是想。

我總天真的想，正因這個島的人們受土地影響，懂得溫柔刻苦、善待他人，所以這片土地所產的某些精油，天藍烴含量比其他區域高，或許也呼應了這裡是個需要被療癒、以及能療癒他人的地方，就像天藍烴總能讓人從激動中快速冷靜下來，不再感到那麼委屈，甚至是張牙舞爪。

我們總能在這個島嶼中，發現刻苦卻又溫柔的生存力，偶爾的紛擾、憤恨、悲傷、難過，或許會隨著時間過去，變得不那麼重要了。

常見的倍半萜烯類分子

金合歡烯（Farnesene）

── 又稱為法呢烯，常見有α-、β-兩種異構物，也同時存在好幾個不同的順反結構。通常α-金合歡烯具有青蘋果香氣，β-金合歡烯則帶有人蔘氣息。除了可能具有消炎作用外，兩者也都具有費洛蒙作用。對於某些昆蟲而言，α-金合歡烯具有引誘的氣息，但β-金合歡烯則會有驅離的作用。

── 金合歡烯在大多數精油中都能見到，但主要在花朵精油中比較常見。德國洋甘菊就含有較為豐富的金合歡烯，在不同產地的德國洋甘菊，兩種金合歡烯的異構物含量比例會有不同變化；一般來說，歐洲生產的德國洋甘菊，會偏向β-金合歡烯較多的情況。

── 在芳療中，被認為有消炎與穩定皮膚的作用，或許可以從含有較多金合歡烯的德國洋甘菊中，理解其護膚作用。

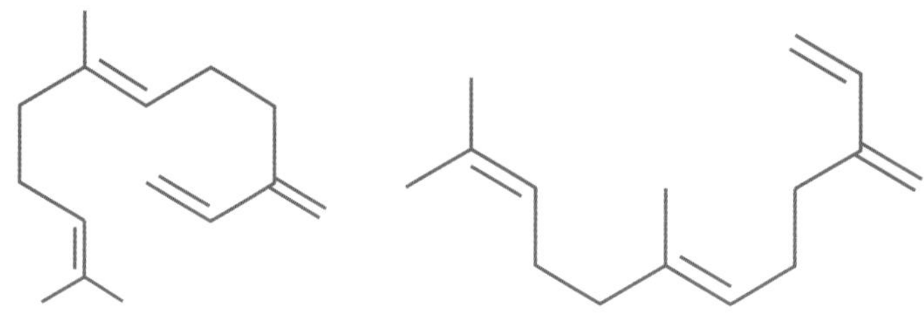

α-金合歡烯（左）與β-金合歡烯（右）

單萜醇類
Monoterpenols

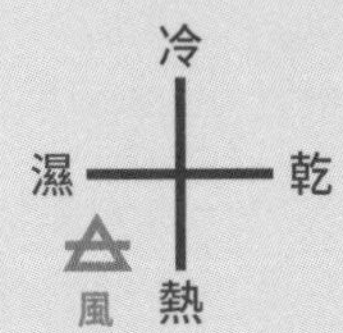

象限：　第三象限

元素特性：　風元素／溫柔的呵護到穩健的活力

安全性：　在合理的使用範圍下，多數單萜醇類都是溫和的分子，除了牻牛兒醇可能對皮膚黏膜較為刺激。薄荷醇被認為是毒性較高的分子，六歲以下小孩應該謹慎使用。

—— 單萜醇的結構，是在單萜的碳鏈結構上，其中一個碳與羥基連接，成為結構中的官能基，因此被稱作單萜醇。醇類可分為三級，級別的分類與碳的鍵結所連接碳數有關。

—— 一級醇的碳僅接了一個碳，並接了兩個氫，活潑也較容易氧化，牻牛兒醇、香茅醇、橙花醇（Nerol）等都屬於一級醇，可能氧化為醛類；二級醇的碳的鍵結中則接了兩個碳與一個氫，薄荷醇、龍腦等即屬二級醇，已不易再氧化，氧化後則可能成為酮類；三級醇是碳原子接了三個碳，α-萜品醇、萜品烯-4-醇、沉香醇等屬於三級醇，三級醇一般而言非常穩定，但也可能轉變為其他氧化物或環醚類（例如：α-萜品醇會變成1,8-桉油醇）。

—— 醇類與酸結合後，會成為酯類，所以也可以看到許多帶醇類的精油當中，或多或少都含有相關的酯類結構。

OH

一級醇（牻牛兒醇）

OH

二級醇（薄荷醇）

OH

三級醇（α-萜品醇）

—— 在精油四象限中，單萜醇屬於第三象限，是陽性的分子，並且帶些親水的性質，在純露中較容易出現，但一般還是較偏向油溶性質。

—— 單萜醇類一般都有抗菌與提升免疫力的作用，因為性質溫和，所以含大量單萜醇的精油，往往用於抗感染、或作為預防感染用的精油。

—— 大多數在植物中的單萜醇會帶有青草與花香感，有些則會帶有較刺鼻的藥味。雖然氣味屬於較為昂揚的、甚至帶有些清涼感，但其心理作用卻有貼近大地的溫暖、安穩感受，這種溫和穩定的作用也反應在免疫系統上。合理使用能提振免疫系統，卻不會暴走失控。

—— 除了免疫系統外，許多單萜醇類也能幫助調節內分泌，也因此以單萜醇大類為主的精油，許多都能調節並穩定身心狀態。同時，溫和的單萜醇也格外親膚，含有大量單萜醇的精油，通常都具有強化皮膚與重建皮膚生態的特性。

—— 單萜醇在風元素中，不僅帶有推動身體的力量，同時「風」的特性也較為溫柔。這樣的特性使富含單萜醇類的精油，都能具有某種程度的滋補作用，且讓身體的負擔較小，適合長期保養，對於體虛的人而言，單萜醇類高的精油是良好的平日養生精油。

單萜醇類精油常見處理問題

抗微生物、抗病毒、調節免疫功能、平衡內分泌、促進循環、穩定精神、皮膚創傷、護膚保養

含有較多單萜醇類的精油

玫樟／花梨木 *Aniba rosodora*（90至95%）
芳樟 *Cinnamomum camphora* CT linalool（85至90%）
大馬士革玫瑰 *Rosa damascena*（40至80%）
玫瑰草 *Cymbopogon martinii*（60至85%）
天竺葵 *Pelargonium graveolens*（50至70%）
芫荽籽 *Coriandrum sativum*（40至60%）
甜羅勒 *Ocimum basilicum*（40至60%）
胡椒薄荷 *Mentha piperita*（40至50%）
醒目薰衣草 *Lavandula × intermedia*（30至50%）
澳洲茶樹 *Melaleuca alternifolia*（30至50%）

常見的單萜醇類分子（一級醇）
香茅醇（Citronellol）

—— 有左旋與右旋兩種異構體，氧化後會形成香茅醛。雖然被稱為香茅醇，但香茅醇的味道大多讓人感到意外好聞！因為香茅醇是典型的玫瑰氣味，所以也有人會叫它玫瑰醇（主要為左旋香茅醇），左旋香茅醇的味道較為細緻粉嫩，常用於調製玫瑰香氣；右旋香茅醇主要存在於香茅屬的植物中，氣味稍微粗獷。

—— 香茅醇氧化後會形成香茅醛，但比較特殊的是，香茅醇也可能形成玫瑰氧化物，這是因為其雙鍵與官能基位置所導致。

—— 抗菌力可能不像牻牛兒醇或沉香醇那麼高，但仍被認為具有良好的抗感染能力。在芳香療法中，被認為是調整內分泌的高手，在研究中也顯現出抗癌效益。另外，它也有驅蚊效益。

OH HO

左旋香茅醇（左）與右旋香茅醇（右）

常見的單萜醇類分子 （一級醇）
牻牛兒醇（Geraniol）

—— 又叫香葉醇、牻牛兒苗醇，氧化後會成為牻牛兒醛。氣味帶蜜味卻又能感到潑辣、火熱，是典型的玫瑰香氣之一，常用於調製玫瑰香氛。牻牛兒醇主要存在於以玫瑰香型為主的精油中，例如玫瑰、天竺葵等，另外像是桂花（*Osmanthus fragrans*）、香茅屬植物，也會含有一定比例的牻牛兒醇。

—— 牻牛兒醇與橙花醇（Nerol）是雙鍵異構體，通常有牻牛兒醇存在，也會看到少量的橙花醇，而橙花醇通常只會少量出現在這些精油中。橙花醇有抗菌、抗真菌作用，在動物研究中，顯現對肝臟的保護能力。

—— 一般被認為具有廣泛的抗菌能力，同時具有費洛蒙的特性。根據某些抗菌研究，其廣泛的抗菌力被認為是所有單萜醇類最強的，但稍具皮膚黏膜刺激性，大量使用可能會造成皮膚黏膜不適。在研究中，牻牛兒醇還有抗氧化、抗發炎，以及保護神經的作用。

OH

牻牛兒醇

常見的單萜醇類分子（二級醇）
龍腦（Borneol）

── 也稱樟腦醇，有左旋與右旋體，一般多屬於右旋體。氧化後可形成樟腦，酯化可形成龍腦酯類。與薄荷醇一樣，純化後為白色結晶狀，中藥稱為冰片。

── 龍腦通常在松科針葉植物、百里香、迷迭香、土木香等精油當中含量較高，但冰片萃取主要是以龍腦香屬的植物為主。

── 氣味帶清涼的中藥味，常作為止咳化痰藥的成分之一，對緩解肌肉痛也具效果，亦能改善、強化循環系統，對於心血管有極佳的幫助。

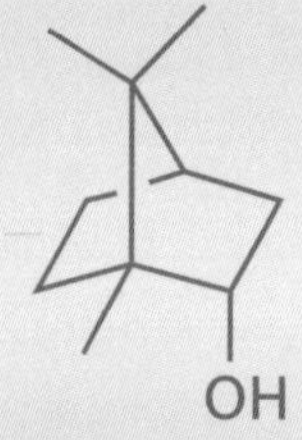

龍腦

常見的單萜醇類分子（二級醇）
薄荷醇（Menthol）

── 或稱為薄荷腦，可以有高達八種以上異構物，天然的薄荷醇會呈現左旋性質，所以英文通常會特別標明*l*-Menthol，左旋薄荷醇也是所有薄荷醇結構當中，最有藥用價值的結構。通常只存在於薄荷屬的植物當中，其他精油較少見薄荷醇的存在。

── 純化的薄荷醇以白色結晶狀呈現，具清涼的藥草氣味，常運用在各種生活產品與食品當中，具殺菌、消炎、止痛、止吐、降溫、提神等效果，作用十分廣泛。

── 毒性較高，不建議6歲以下小朋友大量使用含薄荷醇的精油與其製品，因為薄荷醇可能會造成嬰幼兒發生癲癇，或氣管過度收縮而無法呼吸。

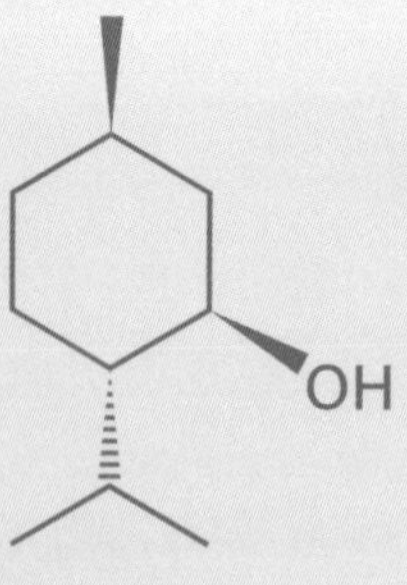

左旋薄荷醇

常見的單萜醇類分子（三級醇）

沉香醇（Linalool / Linalol）

—— 又叫芳樟醇、芫荽醇、伽羅木醇等，氧化後會形成沉香醇氧化物，具有左旋與右旋的結構，右旋體主要存在於玫樟（花梨木）、真正薰衣草，左旋體則是在芳樟中含量較高。具青草氣息的花香味，清爽舒適，這是一種廣泛存在於闊葉植物的成分，不論是在花朵還是葉片，許多草花都會散發這種氣味，在唇形科、樟科、木蘭科等植物中含量較高，同時也會出現在各種花朵類精油之中，例如茉莉。氣味清爽宜人，且能將過於濃烈的氣味調淡，是各種香氛產品中常見的芳香分子。因能合成許多分子，在工業上廣泛被使用。

—— 作用上，有溫和廣泛的抗菌能力，並具安穩心神的作用。一般認為右旋沉香醇鎮定效果較佳，左旋則抗菌效果較強。但沉香醇單體在生理作用上並不明顯，因此沉香醇被認為具有的效用，通常取決於高含量精油的功效而認定。

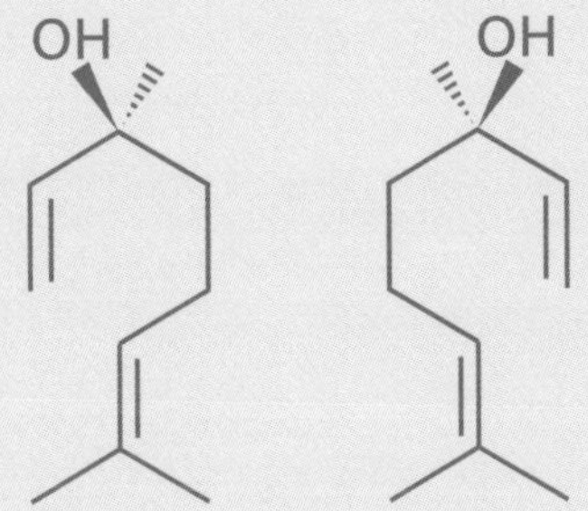

左旋沉香醇（左）與右旋沉香醇（右）

沉香醇——那一抹清爽又溫柔的芬芳

在山林中，最常出現的兩種芳香分子，一種是檸檬烯，另一種就是沉香醇。

根據學術研究，森林所散發的芬多精當中，高海拔山林最常見的是檸檬烯，而在低海拔的闊葉林地中，最常見的就是沉香醇了。沉香醇到底是怎麼樣的芳香分子？有什麼神奇的地方嗎？

這是一種廣泛存在於各種植物的芳香分子，在花朵、葉片中，甚至是種子、木頭裡，都有可能含有這種成分。香水業界也很喜歡沉香醇，因為它的氣味總能柔化過於甜膩的香氣。在各種化工相關產業應用也非常廣泛，因為它可以衍生出很多化學製劑，其中也包含了殺蟲劑。

沉香醇在天然的植物中，會存在左旋體與右旋體，左旋體往往會被稱為芳樟醇，右旋體則可能被稱為伽羅木醇或芫荽油醇。不過不管是左旋或右旋體，一般都會以沉香醇或芳樟醇稱呼，無論是哪種，氣味都是相似的，只是右旋體顯得更溫柔。

或許是這樣的特性，右旋體被認為在鎮靜安撫的效益上，高於左旋體，而左旋體則會被認為抗菌力較強。但實際如何？我無法判定！畢竟單體沉香醇的抗菌能力，可能是會讓人跌破眼鏡的低，而且原本的鎮靜作用，也可能變得沒有效果。所以，這一切都依照原本植物所含的成分去判定。

許多白色香花，都會有比較高的沉香醇，例如玉蘭、茉莉、百合、梔子花等等，這些花在臺灣鄉野間、甚至在城市巷弄裡隨處可見。不僅如此，臺灣產的樟樹，很多也屬於沉香醇型，也就是所謂的芳樟，葉片帶有高量的沉香醇，與其他樟樹不一樣。就連我以往由種子開始栽種的百里香，一開始還是酚類滿滿的氣味，幾年種下來，竟然也開始有了較清楚的沉香醇芬芳。

沉香醇是怎麼樣的味道？溫柔、香甜不足以形容，更有種葉片揉碎後的清新，還有花朵即將盛開的羞澀。如果不要說得那麼浪漫，那麼它就像將紙丟入碎紙機後散發出來的「紙味」——明明就是個很單純的香氣，卻有著這麼複雜的形容。

有時我走在小道巷弄、田野鄉間，春天的傍晚，總能聞到各種撲鼻而來的花香，這些花香中包含了沉香醇，而沉香醇混合了花朵的那些酯類氣味後，氣味更加柔軟，像是隔壁阿姨親切的問你：「要去哪？那麼晚了，吃飽沒？還沒的話快點回家吃飯吧！」

是的，那種溫柔氣息像極了鄰家女性長輩的味道，親切的與你打招呼，寒暄後又為你指引回家的路。有點雞婆，但不討人厭，更多的是一種暖在心的感受。

沉香醇在植物當中展現強大且溫柔的力量，不張揚卻又落落大方。這是一種讓我感到安心、感到「回家」的氣味，讓我每一步都可以如此踏實。

回想小時候，村子裡黃昏時的飯香，總也伴隨這些氣味，最終陪我進入安穩的夢鄉；這不僅是懷念的味道，更是我熟知的、這片土地的芬芳。

常見的單萜醇類分子（三級醇）

萜品烯-4-醇（Terpinen-4-ol）

── 或稱為松油烯-4-醇，會散發濃濃的藥味，是澳洲茶樹與甜馬鬱蘭主要的氣味與療效來源，在真正薰衣草、杜松漿果、肉豆蔻等精油當中，也會有一定比例的存在，氧化後可能形成1,4-桉油醇。

── 這個分子被認為具有強大的抗菌力，尤其針對綠膿桿菌。除了抗菌力外，研究中也認為具有激勵淋巴B細胞的作用，促進IgA的生成，同時能抑制過度的免疫球蛋白增生，可抑制發炎。

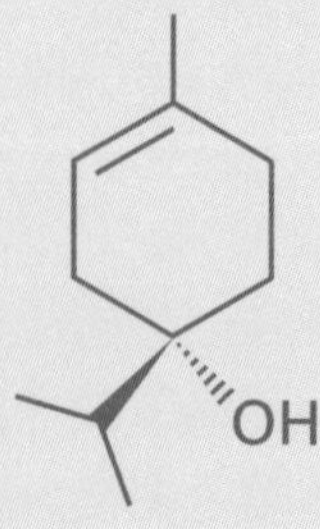

萜品烯-4-醇

萜品烯-4-醇不會變成酚類

許多書籍都會寫到萜品烯-4-醇氧化後會成為酚類。要成為酚類，首先在結構上需要有個苯環，再來，苯環上其中一個碳要接上羥基──是的，萜品烯-4-醇的結構有個環烯烴，似乎有機會讓這個結構變成苯環？

如果你是這麼認為，那就犯下沒發現羥基所接的碳位是什麼狀態的錯誤；問題在於，這個接上羥基的碳位已經飽和了，它沒有多餘的手可以伸出來與環內其他的碳相連，這樣又怎能形成苯環呢？除非，有非常大的力量把其中的取代基切斷！這樣確實有可能讓環狀結構成為苯環。但在一般情況下，即便曝露在空氣中，也很難把這樣的結構打散，更不用說形成酚類了。

所以，萜品烯-4-醇只有可能朝著1,4-桉油醇或是其他氧化物、過氧化物的分子變形；不過我們會認為它會成為酚類，主要也是氧化後確實變得比較刺激，這是因為成為過氧化物的機會較高，而過氧化物本來就會產生極強的刺激性。但是，除非是真的沒有保存好精油，不然它要變質的機會沒那麼大，畢竟三級醇的結構確實不容易變異！

常見的單萜醇類分子（三級醇）

α- 萜品醇（α-Terpineol）

—— 或稱為α-松油醇，氧化後形成1,8-桉油醇。具有類似松節油混合青草與藥的氣味，異構物除了萜品烯-4-醇外，尚有β-、γ-兩種型態。在氣味上類似萜品烯-4-醇，但沒有那麼重。這種成分通常存在於1,8-桉油醇含量豐富的精油中。

—— 有良好且廣泛的殺菌與抗黴菌能力，在作用上與萜品烯-4-醇相似，不過似乎更為溫和，且使用含有較高α-萜品醇的精油，也會讓人感到情緒較為穩定。

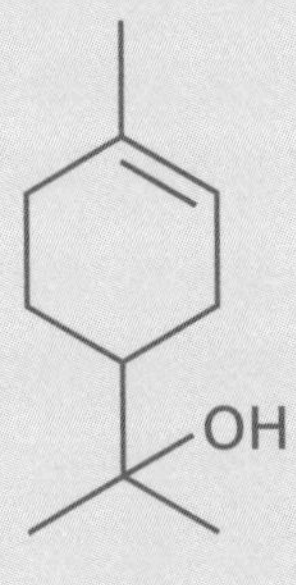

α-萜品醇

倍半萜醇與二萜醇類
Sesquiterpenols and Diterpenols

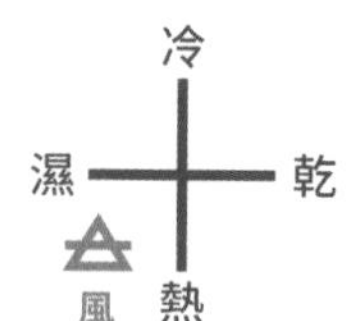

象限：　第三象限
元素特性：　風元素／溫和柔軟、平衡、穩定、給予彈性
安全性：　不易變質，溫和安全

── 這是倍半萜與二萜類羥基化的結構，在精油四象限中，被歸類於同一個大類，但還是要注意，它們一個是15個碳結構，一個則是20個碳，在結構上有差異。

── 在蒸餾法的精油中，20個碳的分子通常已是極限，也就是說，如果是含有20個碳以上的分子，就幾乎不會出現在蒸餾法的精油裡，但有可能大量存在於超臨界點萃取法的精油當中。無論如何，20個碳的結構還是會出現，只是含量不多，即使在精油中出現也多是少量或微量存在。

── 不論是倍半萜醇還是二萜醇，這類分子多半都較為黏稠、流動慢，純化後多以晶體型態呈現，且因為分子較大，在蒸餾過程中需要耗費的時間就比較久。這類分子大多都會有獨特性，特定的倍半萜醇分子會在特定的植物中出現，例如檀香醇通常只出現在檀香屬的植物當中。

── 倍半萜醇與二萜醇類屬於第三象限的風元素，但它的風元素特性顯得更為溫和，有時難以與「風」聯想在一起──但別忘了，風元素的英文其實是Air，也就是空氣，風元素所代表的不僅僅是被推動，同時也是一種空間感。這類分子所帶來的就是一種空間感，可使屬於土元素的結構有空間（空隙），甚至是有彈性，如同氣墊鞋或皮球般；可以強化抗壓力、增強身心的彈性與張力，對壓力的調節與平衡能產生莫大的幫助。

── 在生理上不僅可調整神經系統的平衡，維持皮膚彈性也是倍半萜醇類的強項。如此溫和的風元素特性，確實在風元素其他分子當中少見，即便屬於同樣結構的單萜醇類，其風元素的特性也都偏向活潑的型態。

── 這類分子的結構穩定，毒性較低，通常都是很安全的分子。一般情況下不容易變質，可以久放，但有些分子因為雙鍵較多，變質機率還是較大，仍然必須注意。

倍半萜醇類與二萜醇類精油常見處理問題

親膚、促進皮膚再生、調節下視丘、平衡自律神經、強化抗壓能力、抗癌、抗微生物、抗病毒、調節荷爾蒙、費洛蒙效益、可能具有類似雌激素效益（少數結構）

含有較多倍半萜醇類與二萜醇類的精油

檀香 *Santalum album*（75至90%）
阿米香樹 *Amyris balsamifera*（60至80%）
胡蘿蔔籽 *Daucus carota*（60%）
岩蘭草 *Chrysopogon zizanioides*（40至60%）
廣藿香 *Pogostemon cablin*（30至40%）
茉莉 *Jasminum spp.*（5至40%）

常見的倍半萜醇類分子

沒藥醇（Bisabolol）

—— 或稱甜沒藥醇、紅沒藥醇，主要有 α-與 β-兩種異構體，同時也存在不同光旋性。一般在自然中獲取的，大多是左旋-α-沒藥醇，氣味帶有些許苦味，但也有微弱花香與蜜香感。主要存在於德國洋甘菊，檀香屬植物少量存在。

—— 有良好的抗發炎與抗感染作用，尤其對於皮膚黏膜發炎極具幫助。它還能抑制神經細胞對鉀與鈉的接收，使過度興奮的神經系統趨於穩定，也具有抗癌作用。對芳香療法而言，它的作用不僅僅是能幫助皮膚消炎，甚至被認為是一種能促進其他分子經皮吸收的成分，因此可作為滲透促進劑。

α-(-)-沒藥醇

常見的倍半萜醇類分子

胡蘿蔔醇（Carotol）

—— 胡蘿蔔醇又稱胡蘿蔔籽醇、胡蘿蔔次醇、胡蘿蔔烯醇，帶有胡蘿蔔典型的氣味，主要出現在胡蘿蔔籽當中，可說是胡蘿蔔籽獨特的結構，很難在其他精油中發現。但要注意，這裡的胡蘿蔔醇並非指胡蘿蔔素或葉黃素。

—— 具有驅蟲與抗真菌的特性，甚至可作為除草與殺蟲劑。在芳療中，被認為具有很好的護膚效益。

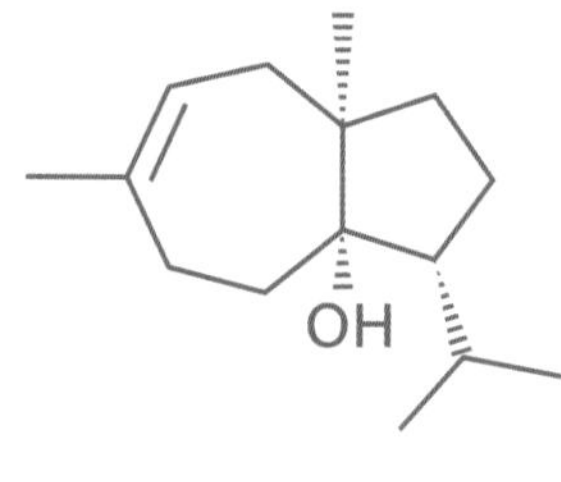

胡蘿蔔醇

常見的倍半萜醇類分子
雪松醇（Cedrol）

—— 也稱為柏木醇，常出現於松科與柏科的木質精油當中，結構複雜，有許多異構體，具有深沉而溫暖的木質香調，主要出現在柏科植物當中，木質部位含量尤其豐富。

—— 在許多研究中認為具有抗癌效益，且有抗氧化與消炎的特性，也有費洛蒙特質，能達到防蟲作用，不僅如此，它還被認為具有利尿、收斂、抗真菌的作用。在芳香療法中，含有較多雪松醇的精油，通常能用於去除水腫、組織消炎、抗痙攣，以及抗焦慮等問題上。雪松醇被發現能引誘懷孕後覓食的雌蚊，但相關精油是否也具有如此效果，還需要進一步商榷。

雪松醇

常見的倍半萜醇類分子
金合歡醇（Farnesol）

—— 或稱法呢醇、麝子油醇，有多種不同的構型。常出現在各種花類精油當中，但大多數精油都是少量存在，少有含量高的精油；檸檬香茅可能會有超過10%的金合歡醇。在植物體內的金合歡醇，是金合歡基結構羥基化而來，可說是最初形成的倍半萜醇分子，也會是形成三萜結構的前體。具有蘋果以及蜂蜜的香甜氣味，但氣味較為深沉，濃郁卻不是活潑的香氣。

—— 它的作用很多，包含降血壓、抑制不正常白血球過度增生、阻斷絡氨酸酶、抑制致癌物刺激細胞、抗蟎等，甚至可以與抗生素合併使用達到更好的抗菌效果，用途非常廣泛。但因一般精油中含量不多，這些作用能發揮的特性，可能還是偏向與其他分子的協同輔助。

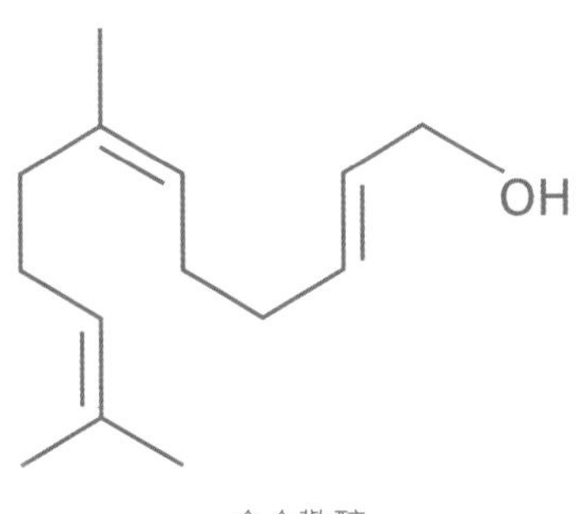

金合歡醇

常見的倍半萜醇類分子

橙花叔醇（Nerolidol）

── 與金合歡醇為同分異構物，又同時有四種異構體存在。常出現在各種花果香或帶花果香氣息的精油中，在橙花、茉莉、薰衣草等精油中少量存在，綠花白千層中可能含有較為豐富的橙花叔醇，可高達12%以上，甚至高於40%，成為特殊CT的橙花叔醇綠花白千層。氣味帶有木質、茶蜜香調，較為清淡悠遠，不搶味，只是存在感較低弱。

── 在研究中它的作用非常豐富，例如抗氧化、抗發炎、抑制大腸癌細胞、抗瘧疾等。這種分子對於護膚也頗有幫助，與沒藥醇相同，都是滲透促進劑。

HO

反式－橙花叔醇是精油最常見的結構

常見的倍半萜醇類分子

廣藿香醇（Patchoulol）

── 廣藿香醇主要存在於廣藿香中，穗甘松也有一定的比例存在，主要有兩種異構體，左旋廣藿香醇的氣味即是典型的廣藿香味，沉穩而神秘，可說是典型的「印度風」。

── 廣藿香醇對鈣離子造成的高血壓等心循環問題有幫助，可平緩心跳，同時也具有抗發炎以及抗氣喘的作用。這個氣味能用於驅蟲，在研究中，對於流感病毒也有抵抗效果。

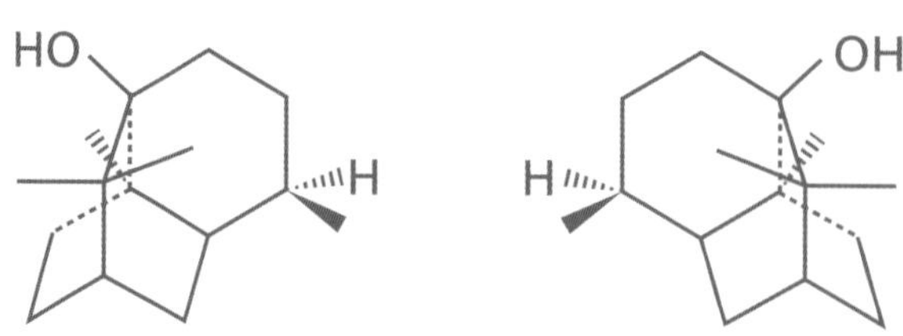

廣藿香醇的兩種鏡像異構物

常見的倍半萜醇類分子

檀香醇（Santalol）

—— 又稱白檀醇，檀香醇一般只出現在檀香屬植物中，有幾個不同的異構體，其中以α-、β-兩種檀香醇結構為主。α-檀香醇帶有乾燥木粉香氣，而β-檀香醇則會帶典型檀香沉穩、略苦的感覺，甚至是類似人體的汗水體味。

—— 關於檀香醇的研究非常多，主要是在抗病毒（尤其是流感病毒）、抗癌，以及對昆蟲費洛蒙效益上的研究最為豐富。芳香療法中認為檀香醇能平衡神經系統的壓力狀態，可抗焦慮、改善睡眠品質，同時對於腎臟也有激勵的作用，能促進腎臟排水。

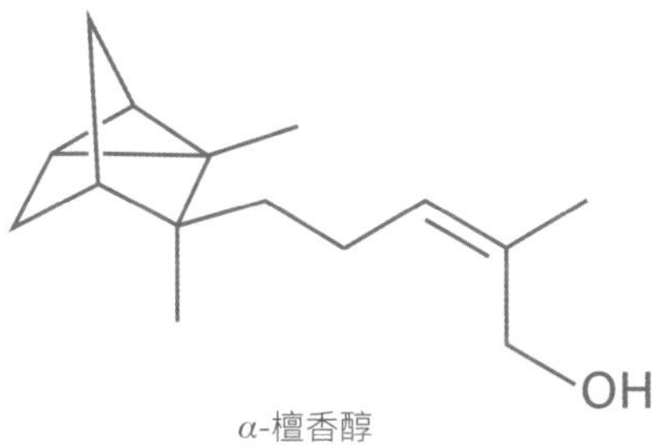

OH

α-檀香醇

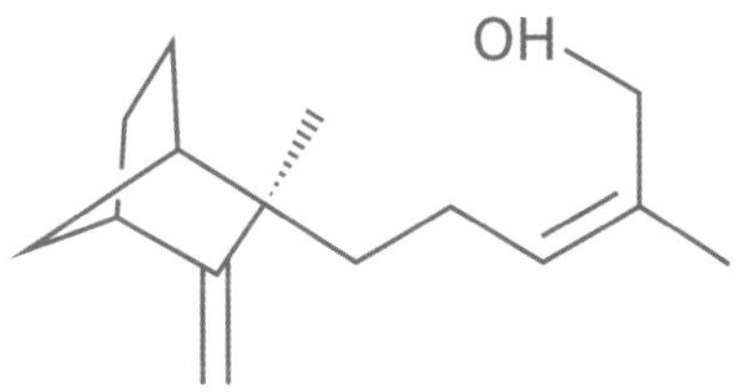

OH

β-檀香醇

沉靜，卻又挑起情慾的「檀香醇」

說起檀香精油，很多人會覺得疑惑，為什麼在宗教或是文化中，總認為檀香很神聖、聞起來讓人沉靜，可是許多芳香療法書籍總是寫這個精油有催情作用？

其實，氣味是主觀的，作用也因人而異，最大的問題在於我們對氣味的認知受到了社會化影響，因此對氣味感知有一定的定型。其中牽扯很廣，三言兩語難以說盡，但可以清楚的是，會有這些認知並不是誰搞錯了，而是對於氣味的想像不同，以及不同民族會對同種氣味有不同的認定。

但客觀而言，我們還是知道，檀香氣味對大多數人（不分種族）來說，就是一種聞起來讓人精神得以放鬆、能得到舒適感的精油，只是你的認知、情境會影響到這種氣味帶來的「功效」。

檀香催情的作用並不只是因為西方人的感知問題，研究其實早有發現，檀香中的檀香醇具有費洛蒙的特性；你也能發現，某些男性體味會散發出某種類似檀香的味道，若隱若現，不是很明顯，但多少會有撩起情慾的情緒出現，這便是「費洛蒙」的展現。

所以，含有大量檀香醇的檀香精油，會有催情作用一點都不奇怪，且有研究顯示，檀香醇帶有動物費洛蒙的氣味。也許在你的氣味經驗中，你喜愛的人身上就帶有若隱若現的檀香味，那也能證明類似檀香的氣味，確實能勾起情慾。

有趣的是，當我與某些宗教人士談論起檀香的時候，他們對於挑起情慾這件事，簡直如臨大敵！甚至可能會覺得這真是胡言亂語。畢竟對於修行者而言（尤其是出家人），情慾的挑動必存有警惕心；檀香在宗教中有其神聖的意涵（尤其是佛教），可見得檀香的神聖性不容抹滅，更是不能褻瀆的。

檀香精油中含有大量檀香醇，約可在75至90%之間，氣味沉穩厚實，確實讓人精神安穩放鬆，而且侵略性不強，柔和且讓人感到寬慰；所以當這個氣味被賦予了宗教意義後，很自然會對其感到敬重（尤其對東方人而言）。

但對西方人來講，沒有了宗教意義後，同樣的放鬆感，卻能讓人擺脫對性的焦慮，更容易感受費洛蒙的特質，甚至達到調理生殖系統的作用。況且，在調製精油時，也最愛將花香精油與檀香一起調和，不僅能滋養生殖系統，也能增加情調。
可是這種氣味放到東方來說，那可真是兩樣情了，但當你聞到一個人身上有檀香的氣味時，或許更容易對他升起景仰、好感甚至是愛慕恭敬的心，這點確實也達到了費洛蒙的功用。

其實，並不會因為某些分子具有「催情」特性，就一定會往這方向發展——甚至可以說，許多具有催情與壯陽效果的精油，其實也是常運用在宗教之中的香料，所以人類的感知與經驗，有時更勝於那些功效的敘述。

檀香醇到底是神聖的氣味還是催情的靈藥？端看你自己的認定。人類就是這麼奇妙的生物，有許多矛盾，卻也在這些矛盾中找到平衡，如同檀香醇所帶來平衡身心的特質一般。

常見的倍半萜醇類分子

岩蘭草醇（Vetiverol）

—— 或稱培地茅醇、香根草醇，具有樹脂與泥土混合的氣息，氣味感受較為溫暖。岩蘭草醇有幾個不同的異構物，通常出現於岩蘭草精油當中。

—— 在芳療中被認為具有活化紅血球、促進微血管流動，以及提升免疫能力的作用，但實際生理作用缺乏更多的文獻參考。

HO

岩蘭草醇

常見的二萜醇類分子

洋紫蘇醇（Sclareol）

—— 又稱快樂鼠尾草醇、香紫蘇醇，是一種二萜醇結構，通常出現於快樂鼠尾草精油當中，有琥珀與龍涎香的氣味，也帶有近似人體散發出來的味道，類似腋下汗水味。

—— 由於結構類似雌激素，被認為具有雌激素效益，但洋紫蘇醇並非雌激素，這千萬不能搞混。除此之外，在研究中也發現它能促使腫瘤細胞死亡，以及對於類風濕性關節炎有益處。

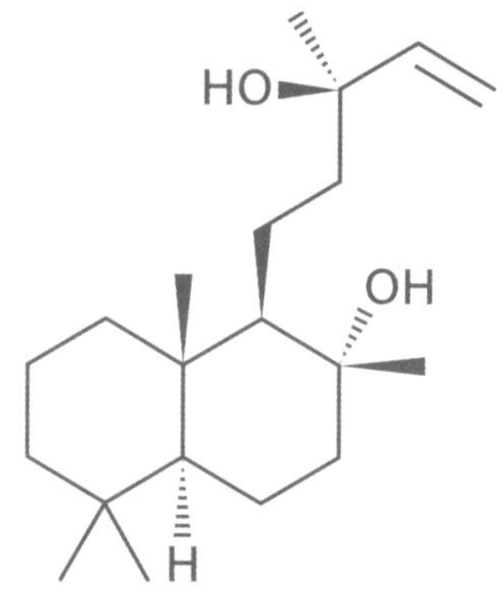

洋紫蘇醇

醛類 Aldehydes

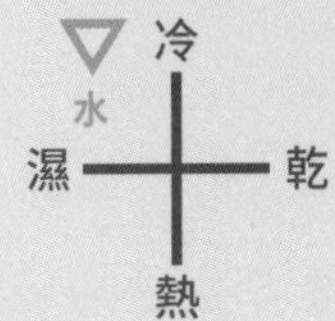

象限： **第二象限**

元素特性： **水元素／放鬆但又帶有變動的特質，有助於補強溶解特性**

安全性： **具有強烈皮膚黏膜刺激性，過量使用會使情緒焦躁並擾亂荷爾蒙。芳香醛類的刺激性更強，高劑量使用不僅會對皮膚黏膜造成灼傷，甚至可能造成肝毒性。醛類容易變質裂解，降解後的醛類會產生酸類的結構，造成作用下降與不可預知的刺激反應。**

—— 醛類與酮類都是以羰基為主的官能基，最主要的差異是碳若有連接羰基，並且另外兩隻手個別連接的都是碳原子，就會成為酮類；如果接著羰基的碳，兩端接的是一個碳、一個氫，則為醛類。雖然有相同的官能基，但醛類與酮類的特性差異極大，不能搞混。

—— 醛類主要結構大類分為單萜醛、倍半萜醛、芳香醛，以及脂肪族醛四類。我們這邊僅探討單萜醛以及芳香醛，其他兩類因為在精油當中都非常少見，因此不做介紹。

—— 這種分子的氣味聞起來都很刺激強烈，但少量使用卻具有安撫的效益，在第二象限屬於水元素的陰性分子，理所當然可發揮某個程度上的安撫作用。醛類具有的水元素溶解特性顯而易見，因為某些醛類具有幫助排解身體乳酸、化解結石，或是疏通肝臟、促進腸道消化的作用。這些都是醛類的水元素特質。

—— 在情緒安撫上，醛類的安撫不似土元素的酯類那種強力壓下的作用，而是利用溶解的特色，讓我們感受堆積在身體那些固化的、不好的物質，終於能被融化並順利被帶出，原本因為缺乏水元素而僵硬的組織，能受到滋潤而展現該有的柔軟。

—— 使用醛類精油時，情緒可能會馬上呈現在行為與表達上，有時會把周圍的人搞得很尷尬。這個好處就是情緒來時馬上能透過醛類釋放，但副作用可能就會破壞人際和諧，可說是把雙面刃。

—— 醛類的生理作用充分展現在身體的臟器，能夠緩和因過度運作造成的緊繃，這是醛類具有的放鬆效益，但「水能載舟亦能覆舟」，若過量使用，不僅會造成精神更焦躁緊張、皮膚黏膜或其他組織受損，更有可能使荷爾蒙混亂。

—— 在精油四象限中，屬於風元素的芳香醛類是一種比較特殊的分類，因為多數的芳香醛類應該都是在第二象限當中，第三象限的芳香醛類主要是肉桂醛，不屬於水元素的型態。關於肉桂醛，將在後面繼續介紹（請參P.119～120）。

醛類精油常見處理問題

調節免疫機能、調節自體免疫細統、抗菌、抗病毒、抗黴菌、活化肝臟酵素、幫助肝解毒、化解結石、促進消化、調節內分泌（甲狀腺、胰腺等）。

含有較多醛類的精油

檸檬香桃木 *Backhousia citriodora*（90至95%）
中國肉桂 *Cinnamomum cassia*（80至90%）
檸檬尤加利 *Eucalyptus citriodora*（40至80%）
檸檬香茅 *Cymbopogon citratus , C. flexuosus*（60至70%）
錫蘭肉桂 Cinnamomum verum（65%）
香蜂草 *Melissa officinalis*（30至50%）
檸檬馬鞭草 *Aloysia citrodora*（40%）
紫蘇 *Perilla frutescens*（30至40%）
小茴香 *Cuminum cyminum*（30%）

常見的醛類分子
檸檬醛（Citral）

—— 檸檬醛是牻牛兒醛（Geranial）與橙花醛（Naral）的合稱，或是稱前者為 α-檸檬醛、後者為 β-檸檬醛，並非單一分子，之所以會放在一起講，是因為兩者互為異構體，且結構通常會同時以相對等的比例出現，因此合稱為檸檬醛。

—— 含有檸檬醛的精油眾多，常見於桃金孃科、樟科、禾本科植物中，柑橘屬精油當中也會含有少量，且足以影響柑橘類精油的氣味導向。檸檬醛有強烈的檸檬香氣，也容易氧化，當氧化裂解後，可能會形成酸類。

—— 檸檬醛除了具有一定的殺菌力，在研究中也能抗皰疹病毒；另外，它能調節自律神經以及訊息傳導物質，有抗氧化的作用，同時也能增加血管的血流量，達到消炎目的。

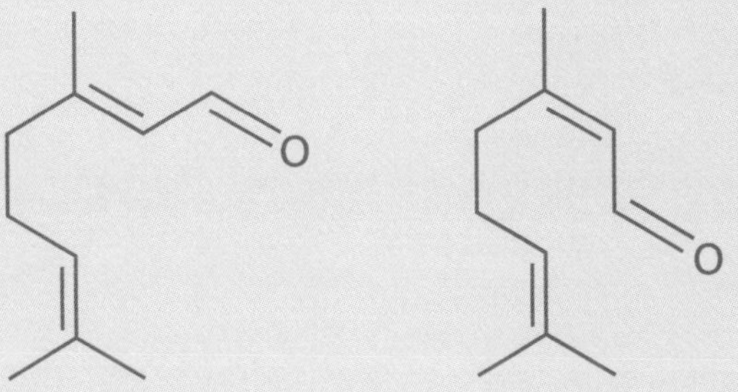

O

O

牻牛兒醛（左）與橙花醛（右）合稱為檸檬醛

檸檬醛──忍不了就釋放吧

我並不是很喜歡檸檬醛含量特別高的精油，雖然檸檬醛的味道散發檸檬香，但過於強烈刺激，感覺不那麼好親近；但也不是所有檸檬醛高的精油都讓我討厭，像是山雞椒精油就是我的心頭好。

使用檸檬醛含量高的精油，即便稀釋到較低的劑量，也能散發出強烈的檸檬香，你可以發現，像是檸檬一類的柑橘精油，只要含有少量的檸檬醛，就能散發強烈的氣息──這種強烈的酸香，常讓情緒無處躲藏，這也是讓我對檸檬醛類精油感到害怕之處，因為不想、也害怕直接了當的表達情緒。

由於檸檬醛通常是兩種結構同時存在，因此聞到含檸檬醛的精油時，撇除其他分子的氣味影響，你多少會感覺到它們在氣味上有差異。這些差異在於如果牻牛兒醛含量較高，氣味就會比較霸道，而橙花醛含量偏高時，氣味展現會柔和一些。但這都只是「相較」而言。

雖然檸檬醛的氣味刺激，但它所散發的果香還是受人喜愛的（少量使用），而且有些檸檬醛含量較高的精油，也不見得聞起來總讓人感到刺激，這也是山雞椒能讓我喜歡的原因之一。

山雞椒在所有含大量檸檬醛的精油中，算是較為輕柔的，果香馥郁且氣味單純；山雞椒精油通常用於消化系統問題，常能使人感到「暢快無比」，這也呼應了檸檬醛本身應有的生理作用，當然在心理情緒的幫助也有相同效果。

還記得有一年春夏交替之初，我用著含有檸檬醛混合的複方精油，在上班前會將這個配方擦在我的胸口、腹部，然後開心騎車出門。確實，檸檬醛類的精油讓人釋放焦慮、煩悶的情緒，尤其上班這事往往會讓人疲累，而且上下班時間那個車流量，也真讓人驚心動魄。檸檬醛似乎就這麼釋放了緊張感，可是好戲還在後頭……

某次，我在路口與一台計程車擦撞，因為只是小擦撞，我也不以為意，而且雙方都沒有受到傷害，車子也都完好如初；我沒多想就要繼續前行，但此時計程車司機突然下來，指著我的鼻子飆罵！當下不知哪來的勇氣，我竟然也回罵對方。這也許是路怒症發作，但讓我感到不可思議的是我竟然爆粗口了！我從十歲以後再也沒爆過粗口，竟在那個瞬間「破功」了。

事後回想，我肯定是受了檸檬醛的影響。我以前總是壓抑著自己不要說粗話、不可以無故罵人，但暴怒的情緒來臨當下，要忍住真的很傷身；而且我竟然發現，那天雙方互罵完之後，我竟然有著無比的暢快感，上班也特別開心！從此之後，我開始學習不要累積自己的情緒，畢竟累積過度後一次宣洩不僅傷身，旁邊的人也會遭受強大波擊，如同堤防潰堤般可怕。當然，爆粗口是不好的。

越是壓抑當下的情緒，對自己的身體傷害也就越大，直接影響的便是血壓飆高、肌肉緊繃、腸胃糾結，久了對於內分泌與神經系統的影響深遠，整個亂掉不說，甚至會造成某些腺體病變，尤其是甲狀腺。

檸檬醛類的精油雖然可以幫助釋放與暢通情緒，使用上卻要格外注意，畢竟在宣洩情緒的同時，你也有可能讓別人受傷。不過當你逐步使用這類精油時，確實可以發現對於情緒疏通有一定的幫助，哪怕只是一點一滴，這對於習慣性忍耐、甚至自我常受到打擊的人而言，絕對很有幫助。

總之，忍不了就別忍了！當然，過於激動的情緒爆發，後果還得自負。往好處想，你的情緒累積其實也沒什麼必要，還不如隨著檸檬醛一起不必在意、讓它過去吧！

常見的醛類分子
香茅醛（Citronellal）

—— 香茅醛可由香茅醇氧化而來，具有典型的香茅刺鼻氣味，也會帶有一點檸檬的香氣，是一種檸檬味的綠色草香感。香茅醛可大量出現於檸檬尤加利與香茅屬的植物當中，在檸檬醛含量高的精油中，也可能少量或微量存在。

—— 香茅醛有抗真菌的特性，對於肌肉的消炎止痛有很大的幫助，同時也能促進循環。感染發燒時，香茅醛也能幫助對抗感染以及退燒。當然，香茅醛具有的驅蚊作用，也總為人津津樂道。不過香茅醛的刺激性強，在使用上要非常注意這類精油的用量。

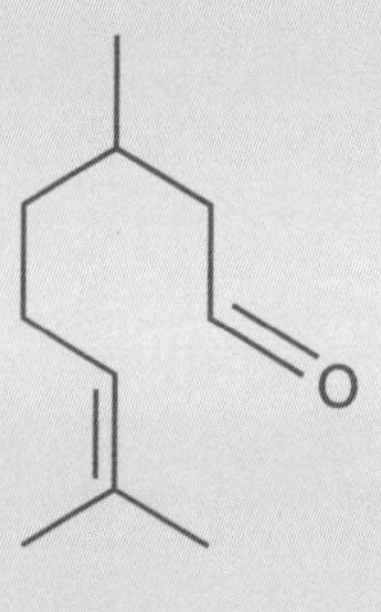

香茅醛

常見的醛類分子
紫蘇醛（Perillaldehyde）

—— 紫蘇醛主要是典型的紫蘇氣味，主要存在於紫蘇精油中，較少見於其他精油，可說是紫蘇精油的獨特成分。在身體代謝上，檸檬烯有可能被身體暫時代謝為紫蘇醛。

—— 這種分子對肝臟解毒有所幫助，也具有抗氧化、抗癌與抗感染的作用。但過量的紫蘇醛可能產生細胞毒性，會破壞正常細胞，也會影響肝臟正常代謝，注意不能大量使用。

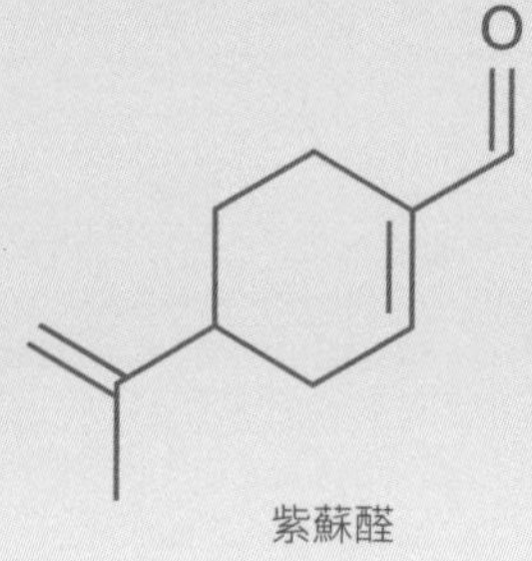

紫蘇醛

常見的醛類分子（芳香醛）
苯甲醛（Benzaldehyde）

—— 苯甲醛具有強烈的杏仁味，使用極低劑量時，就能夠展現止痛、甚至是催情的效果。一般認為，少量的苯甲醛對於潤肺有助益，但因為毒性甚強，在應用上並不容易拿捏，使用含有高量苯甲醛的精油得特別小心。

—— 但除了苦扁桃（*Prunus dulcis* var. *amara*）精油會含有高量的苯甲醛外，通常僅微量存在於某些花香精油中（例如茉莉），只要正常使用這類花朵精油，不會造成苯甲醛毒性問題。我們可能也放大了苯甲醛毒性的問題，實際上苯甲醛會被用於藥品、化妝品、肥皂，甚至是食品當中；而且精油當中的含量甚微（苦扁桃除外，但你也很難買到），此外，苯甲醛不會在身體當中累積，基本上不用過於擔憂。

O

苯甲醛

常見的醛類分子（芳香醛）
肉桂醛（Cinnamaldehyde / Cinnamic Aldehyde）

—— 又被稱作桂皮醛，與其他醛類不同，在精油四象限中屬於第三象限，整體結構屬於共軛體系，肉桂醛之所以能在第三象限，應該與它的共軛結構有相當大的關係。主要出現在肉桂屬的植物裡，中國肉桂、錫蘭肉桂（*Cinnamomum verum*）的樹皮中，以及土肉桂（*Cinnamomum osmophloeum*）的葉片中，即含有大量的肉桂醛。

—— 典型的肉桂香，非常刺激、火熱，但又帶有極高的甜味。抗感染作用非常強大，可說是抗菌第一名，對多數病菌都有作用，也能有效抗真菌，還能同時提升免疫力。對循環系統幫助也很大，能提升循環速率，對於暖身或促進循環、提升肌肉活力與促進消化都有幫助。在研究中，肉桂醛能促進胰島素的反應能力，因此對於糖尿病患者可能有幫助。

O

肉桂醛

屬於第三象限的肉桂醛

在精油四象限中與醛類對應，屬於陽性分子的「芳香醛」，其實主要是肉桂醛，大多數的芳香醛分子，應該還是屬於第二象限。

但是為什麼肉桂醛與其他醛類不同，是屬於第三象限？這可能是肉桂醛屬於整體共軛結構的因素，使它在測定時電荷的展現呈現陽離子狀態，但實際狀況如何，或許僅有研究者明白。由於其他的芳香醛類，通常都被歸於第二象限的醛類當中，因此在看芳香醛時，必須要將肉桂醛與其他芳香醛分別看待。

常見的醛類分子（芳香醛）

小茴香醛（Cuminal）

── 又稱為孜然醛，氣味強勁，帶有香料以及人體汗水的氣息，主要存在於小茴香（*Cuminum cyminum*）中，從結構可以看出與對傘花烴很像，只是小茴香醛多了個羰基，所以這個結構既是芳香醛，也是萜烯醛。毫無疑問的，這個結構必然屬於第二象限。

── 在芳香療法中，除了被認為可抗病毒以及促進消化外，小茴香醛也被認為具有費洛蒙作用，可增加性吸引力。但對於喜歡清爽氣息的人而言，這個氣味似乎過於濃重了，需採極低劑量才能展現上述作用。

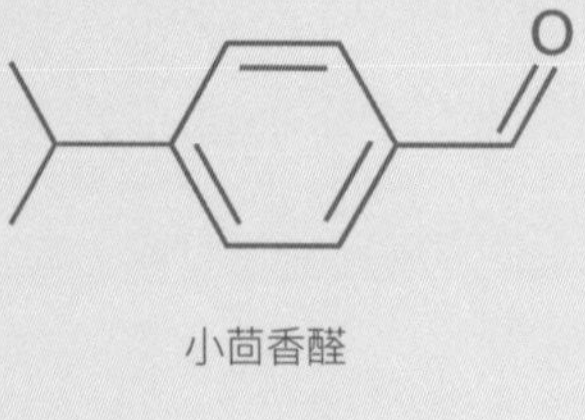

O

小茴香醛

酮類 Ketones

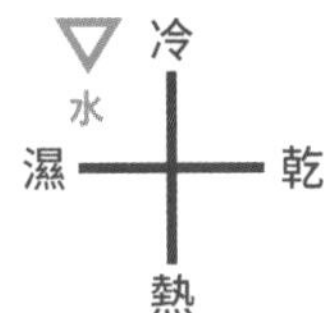

象限：　**第二象限**

元素特性：　**水元素／看似激動且溶解力強，但有助於凝聚，有凝神之效**

安全性：　**被認為具有神經毒性與肝毒性的疑慮，但並非所有分子都具有毒性，一般而言單萜酮的毒性較高，倍半萜酮或其他脂肪族酮類則無毒性問題。**

—— 酮類結構上可分為單萜酮、倍半萜酮、芳香酮，以及脂肪族酮類，這裡主要介紹的是單萜酮與倍半萜酮。

—— 酮類的特性具有水元素溶解的作用，但主要方向與醛類不同，雖然它們都帶有羰基，且氣味都很強勁。酮類的溶解作用常展現在脂肪與體液之上，且比較沒有醛類的皮膚黏膜刺激性；它能促進脂肪分解，同時也能促進呼吸道等黏膜組織的黏液流動。與醛類相比，在組織與神經系統上的作用，水元素特性會更明顯。酮類溶解的特性，理論上能使老化細胞快速淘汰，讓新細胞加速遞補，這也是大家總說酮類精油有回春作用的原因。

—— 一般而言，酮類比較針對神經系統，對於精神的整合有一定的幫助，這是因為酮類溶解與凝聚並容的特性，可讓精神與思考重新整理與集中，屬於水元素中極富外在情緒與內在心靈調整效益的大類。且對心靈上，這氣味往往會具有某種穿透感，能將淤積已久、深藏內心的情緒全部掏出，其中以倍半萜酮類最為顯著。

—— 與醛類在情緒效應上的不同之處在於，醛類釋放、溶解的情緒，是較為表面且當下的，是自己能意識到自身情緒問題的，且能迅速被代謝的；但酮類往往是針對積壓已久、甚至已經記憶模糊，但身體卻會有不自覺反應的情緒。處理負面情感上，又以倍半萜酮類最為強力，對於久積深處的情緒，有著很強大的穿透與釋放能力；單萜酮類則較能處理理性上的情緒問題，諸如思考混亂無法釐清，或是訊息量過大無法整合與負荷的情況。

—— 由於許多單萜酮類具有溶解脂肪的作用，因此可能會造成神經細胞的過度刺激。這是因為神經細胞外層通常會有脂肪層的保護，尤其髓鞘部分。如果這個部分的脂肪層被溶解，就會造成神經細胞損傷，這也是使用單萜酮類精油時，必須注意的事。其實只要避開口服與大量使用，就不會有太大的問題。

—— 倍半萜酮類基本沒有毒性的問題，且倍半萜酮類的溶解特性，特別能展現在循環與淋巴系統上，能幫助身體排出廢物。雖然倍半萜酮較為溫和，也不會過度打擾睡眠，但過量使用可能也會使精神亢奮而失眠。

—— 我們在Part1時，已經探討過酮類毒性的問題，使用這類精油的時候要謹慎注意。

酮類精油常見處理問題

排出過多的黏液、排痰、消解脂肪、促進傷口癒合、加強細胞更新、抗病毒、抗真菌、養肝、通經、激勵與安撫神經系統、集中精神。

含有較多酮類的精油

頭狀薰衣草 *Lavandula stoechas*（60至80%）
牛膝草 *Hyssopus officinalis*（40至70%）
鼠尾草 *Salvia officinalis*（30至70%）
艾草 *Artemisia argyi*（55至75%）
樟樹（本樟）*Cinnamomum camphora*（50至60%）
綠薄荷 *Mentha spicata*（50至60%）
藏茴香 *Carum carvi*（50至60%）
胡薄荷 *Mentha pulegium*（40至60%）
迷迭香 *Salvia rosmarinus*（15至60%）
印蒿 *Artermisia pallens*（30至50%）
松紅梅 *Leptospermum scoparium*（25%）
桂花 *Osmanthus fragrans*（15至20%）
義大利永久花 *Helichrysum italicum*（5至20%）
大西洋雪松 *Cedrus atlantica*（5至15%）

常見的酮類分子（單萜酮類）
樟腦（Camphor）

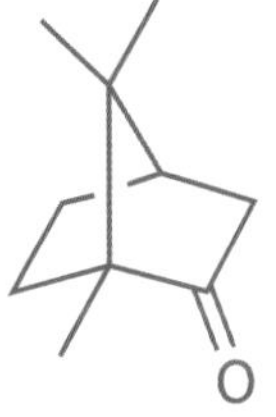

樟腦

—— 也稱作樟腦酮、龍腦酮，英文名與其他酮類結尾為-one不同，命名上較為特別，具有刺鼻的木質與藥香。在許多植物當中都會存在，主要像是樟樹（本樟）、迷迭香等精油含量最多；也會少量出現在其他精油中，其中以唇形科薰衣草屬、鼠尾草屬的植物最為常見。

—— 在傳統上，樟腦是驅除蠹蟲並用於除臭的成分，但這成分對於蟑螂、蚊子沒有顯著效果。在芳療的應用上，有激勵中樞神經、麻痺末梢神經細胞受器的作用，消炎止痛、放鬆肌肉骨骼，使神智清明。

樟腦，一種懷舊的記憶

說起樟腦，相信大家都不陌生。這個芳香分子通常純化後會以白色結晶狀的型態展現，而且用途廣泛，最常見的大概就是做成樟腦丸，可以放在衣櫃、櫥櫃當中驅蟲，也常用於小便斗中除臭。這是一種從小到大都非常有記憶點的氣味，雖然現代人已經很少使用相關產品了。

樟樹是樟腦主要的生產來源，在樟樹的木材中，含有大量樟腦成分。小時很喜歡將砍下來的新鮮木材放在房間，樟樹那獨特的樟腦木質香，可以瞬間充滿整個空間。但樟腦的氣味可不是每個人都喜愛，畢竟它的氣味很是刺激，也說不上如花香、果香般好聞，更多的是讓人想到消毒的氣息。這或許不是什麼讓人覺得好聞的氣味，對大家來說，這是屬於舊時代的記憶。樟腦的萃取可說是很早就開始了，臺灣本島因為盛產樟樹，從清朝開始就有樟腦寮的存在。樟腦也是臺灣當時與糖、茶並列的三大出口產品之一，在日據時期，日本政府便大力發展臺灣樟腦產業，到了1946年後，初期樟腦產業也肩負著全體經濟的重責大任。然而，臺灣的樟腦產業卻因為樟樹資源開始匱乏，以及人工樟腦與萘丸問世，逐漸走下坡。

以前的人總喜歡將樟腦放入衣櫃或櫥櫃中，這是因為樟腦可防蟲，尤其對會咬破衣服的蠹蟲很有效。如今的樟腦味，對年輕一輩來說可能僅是模糊的記憶，甚至對那個味道感到排斥。

某年我參訪一處樟腦工廠，工廠拿出樟腦枕頭，據說有安神、舒眠之效，這確實是老一輩可能會用的方法，但樟腦這個分子在現代人的認知中或許會成為反效果。

樟腦之於我而言是懷舊的，會讓我想起童年時那有些陰暗、潮濕，以及充滿刺鼻味的老房子，從前想起來有點不堪，如今卻是只能點滴細數的過往，一切不美好也變得無所謂。

在芳香療法中，樟腦被認為是比較毒的分子，這當然與我們對它的安全性研究有關。然而含有較高比例樟腦的精油，所帶來的消炎特性及提神效果，不論是外用塗抹或薰香，都是很好的選擇，只要能避免濫用與避開特定族群（癲癇、蠶豆症患者、2歲以下嬰幼兒與孕婦等）即可安心使用。

常見的酮類分子（單萜酮類）

香芹酮（Carvone）

── 又稱旱香芹酮或藏茴香酮，具有左旋與右旋兩種不同的結構，是較為安全的單萜酮類，較不會造成神經毒性的問題。左旋香芹酮具有薄荷香甜的氣息，主要存在綠薄荷精油中；右旋香芹酮則展現香料的氣味，主要存在藏茴香、蒔蘿精油中。

── 在芳香療法中，被認為具有助消化並促進體液流動的特性。左旋體對於胰臟與乳腺具有激勵作用，右旋體則能強化利尿功能。

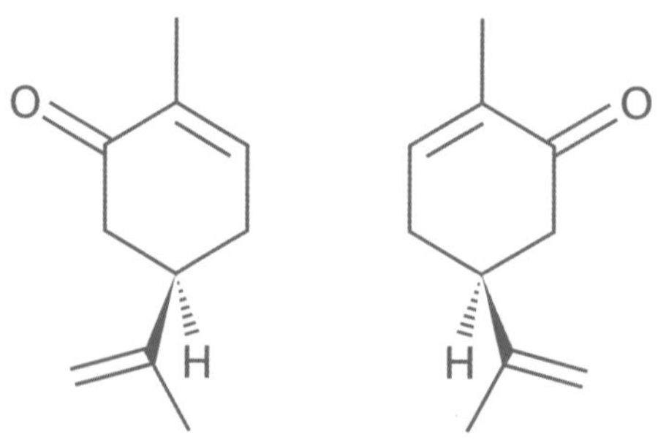

左旋香芹酮（左）與右旋香芹酮（右）

常見的酮類分子（單萜酮類）
薄荷酮（Menthone）

—— 薄荷酮可由薄荷醇氧化而來，在植物體內，也是合成薄荷醇途徑的中間體，主要存在於唇形科薄荷屬植物中，在天竺葵中也會少量存在。具有香甜的薄荷味，但不會讓人感到如薄荷醇的清涼感，常用於薄荷香料當中。

—— 在芳香療法中，被認為能幫助利腦，同時也具有促進膽汁分泌的作用。

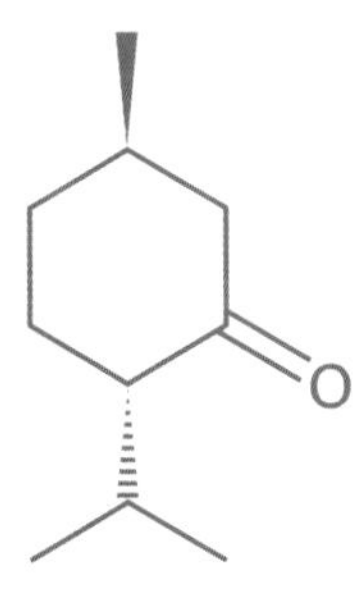

薄荷酮

常見的酮類分子（單萜酮類）
馬鞭草酮（Verbenone）

—— 又稱馬鞭草烯酮。馬鞭草酮並不常見，馬鞭草酮迷迭香中有少量存在，其他精油可能微量存在。氣味雖然強烈，但具有花香氣息，算是一種有愉悅氣味的單萜酮類。

—— 馬鞭草酮對某些昆蟲是一種費洛蒙，可防止植物被某些昆蟲侵害。在芳療中，除了有止咳、抗菌的特性，也被認為具有促進肝細胞更新的作用，因此被當成養肝的重要分子。

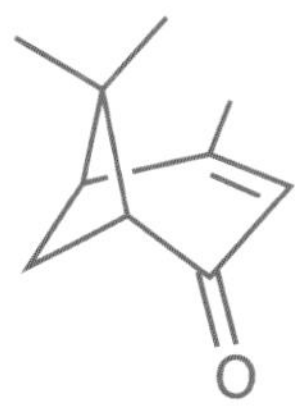

馬鞭草酮

常見的酮類分子（脂肪族酮類）

義大利酮（Italidione / Italidone）

—— 義大利酮是一種特殊的酮類，屬於 β- 雙酮類。目前僅於義大利永久花精油中發現，具有非常獨特的香料味道。它的特色主要是因結構中含有 2 個羰基，而被稱作「雙酮」（Diketone）。義大利酮應屬於脂肪族酮，而非倍半萜酮，更不是二萜酮。

—— 被稱作義大利酮的，主要有 I、II、III、IV 四個結構，在義大利永久花精油當中，以 13 個碳的義大利酮 I，以及 14 個碳的義大利酮 II 為主，III、IV 含量較少。由於其特性溫和，在芳療中常被歸類於倍半萜酮。

—— 義大利酮最大的特色在於祛瘀與消腫，主要是因為能化解血管當中凝固的纖維蛋白。疏通血液以及溶解黏液也是它的特色，同時也能幫助疏通組織。

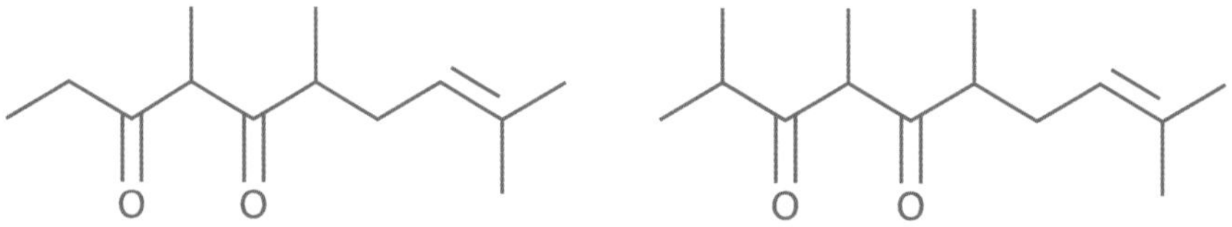

義大利酮 I（左）與義大利酮 II（右）

常見的酮類分子（脂肪族酮類）

素馨酮 （Jasmone）

—— 又稱茉莉酮，是11個碳的脂肪族酮類，由於它主要由脂肪酸通路而來，因此不論歸類在單萜酮或是倍半萜酮類當中，都是不正確的。但因為它沒有神經毒性，所以有些人會將它與倍半萜酮歸為一類。

—— 素馨酮的氣味帶有茶香，在微量的狀態下就能展現類似茉莉花茶的感覺，主要存在茉莉、橙花、梔子花精油中，通常不高於3%，但少量即能展現氣味特質。在芳香療法中，被認為是促進皮膚細胞再生的重要功臣。

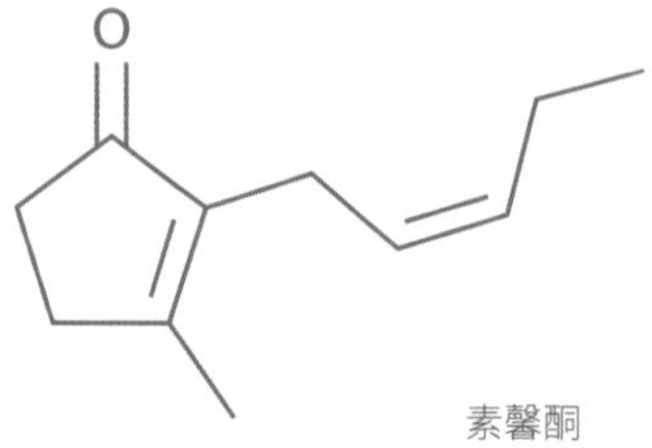

素馨酮

常見的酮類分子（倍半萜酮類）
雪松酮（Atlantone）

—— 又被稱為大西洋酮、阿特拉斯酮，或喜馬拉雅酮。有幾種不同的異構物，具有一種混合木材與糖果的甜膩氣味。主要存在於松科雪松屬的植物中，在薑科薑黃屬精油中也可以見到，尤其薑黃（*Curcuma longa*）的雪松酮可高達30%以上。

—— 具有抗真菌、促進淋巴體液流動的特性，同時也能夠促進精神上的穩定性。在一份研究中發現，雪松酮能使不正常的白血球凋亡，因此也被認為具有抗癌的作用。

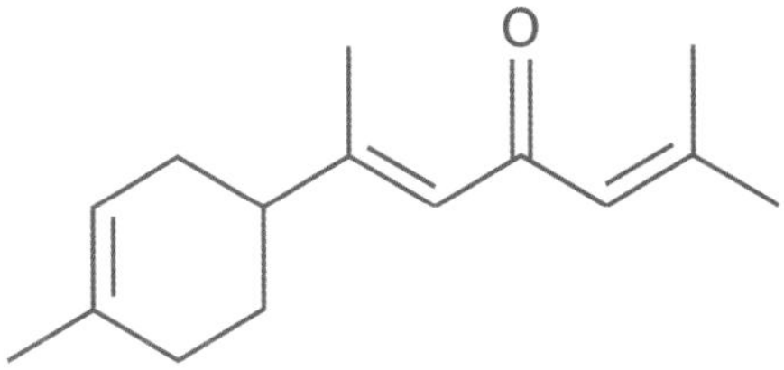

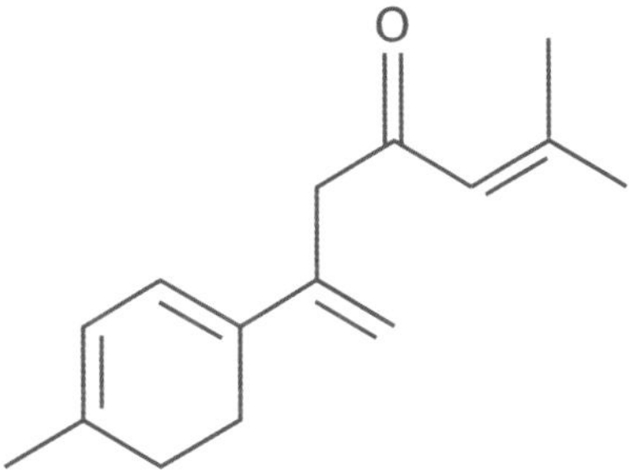

α-雪松酮（左）與 β-雪松酮（右）

常見的酮類分子（倍半萜酮類）

紫羅蘭酮（Ionone）

—— 又稱香堇酮，主要有α-、β-兩種結構，具有甜膩的花香味，微量即能感覺到它的存在。過度刺激嗅覺後，會使嗅覺暫時麻痺，讓這種氣味產生若隱若現的美感，可作為香水定香劑。紫羅蘭酮在植物體中是由胡蘿蔔素（Carotene）降解的分子，而胡蘿蔔素本身是一種萜類。

—— 這種分子在許多花香類精油都會出現，其中桂花能高達20%以上，是桂花主要氣味來源之一；另外，香堇菜（*Viola odorata*）與香根鳶尾（*Iris pallida*）也大量存在，但這兩種精油非常罕見。其餘的精油中，大多數都是少量或微量的存在。

—— 這個分子的基本碳數量低於15個，與母菊天藍烴一樣，雖然都是萜類通路，卻都有著分類上的疑慮，但還是會將其歸類於倍半萜酮中。紫羅蘭酮有一些類似的結構，例如突厥酮、鳶尾酮等，在氣味與作用上也都有些許相似之處。

—— 在芳療中被認為具有促進細胞更新的作用，可用於抗皮膚老化與更新皮膚上，同時在實驗中也被認為具有抗癌效益。這種強勁的氣味特別能觸動心房，使人感到內心深處那些不願意面對但又執著的傷痛，被逐漸溶解、釋放。

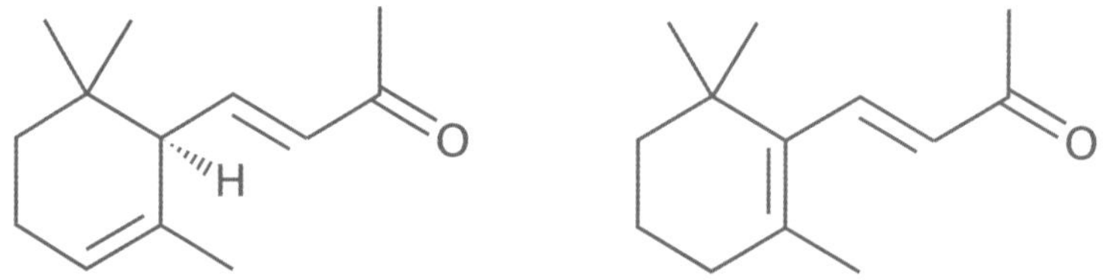

O H O

α-紫羅蘭酮（左）與β-紫羅蘭酮（右）

常見的酮類分子（倍半萜酮類）

細籽酮（Leptospermone）

—— 又叫纖精酮、薄子木酮，主要存在松紅梅精油中，其他精油中此成分非常罕見。氣味非常特殊，類似麝香，也有人覺得有一股霉味。這個結構很特殊，常被稱為三酮（Triketone），主要是因為含有「環己烷 -1,3,5- 三酮」結構的因素，但整個結構其實有四個羰基，第四個羰基是接在取代基碳鏈上，而非主體，所以命名上不會是四酮。

—— 在芳療中認為，細籽酮在循環上的幫助與義大利酮類似，但化瘀特性沒有義大利酮的強效，可是在抗菌、抗黴菌以及促進循環上具有極佳的效果，同時也具有費洛蒙的效益。除此之外，可能也會利用它作為除草劑，但作用較小。

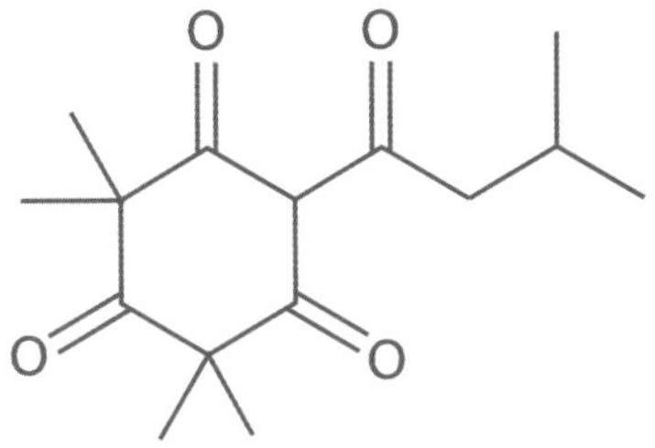

O O O O

細籽酮

酸類
Acids

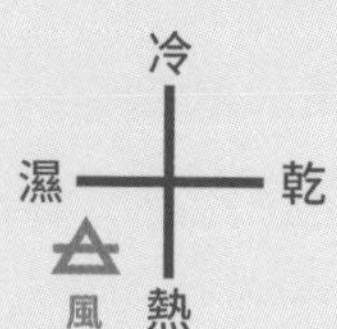

象限： **第三象限**

元素特性： **風元素／活潑且易變動**

安全性： **具有強烈刺激性，但精油中含量不高，幾乎可以忽略其安全問題。**

—— 酸類在精油當中非常少見，最主要的原因是它多半是水溶性的，所以在蒸餾時，酸類會溶解於水中。精油當中的酸類可說是微乎其微，但對於純露來說，酸類的含量就比較高了。部分以溶劑與超臨界點萃取法萃取的精油，所含的酸類可能會比較高，在某些樹脂類精油中比較常看到，像是安息香與秘魯香脂等。

—— 在自然界中，某些酸類可以說是植物體內免疫的第一道防線，當植物外表受傷時，酸類的成分就會在體內大量增生，一方面具有抗菌能力，一方面則有治療受損部位的作用。運用在身體上，也應具有相似的效果。

—— 酸類的結構大概可以分為脂肪酸、芳香酸以及羧酸三種，有些精油中也能看到萜烯酸類，例如檀香中的檀香酸（Santalic acid）。芳香酸帶有苯環，所以在氣味上比較明顯，羧酸氣味則相對較淡，至於脂肪酸則甚少出現在精油中，因為大多數的脂肪酸屬於油脂。酸類理應都有很好的抗菌防腐之作用，像是安息香酸在保養品中就是常見的抗菌成分，某些酸類對皮膚也有鎮靜消炎之效，另外像是水楊酸則對皮膚老化的角質有更新作用——這些作用也使保養品中常添加某些酸類成分。

—— 酸類與醇類結合酯化為酯類，所以可以看到許多含酯類為主的精油，通常都存在著一定量的醇類結構。酸類在高劑量時會具有一定的刺激性，不過酸類通常只微量存在於精油當中，不用特別擔心酸類帶來的刺激性問題。

—— 雖然酸類在精油四象限中位於第三象限，理應是風元素分子，但這卻不是必然。這是因為許多酸類結構其實也會偏向非極性，尤其是中長鏈脂肪酸本身不具水溶性；但中長鏈脂肪酸本身就是油脂的成分，也少出現於精油中，所以在此也不用探討。不過，像芳香酸與羧酸的結構，就會有很高的極性，風元素的特質非常明顯，這些酸類的風元素特質，通常能為機能逐漸下降的身體，重新帶來運作活力。

酸類精油常見處理問題

防腐、抗菌、消炎。

含有較多酸類的精油

安息香 *Styrax benzoin*（10至40%）
祕魯香脂 *Myroxylon balsamum*（10至40%）

常見的酸類分子

安息香酸（Benzoic aicd）

—— 又稱為苯甲酸，水溶性高，是一種防腐劑，也是合成止咳藥的重要原料。刺激性大，且有毒性問題。除了安息香與祕魯香脂含有較高的安息香酸外，這個成分較少出現在精油當中；在某些花香精油當中會微量存在，例如茉莉。

—— 適量的安息香酸除了能防腐之外，對於止咳消炎也有幫助。

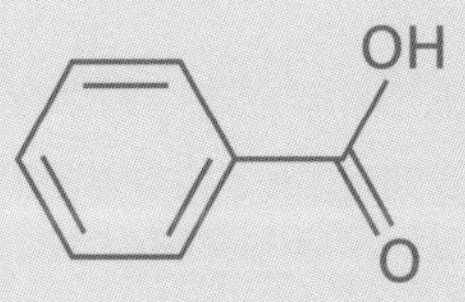

OH
O

安息香酸

酯類 Esters

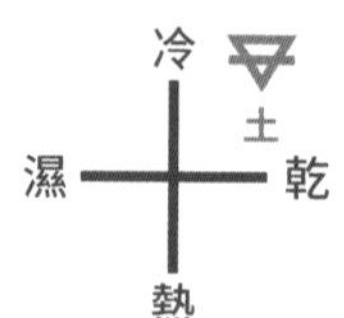

象限：　第一象限

元素特性：　**土元素／安定且鎮靜**

安全性：　**一般不會造成問題，但過量會使皮膚乾燥、口乾舌燥、心跳加快；部分苯基酯類大量使用可能會造成肝毒性，甚至是擾亂內分泌。**

—— 酯類是由酸與醇進行酯化反應後結合的分子，通常帶有花果香調，是一種讓人聞起來很愉悅的芳香分子，香水中總少不了它的氣味。帶有苯環的酯類，稱為苯基酯或芳香酯，而萜醇結合的酯類則被稱為萜烯酯，另外也有非萜烯也非苯環結構的酯類，通常稱之為脂肪族酯。

—— 酯類通常氣味平穩且多半非常濃重，但也有氣味較為平淡的酯類。它是一種陰性的分子，屬於第一象限，所以正常情況下，酯類都有很好的放鬆、抗痙攣作用，平時使用安全且安定，這正是土元素安定的特性；當然，少數一些酯類可能會有較高的刺激性，或其他安全性考量，這類酯類在應用上也要特別注意劑量，例如水楊酸甲酯。

—— 酯類通常對於消炎止痛有良好作用，可以安撫肌肉骨骼疼痛、皮膚過敏發炎，且酯類對於傷口護理作用也很強效，也因對皮膚的好處，酯類精油也是護膚能手。對於情緒而言，酯類也是一種能給予平靜、安撫內心創傷的香氣分子，尤其對於較激動的情緒而言，具有良好的安撫作用——這是因為酯類通常可以降低交感神經的活躍度，對於因交感神經過度活躍引起的問題，都能有很好的調整效果。總而言之，這是種能讓人靜心的分子，對於忙錄的現代人而言，酯類讓人放慢腳步、緩解壓力，在該休息時好好休息。

—— 一般而言，萜烯酯類通常安全無毒，但它放鬆的作用，並不適合血壓低或副交感神經比較旺盛的人大量或長期使用；同時，過量使用可能造成皮膚乾燥與心跳過速。

—— 苯基酯與一般的萜烯酯比起來，抗痙攣能力更強，不過不同的苯基酯效果通常也不一樣；像是水楊酸甲酯本身對於骨骼肌特別有效，而含氮元素的鄰氨基苯甲酸甲酯，對於神經系統的鎮靜止痛作用強大。這類精油分子經常被拿來使用在急性疼痛上面，相較於非苯環的酯類，它的效果強大，卻不宜長時間使用，這是因為長時間使用會讓效果降低，同時身體也會花較多的時間代謝苯基酯類，容易累積在身體中，造成肝腎負擔。

—— 在情緒面來說，這類分子有著良好抗焦慮的效果，並且能放鬆心情，讓人感覺身心舒暢，所以也常運用在催情上面。然而，過多的苯基酯類會造成頭痛，甚至在氣味上因過於強烈反而造成噁心感；有些苯基酯也有較強的皮膚刺激性，使用上還是要特別小心。

酯類精油常見處理問題

鎮定、抗痙攣、麻醉、止痛、放鬆情緒、消炎、止癢、護膚、神經性皮膚炎。

關於酯化反應

酯化反應就是酸與醇結合，並且產生酯與水的化學反應，例如，醋酸與乙醇結合時，就會產生乙酸乙酯與水。當酯進入到身體後，很容易被拆解為酸和醇；酯類本身也能經由水解，再次還原為醇與酸，屬於一種可逆反應；身體代謝酯類時，也是先將酯類還原成醇與酸，再進行一系列的代謝反應。

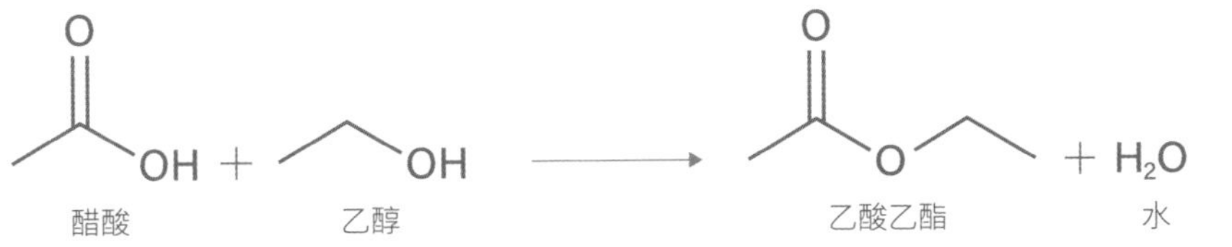

醋酸 + 乙醇 → 乙酸乙酯 + H_2O（水）

你可以做一個實驗，將家裡的白醋與酒類混合，你可能會發現，在氣味上會有些變化，尤其是原本那刺激的酸味會柔和許多——這是因為白醋當中的醋酸，與酒當中的乙醇做了部分反應。

這種反應可能是在調配精油時會有的化學反應，但這也代表精油中必須有足夠的酸與醇，以及適合反應的條件。以正常情況而言，酯類精油可說是相當穩定，比其他精油能保存的時間都還長。

含有較多酯類的精油

芳香白珠樹 *Gaultheria fragrantissima*（94至98%）
安息香 *Styrax benzoin*（60%）
快樂鼠尾草 *Salvia sclarea*（70%）
羅馬洋甘菊 *Chamaemelum nobile*（40至70%）
苦橙葉 *Citrus aurantium*（40至60%）
檸檬薄荷 *Mentha citrata*（40至60%）
橘葉 *Citrus reticulata*（50%）
真正薰衣草 *Lavandula angustifolia*（30至50%）
香檸檬 *Citrus bergamia*（40%）
茉莉 *Jasminum spp.*（20至40%）
依蘭依蘭 *Cananga odorata*（10至15%）

常見的酯類分子（萜烯酯類）
乙酸龍腦酯（Bornyl acetate）

—— 也被稱作乙酸冰片酯，具有針葉林的氣息，常見於各種松科針葉樹精油當中，其中黑雲杉含量可高達20%以上。另外，在土木香中，也會含有較高的乙酸龍腦酯，可高達30%以上。
—— 在芳療中主要作用於心肺功能的平緩，對氣喘、咳嗽、呼吸道痙攣、心悸等問題有幫助，同時也對於肌肉骨骼痠痛具有止痛效果。

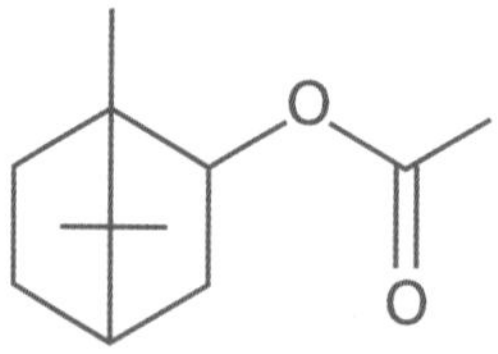

O
O

乙酸龍腦酯

常見的酯類分子（萜烯酯類）

乙酸沉香酯（Linalyl acetate）

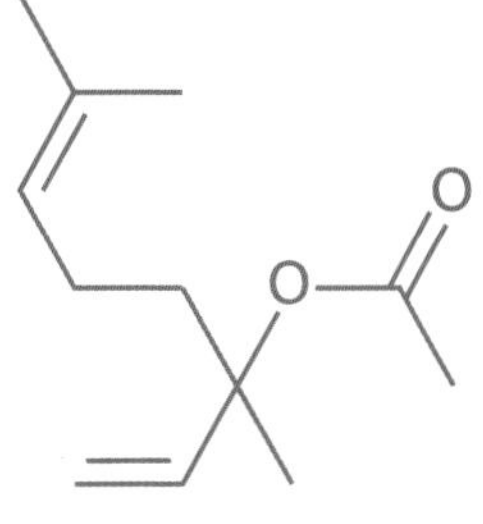

乙酸沉香酯

—— 又名乙酸芳樟酯，具有柑橘花果香的氣息，會在許多含有沉香醇的精油中出現，例如真正薰衣草、香檸檬、苦橙葉、快樂鼠尾草、茉莉等。

—— 在芳療中認為對鎮靜安撫神經系統與皮膚系統有良好作用，同時也能平緩心跳及呼吸，並降低血壓。

常見的酯類分子（萜烯酯類）

乙酸萜品酯（Terpinyl acetate）

—— 或稱乙酸萜品烯酯、乙酸松油酯，通常由 α-萜品醇酯化而來，因此有時又稱 α-乙酸萜品酯，主要存在於豆蔻、月桂精油中。氣味較為特殊，不帶有花果香氣，聞起來像是比較甜美的萜品醇氣味。

—— 在芳療運用上，對消化道與呼吸道具有放鬆的作用，可處理發炎與疼痛反應。

乙酸萜品酯

常見的酯類分子（苯基酯類）

乙酸苄酯（Benzyl acetate）

—— 或稱乙酸苯甲酯，被認為是茉莉花香的主要調性，所有茉莉香調的香水中都能見到它的蹤影，也是許多花朵精油的成分，主要在茉莉、依蘭依蘭精油中出現。

—— 在芳香療法中，認為能安撫神經系統，對生殖系統的痙攣也有幫助。可能具有調整雌激素的作用，過量使用被認為會影響雌激素分泌，雌激素過多的患者要小心使用這類精油。

乙酸苄酯

乙酸苄酯——貧乏想像的茉莉花香調與氣味經驗的重要性

說起苯基酯類，可以說是許多香花植物必然會分泌的一種芳香分子，原因無他，這味道通常帶有特定的吸引力，可以吸引小動物前來。花朵中分泌出來這些酯類，當然就是希望吸引動物靠近，達到繁衍後代的效果。對於人類來說，花朵中只要有少量的苯基酯類，就具有極大的誘惑力，但濃度過高卻反而會讓人噁心、頭暈。

乙酸苄酯是一種常出現在香花植物的芳香分子，是一種苯基酯類，諸如茉莉、橙花、依蘭依蘭、梔子花等，都會有它的存在。這個分子也是香水業中模擬茉莉花香的重要分子，被認為是典型的茉莉花香調。然而這個分子的氣味濃重，與認知中的茉莉花香差異頗大。茉莉中確實含有豐富的乙酸苄酯，只是，如果想用單一的分子來替代天然的複雜香氣，那可能就存在問題。而過度簡化香氣的成分，最終造就我們對於氣味的認知貧乏，這情況放眼在香氛產業蓬勃的現下，全世界都是如此。

茉莉含有很高比例的乙酸苄酯，不管是大花茉莉（*Jasminum officinale* var. *grandiflorum*）還是小花茉莉（*J. sambac*），且其他所含成分也非常相似。但是相信很多人至此已開始感到詫異了，大花茉莉與小花茉莉雖然都是茉莉花香，但氣味展現可說是極為不同！

這是因為，小花茉莉所含的酯類成分比例，與大花茉莉有差距。通常小花茉莉的酯類含量較少，而沉香醇與倍半萜醇類通常比較高，這讓小花茉莉的氣味偏向柔和、含蓄；而大花茉莉則另外含有更多的苯甲酸苄酯，這個分子如果在成分比例上偏高，就會讓氣味更加豔麗且厚重。所以雖然兩者都是茉莉，成分也相似，卻有著文靜與豔麗兩種截然不同的風格。

另外，被稱為「窮人的茉莉」的依蘭依蘭，也含有 3 到 10%的乙酸苄酯以及其他茉莉香調的酯類成分，正因為如此，依蘭依蘭被認為有茉莉花香。但如果你明白依蘭依蘭的化學成分，就知道它與茉莉的成分差異巨大，尤其含有氣味噴發帶香料味的酚醚類，根本是不同氣味的展現；即便它含有乙酸苄酯，也不會是認知中的茉莉香。

某種程度上，我們對精油的氣味體驗，已被香氣產業的「格式化氣味」帶偏，忽略了各種分子比例的結合與複雜性，在描述氣味時，也顯得不倫不類。

我們被強迫認知這個味道是茉莉，卻與自身的經驗相差甚大。乙酸苄酯雖然被賦予了「茉莉香調」的重責大任，可是天然的茉莉花香卻極為複雜，單體無法真正展現天然香氣且過於貧乏。且反過來說，乙酸苄酯在單一分子的安全性存在諸多疑慮，例如致癌性、黏膜刺激性，甚至是影響荷爾蒙正常運作等。雖然這是不當使用才可能造成的安全隱患，但若你將乙酸苄酯與茉莉劃上等號，顧及到毒性問題，那麼你會發現你也不敢用茉莉精油了。

對華人而言，小花茉莉的氣味才是「真正的茉莉」氣味，與西方人獨愛大花茉莉不同，且小花茉莉的乙酸苄酯成分比例通常在個位數左右，可見乙酸苄酯的氣味對我們而言，絕非是熟知的茉莉香調。所以，聞到一種氣味時，你如何憑著自己的經驗去定義氣味的形貌，遠比被書籍或他人強迫灌輸氣味描述，更為重要。

常見的酯類分子（苯基酯類）
水楊酸甲酯
（Methyl salicylate）

—— 又被稱作冬青油，這是因為水楊酸甲酯大量存在於白珠樹屬植物中，而白珠樹有個英文名，即是 Wintergreen，因此獲得冬青油之名。除了白珠樹外，許多樺木屬植物樹皮也會含有大量水楊酸甲酯，而在許多花朵類精油中，也有微量存在。這是一種清涼且強勁的甜味，即便微量也能感受到它的氣息。

—— 在許多跌打損傷的藥膏或貼布中，都能看到這種成分。具有強效的肌肉抗痙攣與止痛效果，塗抹在皮膚時會使皮膚發紅，促進局部循環的同時，也具有抗凝血作用；水楊酸過敏者、蠶豆症患者，以及服用抗凝血劑的人士需留意使用。另外，如果長期並大量使用會降低其作用，而且在酯類當中毒性較強，可能造成肝中毒。已有因為水楊酸甲酯中毒死亡的案例，因此含有高比例水楊酸甲酯的精油，僅建議低劑量下使用，並且避免長時間使用。

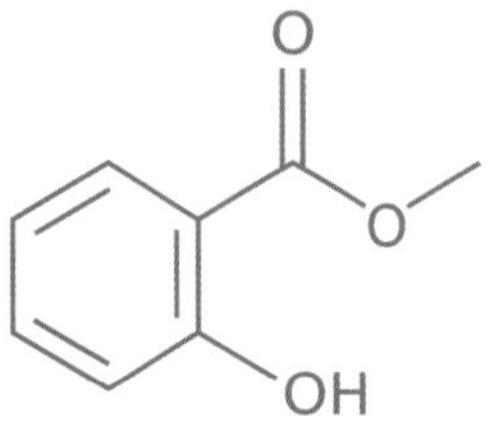

O
O
OH

水楊酸甲酯

常見的酯類分子（脂肪族酯類）
歐白芷酸異丁酯
（Isobutyl angelate）

—— 又稱作當歸酸異丁酯、異戊酸異丁酯，非萜烯結構，也非苯基酯類，是一種脂肪族酯類，主要存在於羅馬洋甘菊精油中，有甜美的蘋果香氣。

—— 具有相當強效的安撫神經作用，法系芳療認為這種分子可作為前驅麻醉物質。對神經性皮膚炎有很好的效果，且溫和無毒，對嬰幼兒的負擔小，加上氣味香甜，因此含有大量歐白芷酸異丁酯的羅馬洋甘菊，是嬰幼兒常備用油。

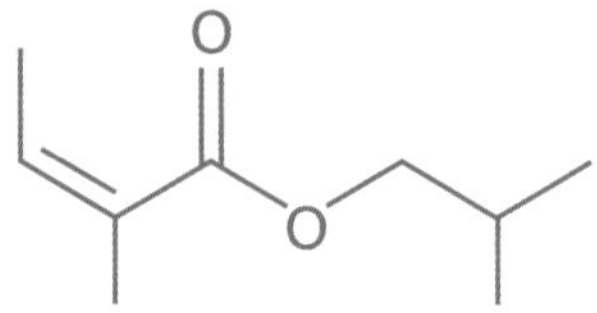

O
O

歐白芷酸異丁酯

酚醚類
Phenyl ethers

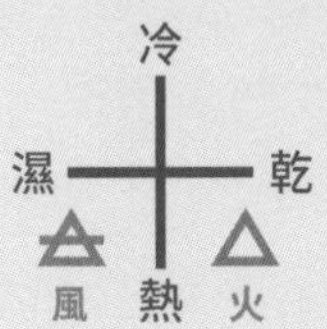

象限：　介於第三與第四象限之間

元素特性：　火、風元素／集中火力轉化，溫暖、振奮卻又放鬆的特質

安全性：　過量可能造成肌肉痙攣、幻覺，長期大量使用可能導致肝毒性和神經毒性，並有致癌風險。

── 醚類（Ethers）指的是帶有醚基的結構，主要可以分為：單純醚、酚醚、環醚、冠醚。一般在精油中看到的醚類，通常屬於酚醚與環醚，這些結構的產生可以從醇類或酚類衍生而來。

── 這兩種醚類在精油中作用差異較大，因此在精油四象限中，將之分為氧化物與酚醚二類。酚醚又稱芳香醚，主要是由苯環接了甲氧基（methoxy）而形成，在命名上甲氧基可譯成甲基醚，而精油當中的酚醚結構，許多命名會以甲基醚ＯＯ酚為主，這是因為苯環與甲氧基之間的關係。

── 醚類是一個較大的類別，甚至可以包含一些呋喃與吡喃衍生物，但一般所稱的醚類，都是指「酚醚類」，這點需要注意。而關於氧化物類，將在 P.147 中詳細說明。

── 精油中的酚醚類通常對於神經失調具有相當大的助益，這個分子會使末梢神經系統放鬆，又能激勵中樞神經系統，且對於肌肉有放鬆的作用，能有效緩解肌肉組織痙攣，有時比酯類更為強勁。有趣的是，酯類的英文Ester，其實是由醚類英文變化，酯類的官能基中，確實也帶有醚基。

── 雖然它具有放鬆作用，但它是不折不扣的陽性分子，坐落於四象限的三、四象限之間，具有風與火的特性。酚醚類的元素特性展現在對神經系統的激勵之上，它能夠展現風元素的方向性，同時又兼具火元素的激勵特質，給予結構上的機能強化，幫助過於虛弱疲乏的神經系統恢復活力，使神經傳遞訊息的能力趨於平穩。當然，這是正常使用的情況下。

—— 酚醚類的精油在使用上少量就能夠達到效果，如果使用過量反而會逆轉作用，甚至會有致幻性與致癌疑慮，安全性的疑慮較高，因此使用含酚醚類較高的精油時，切記要低劑量使用。

酚醚類精油常見處理問題

神經失調、平衡神經、神經衰弱型失眠、
部分具類似雌激素效益、緩解經痛、
抗心臟和呼吸道與消化道痙攣、抗病毒。

含有較多酚醚類的精油

洋茴香 *Pimpinella anisum*（90至95%）
熱帶羅勒 *Ocimum basilicum* CT methyl chavicol（65至90%）
肉豆蔻 *Myristica fragrans*（15至90%）*
甜茴香 *Foeniculum vulgare*（60至85%）
龍艾 *Artemisia dracunculus*（60至75%）
平葉歐芹 *Petroselinum crispum*（50至65%）

＊肉豆蔻精油可分為肉豆蔻種仁與肉豆蔻種皮精油，前者酚醚類含量約在 15% 上下，而後者種皮則可高達 90%。

常見的酚醚類分子
洋茴香腦(Anethole)

—— 又稱茴香腦、對丙烯基苯甲醚,結構上有順勢與反式兩種,主要存在於洋茴香、甜茴香等精油中,以反式洋茴香腦比例佔優勢。與甲基醚蔞葉酚的結構相似,屬於同分異構物,差異只在丙烯基的雙鍵位置不同。帶有典型且濃郁的八角或茴香氣味,也具有甜味,比糖甜13倍,通常感受令人愉悅。

—— 洋茴香腦被認為有活化神經系統的特質,還有類似雌激素作用,具催乳效益,也能鬆弛平滑肌抗痙攣,尤其對於子宮痙攣頗有幫助。在研究中,洋茴香腦有抗菌、抗真菌的特性,以及抑制寄生蟲的作用。另外,它對於抗病毒也頗具效果,流感期間或可作為預防。

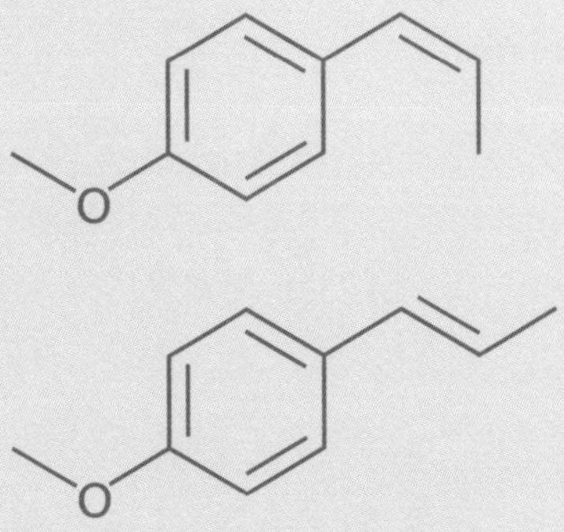

順式洋茴香腦(上)與反勢洋茴香腦(下)

常見的酚醚類分子
芹菜腦(Apiole)

—— 芹菜腦是一種帶有芹菜香料氣味的分子,主要存在於歐芹中,可高達20%,芹菜籽也會少量出現。芹菜腦在動物實驗中存在較高的致癌風險,也具有較高的肝腎毒性。

—— 可以作為調經劑,對經期混亂有所幫助,但因有流產風險,所以孕婦禁用。雖然是較為危險的分子,可是同時也具有抗腫瘤的特性,其他還有抗真菌作用,主要為黃麴菌。

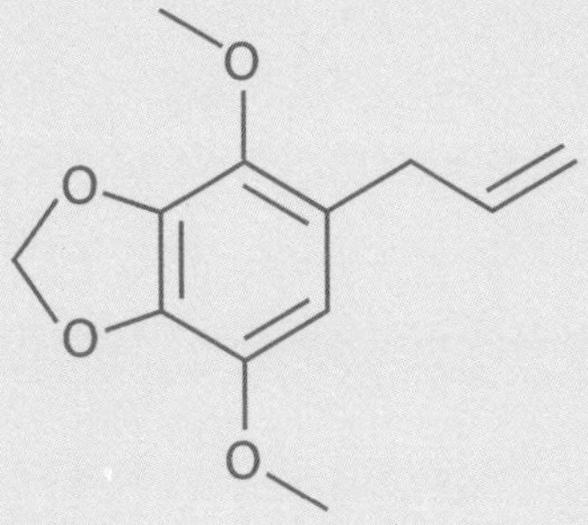

芹菜腦

常見的酚醚類分子

細辛腦（Asarone）

—— 又稱為細辛醚，主要有α-與β-兩種構型，具有刺鼻的香料味，讓人想到芥末，在馬兜鈴科、天南星科植物與菖蒲精油當中大量出現，偶而可在胡蘿蔔籽精油中發現微量成分（可能是受污染的樣本）。

—— 雖然這個分子也被認為具有較高的毒性，但在研究中發現它能抗帕金森氏症與阿茲海默症，也能抗癲癇；在動物實驗中對受損的脊椎具有保護作用，而且也能夠抗癌症。

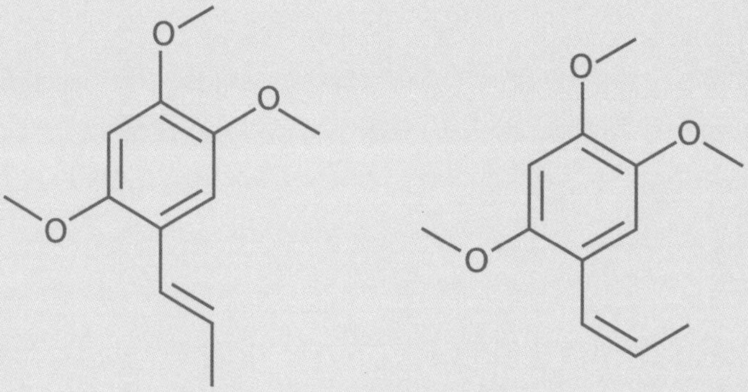

α-細辛腦（左）與β-細辛腦（右）

常見的酚醚類分子

蒔蘿醚（Dillapiole）

—— 帶有蒔蘿的香料氣息，主要存在於蒔蘿當中。與芹菜腦同為異構物，但是蒔蘿醚的危險性被認為較低，在動物實驗中沒有致癌風險，但與芹菜腦一樣，都有導致流產的可能，因此孕婦應該要避開含有這類分子的精油。

—— 能保護因酒精而受損的胃壁，達到抗發炎作用。這也是一種殺蟲劑，能對付孑孓以及抗瘧原蟲。

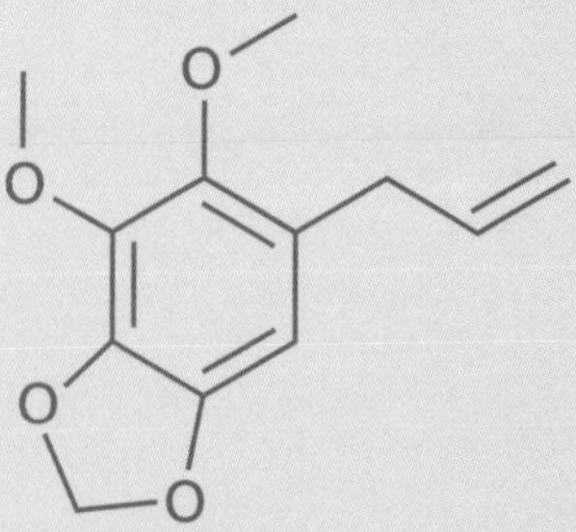

蒔蘿醚

常見的酚醚類分子

欖香脂素（Elemicin）

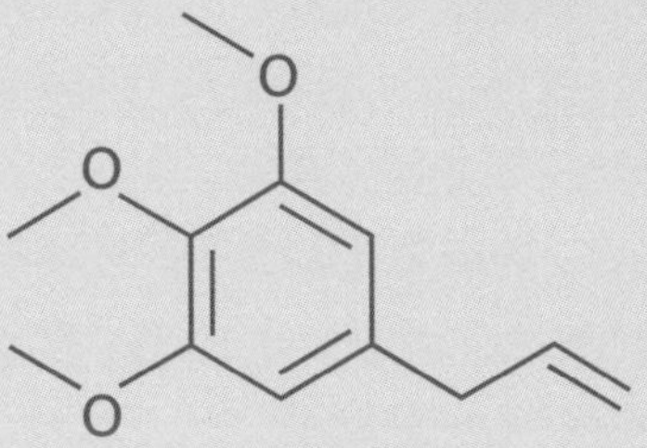

—— 又稱欖香素、欖香脂醚，在結構上有三個甲氧基，具有特殊的香料與樹脂氣息，可在欖香脂（*Canarium luzonicum*）中發現。在作用上能抗乙醯膽鹼，屬於一種天然的乙醯膽鹼抑制劑，對於乙醯膽鹼過多造成的症狀可能有幫助，例如抗肌肉痙攣。

欖香脂素

常見的酚醚類分子

甲基醚蔞葉酚（Methyl chavicol）

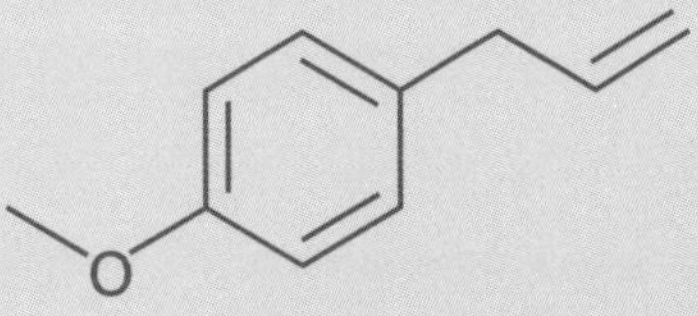

—— 又稱艾蒿腦、艾蒿醚、甲基蔞葉酚，主要存在於熱帶羅勒、甜茴香等精油中，具有強烈的香料氣味。以往被譯為雌激素腦，這是因為甲基醚蔞葉酚的另一個英文為estragole，與雌激素的英文estrogen類似，但其實這個字根是以「龍艾」的法文名而定，所以，即便被認為具有雌激素作用，實際上並不是雌激素，翻譯成雌激素腦是嚴重的錯誤。

—— 在芳香療法中，被認為具有抗病毒、抗痙攣、提振神經系統、促進嗅覺靈敏度的作用，同時能鎮定末梢神經與激勵中樞神經。

—— 這個成分被認為有一些潛在風險，在歐盟的建議中，應該減少對幼童、孕婦與哺乳期婦女，以及特定過敏人士的使用。

甲基醚蔞葉酚

常見的酚醚類分子
甲基醚丁香酚（ Methyl eugenol ）

── 又叫甲基丁香酚，可由丁香酚的羥基轉成甲氧基而形成的分子，比起丁香酚更帶有香料與花香氣息，被認為具有費洛蒙作用，但卻是毒性較高的物質，因此也受到管制。一般存在於花朵精油中，例如玫瑰、白玉蘭等。

── 撇除毒性問題，一般認為此成分具有抗真菌活性，還有不錯的麻醉止痛效益。在動物研究中，也能改善腸缺血／再灌注之損傷。另一個異構體為甲基醚異丁香酚（Methyl isoeugenol），也會出現在某些花香精油當中，例如晚香玉、水仙等。

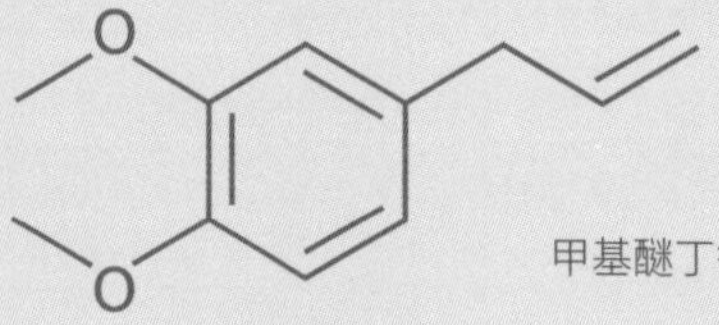

甲基醚丁香酚

常見的酚醚類分子
肉豆蔻醚（ Myristicin ）

── 這種帶有肉豆蔻強烈香料氣味的分子，能帶來精神的刺激與愉悅感，主要存在於肉豆蔻（*Myristica fragrans*）中，某些醚類成分較高的精油也可能少量存在。

── 具有抗乙醯膽鹼的作用，在實驗中也呈現出抗氧化、抗腫瘤的特性，同時也是殺蟲、抗蟎劑。但是這個結構本身也具有致癌性，甚至是致幻性，在肉豆蔻種皮精油中大量存在，應用上必須小心。

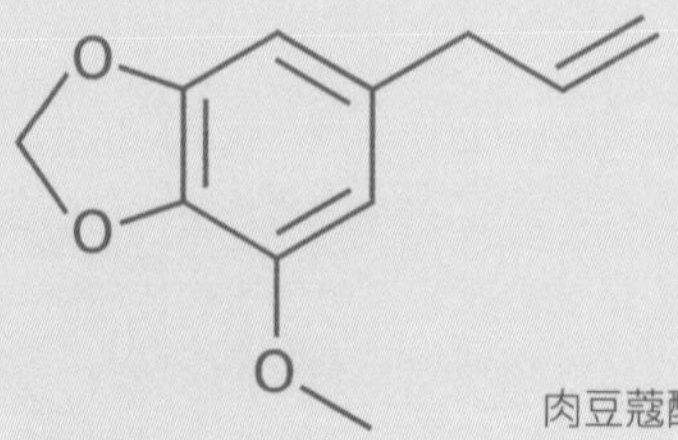

肉豆蔻醚

肉豆蔻醚──讓西方人又愛又恨的香氣

說起肉豆蔻，這可是主宰了西方大航海時期最重要的香料之一，西方人對它趨之若鶩，當然也因此造成了許多殖民掠奪的悲慘歷史。但歷史暫且不論，不如思考一下，為什麼西方人對肉豆蔻情有獨鍾？

原因正是「肉豆蔻醚」，這種具有致幻性的成分。

肉豆蔻有肉豆蔻種皮（Mace）與種仁（Nutmeg）兩種型態，兩種都能在香料市場中找到，兩種也都有精油，但一般使用的都以種仁為主──種仁精油通常被認為比較安全，這是因為種仁精油當中所含的肉豆蔻醚通常會低於15%，而種皮精油則可能高達90%。

這個成分氣味非常強烈且刺鼻，是一種強烈的香料味，甚至帶點奇特的人體麝香體味感，粗獷、陽剛但也具有溫暖的感受。只是對於習慣柔和且細緻氣味的我而言，肉豆蔻醚的氣味，簡直就像是在向我挑釁，想要懾服我的鼻子與精神──像極了原始部落的男性，拿著長矛耀武揚威，讓人既害怕又生氣，卻因為極度驚恐，在神經反射的反應下，只能呆立在那兒。

肉豆蔻醚具有很強力的安神效益，傳統上會用於助眠，同時也有很強大的止痛效益。不過，這個成分也有可能使你High起來，所以現在竟有很多人拿肉豆蔻來替代某類毒品，原因就在於肉豆蔻醚能讓人在某個程度上感受到情緒高漲、精神愉悅、放鬆，甚至是帶來脫離現實的快感。

想當然耳，這樣的作用肯定會產生某些不良反應，常見的大概就是口乾舌燥、頭暈目眩、心悸、全身無力、肌肉痙攣、情緒控管變差、智力暫時下降等問題，嚴重則有可能造成死亡，並且確實有吃了肉豆蔻而死亡的案例；這些還不是使用精油造成的，而是作為香料粉末添加在食物中造成的。也因此，有些國家設法禁止使用肉豆蔻，但似乎也都沒辦法阻擋人們對它的喜愛。

確實，含有較高肉豆蔻醚的精油，在芳香療法中不常使用，也會耳提面命講述其危險性質。但含有肉豆蔻醚的精油，通常在緩解疼痛上有非常大的幫助（如胃痛或經痛）；有些成分對人體雖然有害處，但適當應用下也能成為良藥。是毒是藥，端看自己如何應用，以及自己適不適合使用。

總而言之，現代許多人為了體驗所謂的「肉豆蔻高潮」（nutmeg highs），實在是濫用了這種香料，那些後果有時不是自己能承受的，若是傷害到了自己，真是得不償失！最後也有可能讓這極具療癒特質的香料從此被禁。

常見的酚醚類分子

黃樟素（Safrole ）

—— 黃樟素清新、刺鼻，帶木質香，類似沙士（英文：Sarsaparilla或Sarsi，以墨西哥菝葜為原料的飲品）氣味。含有黃樟素的植物主要以牛樟（*Cinnamomum kanehirae* Hayata）、荖藤（*Piper betle*）為主，樟樹的果實中也會含有此成分，因此有時在樟樹精油中能發現少量存在。

—— 這是一種被認為具有強烈毒性的分子，在動物實驗上呈現出很強的致癌性，最近的研究也顯示，高比例的黃樟素，可能造成更高的癌症風險。黃樟素在多數國家都被列為管制品，其原因除了潛在致癌性外，它也是製作毒品（MDMA等）的原料。

—— 在研究中，黃樟素具有抗高血脂、高血糖，以及促進巨噬細胞吞噬癌細胞的作用，不過這些作用都僅是初步研究。

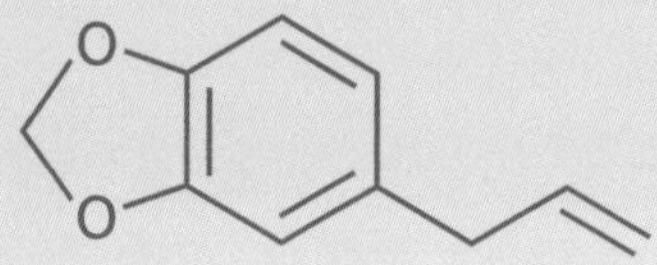

黃樟素

氧化物類 Oxides

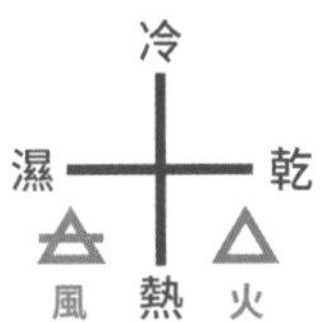

象限：　介於第三與第四象限之間

元素特性：　風、火元素／強勁且快速，先冷後熱

安全性：　用量過度可能會造成氣管痙攣、皮膚乾燥與過敏，大量口服可能對肝臟造成傷害。

── 若依照化學結構來看，一切含有氧原子的分子，都可以被稱作氧化物，但是芳香療法中所稱的氧化物，是專指環醚類的結構，不具有苯環，通常為萜類架構。在分子命名上，也確實能看見這類分子以Oxide命名的結構，因此將其從醚類中特別分類出來，是芳療中刻意的分類。再說得精細些，「氧化物類」所指的結構，一般都是由萜類通路轉化而成的環醚類，與走苯基丙烷通路的酚醚類做了區隔。

── 雖然統稱是醚類，但氧化物類與酚醚類在性狀作用上，有著不小的差異，大多數氧化物類的分子會比酚醚類安全，且作用上也相當不同。

── 在精油四象限中，氧化物類界於三、四象限之間，具有強大的陽性特質，在許多精油當中都可以看到這類成分。你或許可以發現，含有氧化物類的精油都有個共同特色，就是抗感染能力，同時也會具有激勵身體機能的效果，尤其對於呼吸道病毒感染。這些精油常被拿來作為激勵身心、或回復身心清爽的最佳精油。

── 精油中的氧化物類，約九成都指1,8-桉油醇。這個分子氣味刺激衝鼻，微量的氣味也會讓精油帶有清新感，常使人精神為之一振。具有促進循環、促進紅血球帶氧量的作用，能強化身體代謝速率；有收斂、排除或收乾過多黏液的效果；對於抗病毒與空間淨化也有強大的作用。這種成分常用在喉糖或是某些強調提振精神的口香糖當中，目的就是為了達到紓緩喉部或是提振精神的效果。

── 氧化物類擁有調整身體代謝的作用，對於暗沉、角質厚的皮膚有一定的幫助，能讓皮膚煥然一新，尤其適用油性膚質。而它幫助收斂的效果，加上調整身體代謝的作用，對於代謝緩慢的人而言，具有強化身體代謝的能力。

── 雖然氧化物類主要以1,8-桉油醇為主，但仍能看到某些精油帶有獨特的氧化物結構，尤其是倍半萜氧化物類。這類成分在感受上，可能與一般認知的氧化物不同，多數氣味是更為清淡的、較無存在感的，像是沒藥醇氧化物、丁香油烴氧化物（Caryophyllene oxide）等。這些分子雖然比較大，但感受上通常沒有其他倍半萜類那樣笨重，仍然有著輕盈的特質，且會有一定的生物活性。

── 在精油四象限中，氧化物類與醚類所在的位置與酚醚類重疊，皆屬於風與火元素之間。依照性狀而言，它偏向風元素的作用，而且是較為強勁的風元素，如同一陣強風吹來，馬上能感到空氣快速流動，因此它能立即性的提振身心狀態，但較不持久──這也反應了氧化物類的精油適用於症狀前期，若長期使用則較看不出效果。

── 由於介於風與火之間，它的特性會帶有些許火元素的特質，主要是在「迅速更新」的作用上；但這種特質，仍舊是比較類似風元素帶動火元素的運行。

氧化物類精油常見處理問題

咳嗽多痰（乾咳者可能不適用）、對抗感冒（一般感冒或流感前期）、氣管發炎、鼻塞、鼻竇炎、精神萎靡、頭暈、頭痛、低血壓、腹瀉（包含感染型腹瀉）、脹氣、肌肉與骨骼關節僵硬造成的損傷（如發炎疼痛）、強化神經系統（激勵作用、澄清思緒、強化邏輯與理解力）、強化代謝（皮膚更新、強化荷爾蒙作用、促進循環、幫助體液流動）。

含有較多酚醚類的精油

藍膠尤加利 *Eucalyptus globulus*（60至80%）
澳洲尤加利 *Eucalyptus radiata*（60至75%）
桉油樟 *Camphora officinarum* CT 1,8-cineole（60至75%）
史密斯尤加利 *Eucalyptus smithii*（70%）
白千層 *Melaleuca leucadendra*（70%）
五脈白千層（綠花白千層） *Melaleuca quinquenervia*（60至70%）
高地牛膝草 *Hyssopus officinalis* var. *montana*（50至60%）
桉油醇迷迭香 *Salvia rosmarinus* CT 1,8-cineole（40至60%）
豆蔻 *Elettaria cardamomum*（30至40%）
月桂 *Laurus nobilis*（30至40%）

常見的氧化物類分子

1,8-桉油醇（1,8-Cineole）

── 又稱1,8-桉樹腦、白千層醇、尤加利醇、桉葉油醇、桉樹醚等，英文也稱為Eucalyptol、Cajuputol等。雖然被稱作「醇」，但不是醇類，而是不折不扣的氧化物（醚）類，在命名上其實用1,8-桉樹腦（醚）可能會正確些，但在芳療中習慣了桉油醇的稱呼，因此在這裡也不進行更動。

── 1,8-桉油醇氣味帶有類似薄荷的清涼、胡椒的刺激感，整體展現嗆涼的味道。這成分在許多精油當中都可以見到，主要見於樟科、桃金孃科植物，在部分唇形科、薑科的植物中也能發現一定的含量，其他植物則含量較低。

── 常作為各種食品與香料的風味劑，尤其是口香糖與喉糖。除了上述的作用外，亦能作為除臭用途。絕大多數含氧化物的精油都屬於這種結構，是氧化物類的代表。相關研究豐富，作用可參考「氧化物類」的介紹。

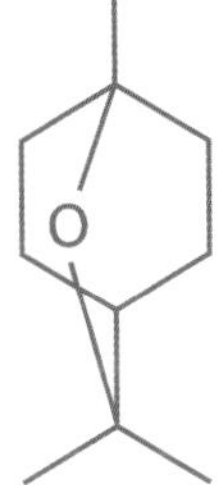

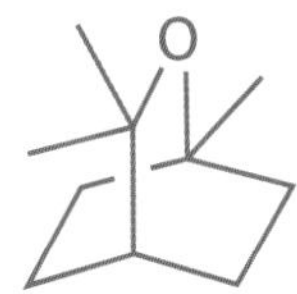

1,8-桉油醇的
平面與船型結構

1,8-桉油醇——一巴掌打在你臉上的暢快精神

大家是否看過提神口香糖的廣告？告訴你一嚼馬上有精神！那種突如其來的嗆涼感，讓精神不得不為之一振，是的，這類口香糖裡面，正含有大量的1,8-桉油醇。其實不僅是口香糖會添加，許多的喉糖也會有這個成分，因為這個成分就是會讓你感受到一陣衝涼，不僅精神來了，喉嚨卡痰、腫痛的情況，似乎也能夠獲得暫時緩解，整個通道似乎都暢快了。

許多人一開始聞到1,8-桉油醇的氣味時，會馬上聯想到清涼的薄荷。確實這氣味與薄荷醇會有那麼一點像，而且1,8-桉油醇在接觸身體時，也會讓你有涼意十足的「錯覺」；但這個分子與薄荷醇不同，其實不太會讓你感受到真正的涼感，只是那一瞬間的衝擊，讓人不得不去聯想清涼的感覺。

1,8-桉油醇是一種重要的食品香料，主要來源是尤加利一類的植物。這種分子的研究頗多，像是抗病毒、抗菌的實驗等。不過它的氣味太直接，對許多人來講，使用含有大量1,8-桉油醇的精油時，一開始就會感到身心不適。

為何有人會感到不適或厭惡感？這是因為一般人對1,8-桉油醇的認知，大多直接來自藍膠尤加利。它所含的1,8-桉油醇可以高達80%，而且還含有一定比例的松油萜，讓氣味更衝腦門，甚至可能含有少量纈草醛（Valerenal），讓整體氣味更加「獨特」，降低了許多人對它的接受度。

也不是所有含有1,8-桉油醇的精油都會讓人感到不適，有些精油就顯得「還算愉悅」，例如桉油樟或澳洲尤加利，這類精油當中含有一定比例的α-萜品醇，反而讓這類氣味變得相對溫和，較易讓人接受。芳香分子的協同就是這麼有趣，在不同比例的各種分子結合下，結果有時候也會相差甚遠。

話說回來，這個分子的氣味仍然是強力的、具有穿透力的。畢竟瞬間就讓你有精神，這肯定不會是那種聞起來柔美的氣味；當然，也不可能像是阿摩尼亞（氨）這種一聞到瞬間變成《驚聲尖叫》電影般恐怖情節的氣味。

不過，多數人對這種味道不存在喜惡問題，有些人會喜歡僅是因為聞了有精神，容易感到精神不佳的人，在當下會想狂吸提神。某些情境下，因為身體疲累、死氣沉沉，總覺得大腦血流量、氧氣獲取不足，1,8-桉油醇確實能給予一種清新、暢快、活過來的感覺。這是一種生理需求，需要用腦力工作、時常頭暈腦脹的人可能會比較愛用。

這也是為何總有人形容這種分子輕盈而穿透。但要說1,8-桉油醇輕盈的話，也有點奇妙，要達到抽刀斷水般迅速有力道，明明就該很猛力，但這分子確實又能讓人感到蜻蜓點水般的氣息，聽起來實在很矛盾；不如換個形容，好比1,8-桉油醇迅速賞了人一巴掌，力道強猛，讓人瞬間清醒，而這一巴掌的力道卻又瞬間消失，讓人有種飄飄然的感受，甚至產生想要再來幾巴掌的快感……聽起來還真有點變態，不是嗎？

總之，1,8-桉油醇確實是讓人感到自由自在、來去如風的芳香分子，有時情緒深陷泥沼，聞到這個氣味，當下就能飄了起來。

常見的氧化物類分子
沉香呋喃（Agarofuran）

—— 屬於倍半萜氧化物，為沉香的主要氣味來源之一，是較為獨特的分子，具有深沉的煙燻木材香氣。天然型態下主要有α-沉香呋喃、雙氫-β-沉香呋喃兩種結構。

—— 具有保護神經系統（避免澱粉樣蛋白累積）、抗焦慮、抗發炎的特性。

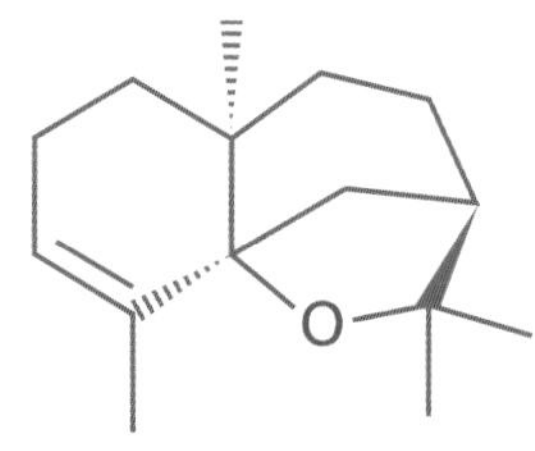

α-沉香呋喃

常見的氧化物類分子
沒藥醇氧化物（Bisabolol oxide）

—— 是一種倍半萜氧化物，主要有A與B兩種構型。存在於德國洋甘菊中，比起德國洋甘菊內的其他分子，沒藥醇氧化物的味道較為清淡，帶有一點苦味。雖是一種氧化物，但作用上較似其他倍半萜類，不太具有刺激性，相對而言溫和許多。

—— 在芳香療法中，被認為具有溫和抗發炎的作用，同時也被實驗證實能誘使腫瘤細胞凋亡。

沒藥醇氧化物 A（左）與沒藥醇氧化物 B（右）

常見的氧化物類分子
沉香醇氧化物（Linalool oxide）

—— 又稱芳樟醇氧化物，是沉香醇氧化後形成的氧化物，氣味似沉香醇，有花香感但更有上揚、清新的草香感。高地牛膝草當中可能含有大量的沉香醇氧化物，在桂花當中也常有一定分量，其他含有大量沉香醇的精油中，也能看到少量或微量存在。
—— 具有抗病毒的作用，同時能活化氣管纖毛的運作，也具有抗焦慮、抗癲癇的特性。除此之外，它還能抗福馬林（Formalin）所造成的傷害。

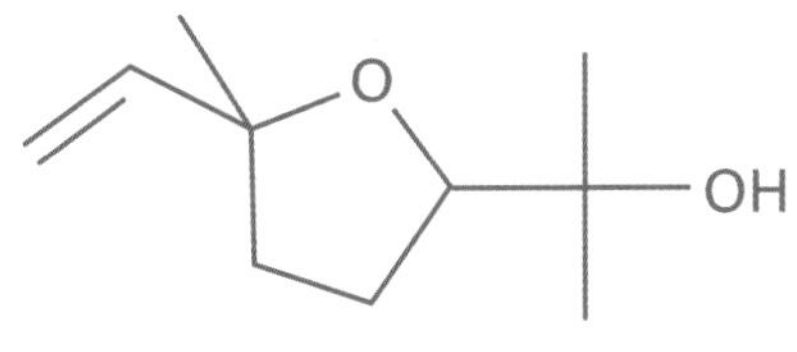

沉香醇氧化物

常見的氧化物類分子
玫瑰氧化物（Rose Oxide）

—— 又稱作玫瑰吡喃、玫瑰醚，在天然的植物體同時具有順勢、反式與左旋體、右旋體四種構型，為香茅醇的另一個氧化型態，通常是含大量香茅醇的植物，在植物體產生發酵情況所形成。
—— 在玫瑰與天竺葵精油中微量存在，雖然微量，卻是決定氣味的關鍵，明明帶有些許水果的香氣，卻多了草莽與瀟脫的氣息，其中天竺葵含量較多，也讓天竺葵的氣味多了些「霸氣」。
—— 被認為具有抗發炎、促進淋巴管功能，以及抗紫外線影響下的皮膚老化作用。

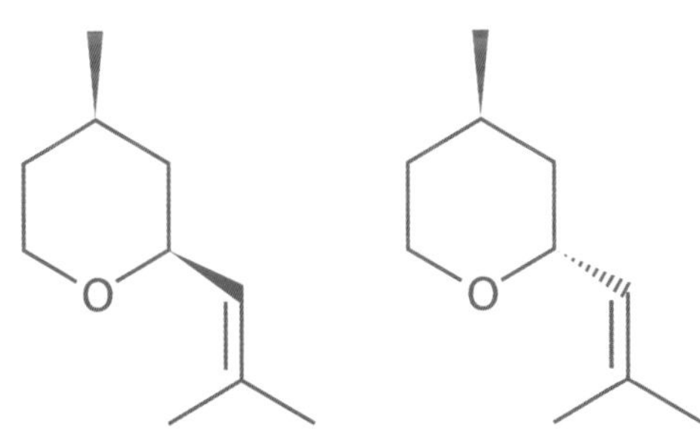

左旋順勢玫瑰氧化物（左）
左旋反式玫瑰氧化物（右）

酚類
Phenols

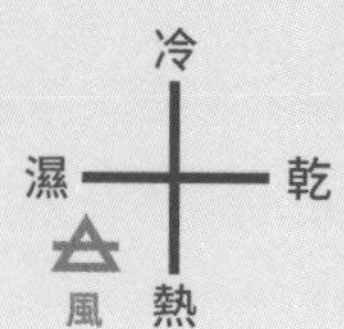

象限：　　**第三象限**

元素特性：**風元素／強壯有力量、強勁的推力，強化行動力**

安全性：　**具有極高的皮膚黏膜刺激性，大量口服可能損害肝臟。**

── 酚類在精油中通常有兩種基礎結構：萜烯為架構的酚，以及苯丙基為架構的酚。這兩種酚的特性類似，但後者可能會有更強烈的作用，副作用也更加明顯。

── 酚與醇的結構非常類似，都是帶有羥基的分子，同時在精油四象限中，也都屬於第三象限的分子，且在結構與命名上字尾都是-ol，這常會讓人搞不清楚，以-ol結尾的名稱到底是哪種大類，必須從結構來看兩者的不同。

── 酚類結構的羥基是接於苯環之上，因此只要說到酚類，就知道這個結構必然有苯環。但是，我們時常會認為，只要結構式中有苯環並帶有-OH官能基的分子就是酚類，但其實這是錯的──這是因為酚的羥基必然接在苯環上，而帶有苯環的醇類，羥基則接於非苯環的碳鏈上，所以在辨識上，必須留意它的官能基所接的位置落於何處，才不會有酚與醇傻傻分不清的狀況發生。簡單來說，可以把「酚」當作是一整個官能基（苯環＋羥基）看待，這樣就不會搞錯到底是醇還是酚了。

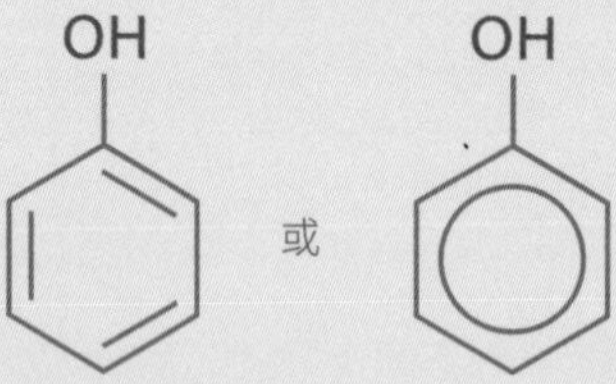

OH　　或　　OH

酚類的基本架構：苯酚（Hydroxybenzene，又名石碳酸），這種分子常被用於公共場所的消毒用劑，但本身刺激性極強，很容易造成皮膚極大的刺激性。

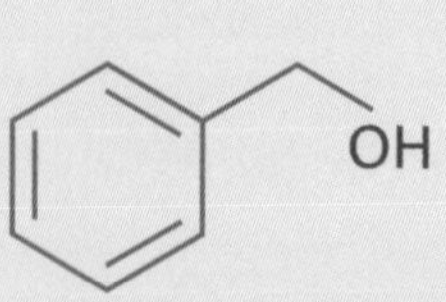

OH

芳香醇類或苯基醇類（圖為苯甲醇）看似酚類，但因為 -OH 官能基並非接在苯環，而是位在甲基上，所以並非酚類。

—— 根據研究，植物中所含的酚類，大多數有著強大的抗氧化能力，能幫助身體抗老化，同時對於病菌有廣泛的殺菌力，所以這類精油可說是天然的抗氧化與抗菌劑。不僅如此，酚類同時能強化循環系統，並且激勵免疫系統，使全身細胞能充分工作，讓身心都能得到一股衝勁。所以，酚類很適合用在一時體虛或大病初癒後將回復體力的人身上；但若身體需要休息才能回復活力的話，酚類精油就必須謹慎使用，以免身體因為酚類的刺激，反而造成體力與能量的快速耗盡。另外，有自體免疫系統問題的人，也要留心使用這類精油。

—— 雖然酚類的作用強大，但它容易刺激皮膚與黏膜，有可能造成接觸性皮膚炎或是黏膜受損的問題，而且如果長期大量口服，也有可能損害肝臟！還好這類精油本身氣味強勁，所以在使用上自然會降低劑量，或是與其他精油搭配使用；所以只要避免口服，以及低劑量使用，就不會造成太多問題。

—— 擁有強大能量的酚類，具有強化、驅動與釋放身心能量的作用，很適合做事裹足不前、或面對某些事感到膽怯而無法前進的人。這類人有可能長時間缺乏運動，在身體缺乏活動力的情況下，造成四肢關節脆弱、肌肉僵硬甚至萎縮，容易發生扭傷、拉傷、關節發炎等問題。對筋骨缺乏活動而僵硬、脆弱、易受傷的人而言，酚類的即時療癒效果非常好。另外，對於身體較冷，或是針對女性性冷感、男性性無能等問題，酚類精油通常是很好的滋補劑，若你有性事上的困擾，不妨評估身體狀態去使用酚類精油。

—— 一般人使用酚類精油，會著重於生理之上，容易忽略其心理療效，這是因為酚類的生理作用太過於強悍，但其實酚類精油的心靈作用也很強大。許多花香類精油當中，多有微量酚類存在，這是花香精油能充滿奔放活力的原因之一，也讓這類花香精油特別能讓我們感到溫暖與敞開心房。所以，若你總是處於幽暗陰冷的情緒當中，想脫離卻沒有動力走出這情緒時，酚類精油就像是讓你走向光明的推手，使我們堅持走向光明坦途，這樣的動能可讓人生出無比的信心與行動力，尤其在面對生存議題時，總有意想不到的效果。

—— 在第三象限的酚類，不論是在結構上或是在功效上，都有類似單萜醇類的地方，兩者同屬風元素，都能為身體帶來活力感，尤其是對免疫系統的幫助；但是酚類的作用更為強勁，不若單萜醇類的溫和。酚類像是跑百米賽跑的運動員，爆發力十足；而單萜醇類就像做有氧運動，雖然爆發力沒有酚類強，卻可保持溫柔的力量。

—— 酚類也是一把兩面刃，一不小心就會造成傷害，也因如此，造成許多人對酚類精油的誤解，認為酚類精油很危險，不應該使用。其實只要放低劑量、避免長期大量使用，它對人體每一個部位、甚至是皮膚系統都有幫助。

酚類精油常見處理問題

殺菌、抗黴菌、抗病毒、肌肉骨骼痠痛、關節炎、腸胃不適（消化不良、感染）、循環不良（手腳易冰冷等）、精神萎靡、免疫系統低落、性冷感、（生理）性無能。

含有較多酚類的精油

野馬鬱蘭 *Origanum vulgare*（75%）
丁香花苞 *Syzygium aromaticum*（70%）
錫蘭肉桂葉 *Cinnamomum verum*（70%）
冬季香薄荷 *Satureja montana*（60至70%）
百里酚百里香 *Thymus vulgaris* CT thymol（40至60%）

常見的酚類分子
香芹芥酚（Carvacrol）

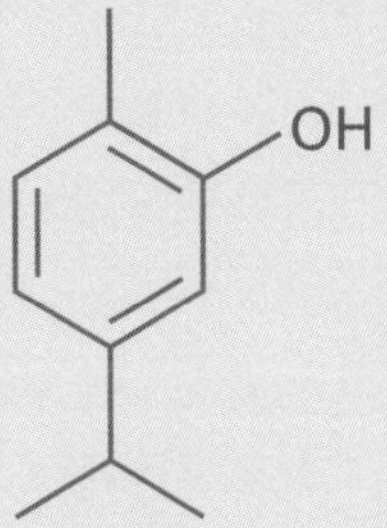

—— 又叫香荊芥酚、旱香芹酚、香芹酚，不過香荊芥酚是錯誤的命名，但芳療中最常用。屬於萜烯酚類，與百里香酚為同分異構物，氣味相似，感受卻比百里酚更溫暖些。主要存在於野馬鬱蘭、冬季香薄荷與百里香中。

—— 具有強大的抗感染、抗氧化與降血脂作用。作用接近百里酚，但香芹芥酚的刺激性可能更強些，使用上需要注意劑量問題。

OH

香芹芥酚

常見的酚類分子
丁香酚（Eugenol）

—— 又稱丁香油酚、丁子香酚，主要有兩種異構物的構型，是比較特殊的分子，在苯環的結構上，不僅有個羥基，還有一個甲氧基。帶有刺鼻的香料味，氣味較為粗曠且刺激，會用於牙科麻醉，常使人聞其氣味就想到牙痛。主要存在於錫蘭肉桂葉、丁香花苞等精油中，異丁香酚則會帶有些許花香調性，常微量存在於某些花香精油當中；不管是哪一種，它的氣味都是辛香刺鼻的，大量使用時應該注意對身體的刺激性。

—— 除了麻醉止痛的作用外，也是抗氧化、抗血脂、抗感染的能手。

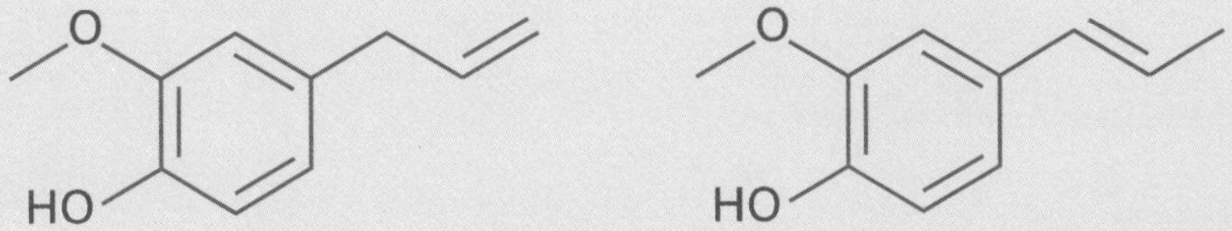

O HO　O HO

丁香酚（左）與異丁香酚（Isoeugenol）（右）

一聞就感覺牙疼的「丁香酚」

在許多花朵精油當中，都可以看到丁香酚少量存在，它是構成花香氣味的重要分子，即便少量，也能為花香添加一分豔麗與奔放。但是當你聞到丁香酚的時候，那氣味會讓人想到牙醫以及鑽牙的器具，使人心中一凜，突然間覺得氣味讓人不敢親近——尤其對時常要看牙的人而言。

這原因在於牙醫會利用丁香酚的抗菌、麻醉、消炎的特性，來減緩像是蛀牙或拔牙後的神經疼痛，以及預防感染。在生活運用上，確實也可以使用含有大量丁香酚的精油，來暫緩牙痛的問題，但是，丁香酚有較強烈的刺激性，使用上必須特別注意（尤其是小朋友）。

雖然丁香酚的氣味可能會讓你想到牙醫，可是少量的丁香酚，卻能創造花香調性的活躍感與溫暖特質。這成分大量存在於丁香花苞與錫蘭肉桂葉，對西方人來講，丁香花苞是一種溫暖的氣味，常用於冬季聖誕裝飾，或拿來製作香料紅酒。而且，他們似乎特別喜歡與甜橙香氣搭配，讓氣味不那麼刺激，也能修飾丁香酚的粗放感，展現溫暖又甜蜜的滋味。

丁香酚除了少量存在於某些花香精油，有些極具抗感染效益的精油中，可能也有少量存在（例如桉油樟、甜馬鬱蘭等），或許可以從中推論，丁香酚有某種程度上的協同效果，可以使一些溫和對抗感染的精油能力上升。

雖然丁香酚的氣味非常刺激，但是麻醉止痛的效果確實很好。例如，含大量丁香酚的丁香花苞精油，跟一些酯類精油合併使用時，可大幅緩解平滑肌痙攣的情況，加上溫暖的性質，對於女性經痛會有很不錯的效果。確實可以發現，這類比較熱性、刺激的氣味中，丁香酚還是偏向帶有女性溫柔的特質，尤其是丁香花苞精油。

總之，雖然我們總害怕丁香酚的刺激性，甚至是擔憂它的肝毒性，但在適當運用時，丁香酚與許多精油分子都能很好的搭配。只是，想把它調好，也需要點技巧了。

常見的酚類分子
癒創木酚（Guaiacol）

—— 又稱癒創酚，帶有煙燻與咖啡味，與丁香酚一樣都具有甲氧基，可合成丁香酚與香草醛（Vanillin）。主要存在於蒺藜科癒創木屬的植物中，可在癒創木當中發現其蹤跡，澳洲藍絲柏中也有此成分。

—— 具防腐、抗氧化的作用，還能合成止咳藥物，製成染料。

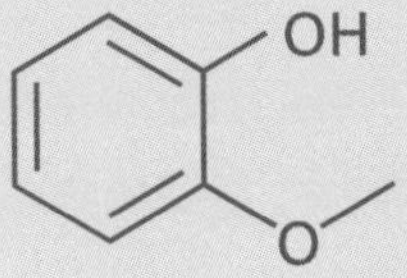

OH

O

癒創木酚

常見的酚類分子
百里酚（Thymol）

—— 又叫百里香酚、麝香草酚，屬於萜烯酚類。典型百里香的香料氣味，辛且刺鼻。對皮膚黏膜有刺激性，使用上需要注意劑量問題。主要存在於百里酚百里香、印度藏茴香（*Trachyspermum ammi*）等植物。

—— 與香芹芥酚一樣，都具有強大的抗感染、抗氧化與降血脂作用。

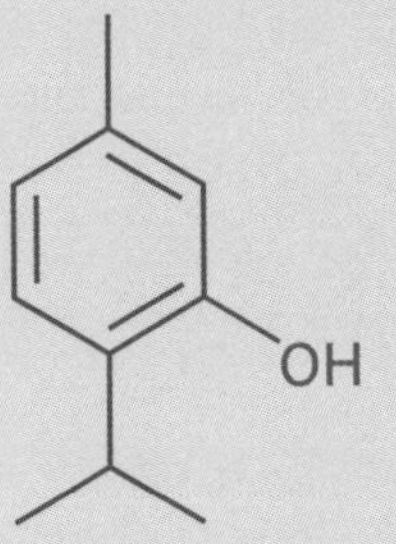

OH

百里酚

內酯與香豆素類
Lactones and Cumarains

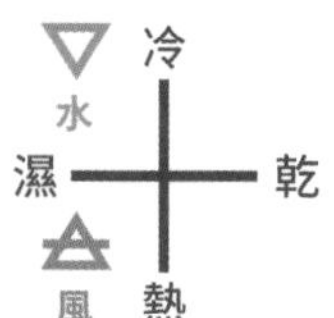

象限：　介於二、三象限

元素特性：　水、風元素／溶解、降溫

安全性：　部分內酯類對皮膚、黏膜有刺激性。長期使用內酯類與香豆素類易造成肝腎代謝問題，大量使用香豆素類可能影響藥物代謝、心跳與凝血。呋喃香豆素具有光敏性。

—— 內酯與香豆素雖然是兩個不同結構的大類，但最基礎的結構便是帶有內酯環。內酯的官能基與酯類相同，與酯類不同的是，內酯是由一個羥基酸內酯化的結果，因此內酯會形成內酯環；且內酯的形成與酯類途徑顯然不同，酯類是酸與醇兩個分子結合，而內酯本身是一個帶有羥基與酸官能基的分子自行結合。

—— 香豆素的結構在內酯的基礎結構上，基本結構是由順式鄰羥基肉桂酸內酯化的結果，因此同時含有內酯環與苯環，算是內酯的衍生結構。若香豆素稠合呋喃環，就會變成呋喃香豆素。可以從下圖中，認識相關結構的型態。

內酯（Lactone）　香豆素（Coumarin）　呋喃香豆素（Furancoumarin）

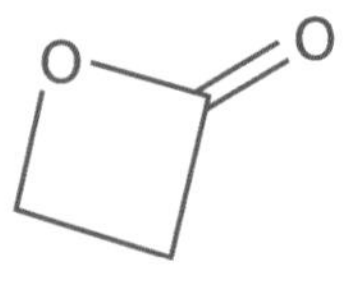

丁內酯

苯並α-吡喃酮

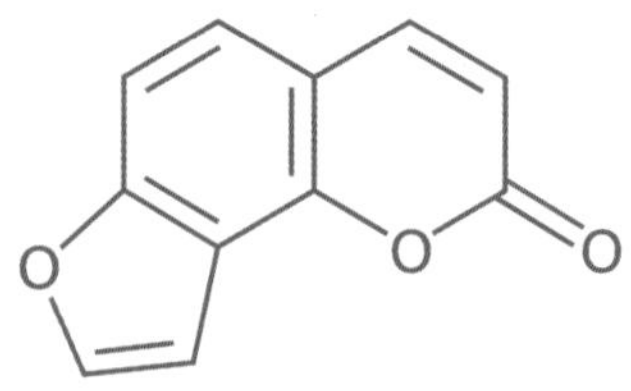

白芷素

——內酯的形成，是羥基酸內酯化造成的，在內酯化的過程中，羥基酸會失去一個H_2O，造成內酯環，如下圖所示：

$$\text{R-CH(OH)-CH}_2\text{-CH}_2\text{-COOH} \xrightarrow{\text{失去 } H_2O} \text{R-}\gamma\text{-lactone (=O)}$$

——在植物體內，內酯類的結構並非單純的萜類或苯丙基通路，也包含著其他合成通路，所以有許多複雜多變的結構，型態與功用各異，較難以統整敘述。這類分子通常較少存在於精油中，在芸香科柑橘屬果皮精油、菊科以及繖形科植物中較為常見。

——內酯與香豆素結構的分子，通常具有明確且強大的藥學屬性。如果歸納它主要的特性，不難發現其具有「溶解」的特質，這會偏向於水元素的特色（例如促進黏液流動、防止血液凝聚、促進循環等）。一般而言，內酯類會偏向第二象限，而香豆素類則偏向第三象限。在風元素的特色當中，主要是較為平緩的風元素，這點與倍半萜醇很類似，都具有柔軟、彈性的特質，以水元素為主加上風元素特性，也反應在內酯類消炎的性質。

——依循生理消炎的作用，對情緒平穩也有相當大的助益，尤其是時常過於暴躁的情緒，甚至是常陷於激動情緒。而呋喃香豆素因為具有光敏的特質，在生理上能夠使皮膚接收更多的紫外線；雖然看似會對身體產生危險，但適量的呋喃香豆素，可幫助心理溶解負面陰暗的情緒，重拾陽光正向的心情。

——這類結構僅需要少量就能有不錯的效果，但必須要注意不同的安全性問題，許多內酯類與香豆素具有刺激性，香豆素類可能阻礙藥物在體內的代謝，加上呋喃香豆素的光敏性問題，使用必須謹慎。不過，一般低劑量外用，基本不會造成太大問題。

——內酯與香豆素的結構型態多變，在作用上更難看出較為統一的說法，這是官能基理論最大的問題，在本大類中最能看出這種理論的顯著錯誤——即便有相同的官能基，但作用有明顯差異，難以統一歸類。

內酯與香豆素類精油常見處理問題

抗痙攣、助眠、抗凝血、降血壓、退燒、消炎、
降低中樞神經過度興奮之反應、調整自律神經

含有較多內酯與香豆素類的精油

- 含內酯與香豆素為主：

芹菜籽 *Apium graveolens*（15%）

- 以內酯為主：

中國當歸 *Angelica sinensis*（40至60%）

大花土木香 *Inula helenium*（30%）

- 以香豆素為主：

零陵香豆 *Dipteryx odorata*（50%）

中國肉桂 *Cinnamomum cassia*（1至8%）

- 以香豆素與呋喃香豆素為主：

萊姆 *Citrus aurantifolia*（2至5%）

香檸檬 *Citrus bergamia*（1.5至4%）

檸檬 *Citrus limon*（1.5至3%）

- 含內酯、香豆素與呋喃香豆素：

圓葉當歸 *Levisticum officinale*（40至55%）

常見的內酯類分子
蓍草素（Achilleine）

—— 常出現在菊科精油當中，但含量都不高，是一種倍半萜內酯，帶有菊科典型的青草氣味。
—— 主要的藥學屬性有抗氧化、強力抗痙攣、舒張氣管、組織消炎、抗敏、安撫鎮靜、養肝利膽、降血壓、調整經血量（經血過多的情況）等特性。

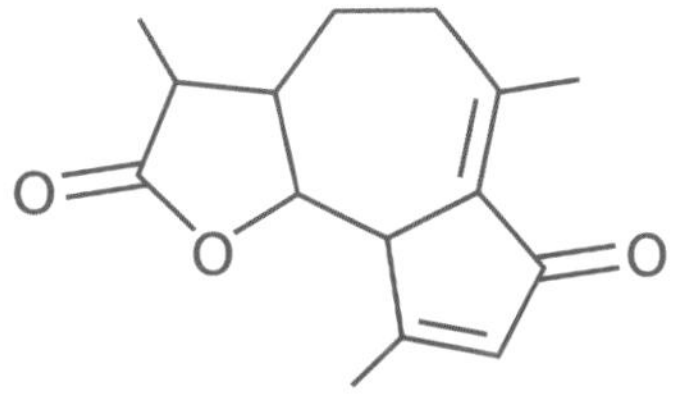

蓍草素

常見的內酯類分子
土木香內酯（Alantolactone）

—— 也叫土木香腦，英文又稱Helenin，有兩種異構物，是一種倍半萜內酯，氣味特殊，主要存在於菊科旋覆花屬植物當中，有特殊中藥香氣。
—— 具有強力的祛痰作用，在研究中有良好的抗格蘭氏菌能力，並能抗真菌與寄生蟲，也具消炎特性，尤其是糖尿病造成的炎症反應。在低濃度的狀態下，它能幫助心血管擴張，但在高濃度的狀態下則會逆轉作用，甚至可能造成嚴重的呼吸道刺激。

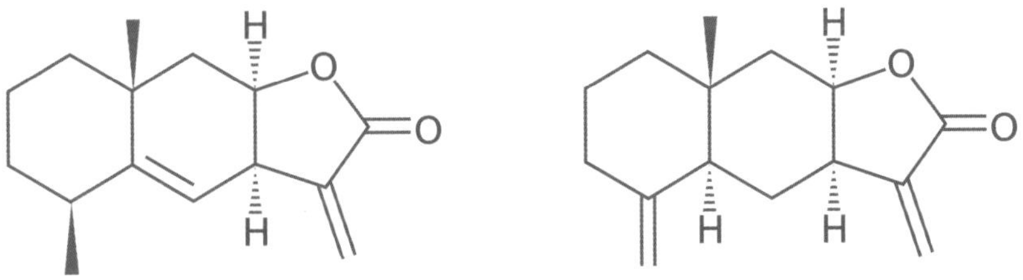

土木香內酯（左）與異土木香內酯（右）

常見的內酯類分子
黃葵內酯（Ambrettolide）

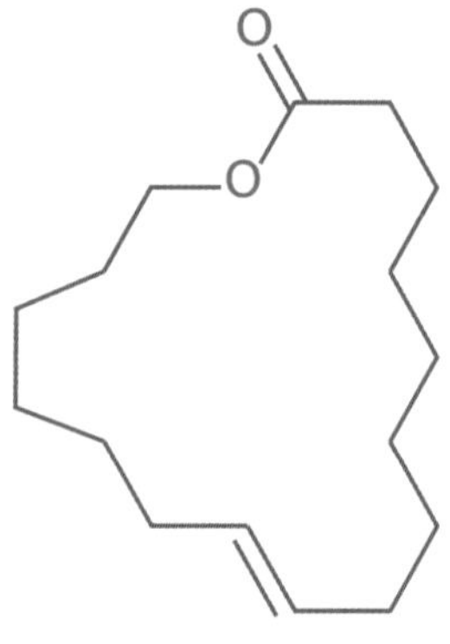
黃葵內酯

——黃葵內酯又稱麝葵內酯，是一種大環內酯，有著麝香調性的氣味，高比例時深沉，低比例時帶有特殊的香皂氣味，主要存在於黃葵籽（*Abelmoschus moschatus*）精油中。

——具費洛蒙作用，能增強吸引力，同時也具有鎮靜、止痛特性。據稱還有壯陽效果，但無法判定。

常見的內酯類分子
歐白芷內酯（Angelica lactone）

——帶有似奶油、椰子的香氣，具動物性麝香感，為呋喃酮衍生物，有α-、β-、γ-三種結構，存在於歐白芷精油中。

——具有調節免疫功能、抗腫瘤的特性。

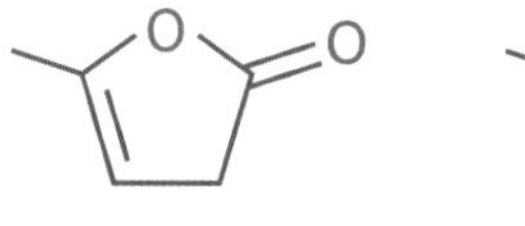
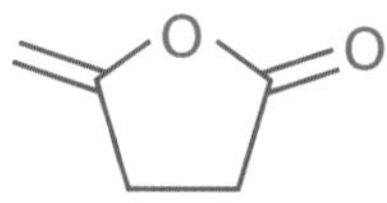

α-歐白芷內酯　β-歐白芷內酯　γ-歐白芷內酯

常見的內酯類分子

丁基酞內酯（Butylphthalide）

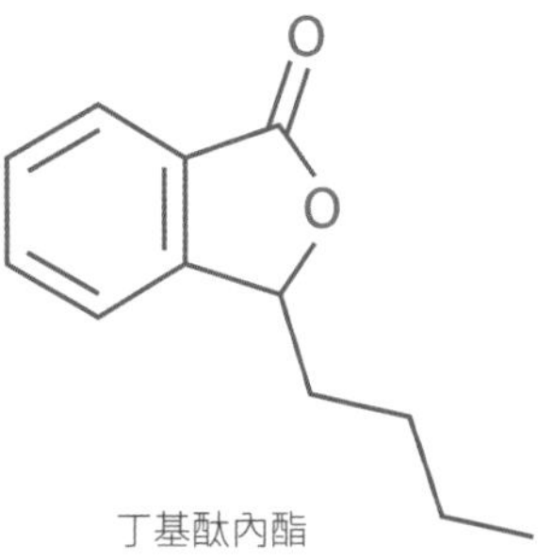

丁基酞內酯

—— 又名芹菜甲素、丁基苯肽，具有香料與中藥的氣息，為苯並呋喃酮衍生物，主要存在於繖形科植物中。

—— 在許多研究中發現，能抗痙攣、抑制子宮收縮、鬆弛氣管平滑肌、抗真菌，與預防血栓性腦缺血疾病。可能會造成流產，孕婦禁用。

常見的內酯類分子

癸內酯（Decalactone）

—— 香料當中常用的芳香分子，有幾種不同的異構體，常見的有 γ-與δ-。具有桃子、椰子的濃郁果香氣味，在桂花精油中少量存在，但能影響氣味展現。

—— 被認為有費洛蒙特性，也具有微弱的抗菌力與驅蟲能力。

γ-癸內酯

常見的內酯類分子

茉莉內酯（Jasmine lactone）

—— 又稱素馨內酯，與素馨酮的通路類似，具有花香、果香與椰香感，可在茉莉、梔子花、晚香玉等花香植物當中微量發現，也是茶香的來源。

—— 在人體作用不明朗，但芳療中認為應該具有費洛蒙效益，以及放鬆精神的特性。

茉莉內酯

常見的內酯類分子

藁本內酯（Ligustilide）

—— 與瑟丹內酯一樣，常見於繖形花科植物當中，結構與瑟丹內酯、丁基酞內酯類似，但非瑟丹內酯的異構物，而是丁基酞內酯的同分異構物。藁本內酯是當歸（*Angelica sinensis*）當中重要的分子，可純化作為藥物使用。

—— 具有鎮定精神、消炎止痛、抗痙攣、抗氣喘、鬆弛平滑肌、提升自體免疫調節功能、補血、促進紅血球生成、保護心腦血管、抗血管栓塞、調節心率、抗腫瘤、抗氧化、抗過敏、抗發炎等特性。

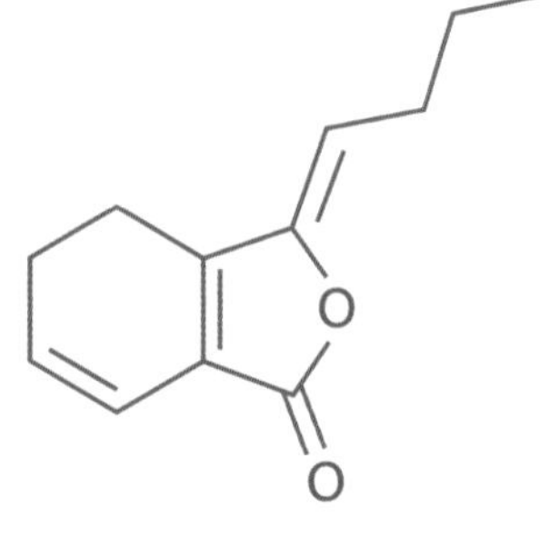

藁本內酯

常見的內酯類分子

檸檬苦素（Limonin）

—— 這是一種有26個碳的大分子結構，屬於特殊的呋喃內酯類，這種成分會讓柑橘類的味道產生苦味。因為結構大，只會存在於壓榨法的柑橘屬果皮精油當中，而種子中的含量更高。

—— 在生理活性上，具抗病毒、保護神經以及消脂的特性。

檸檬苦素

常見的內酯類分子

荊芥內酯（Nepetalactone）

—— 又稱貓薄荷內酯，屬於單萜類的內酯結構，存在貓薄荷（*Nepeta cataria*）當中，對大多數貓科動物具有興奮作用，氣味偏向青草調性。

—— 具有舒眠、抗痙攣、退燒、驅蟲（蚊蠅、蟑螂）等作用，高劑量使用可能會造成暈眩、嘔吐等症狀。

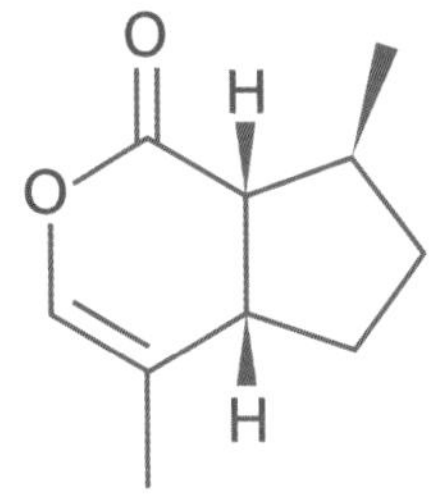

荊芥內酯

荊芥內酯是貓的大麻，也是防蚊利器

養貓的人肯定會買貓草來伺候家裡的貓主子，而所謂的貓草，正是荊芥這種植物，也被稱作貓薄荷。為什麼貓咪對貓薄荷完全沒有抵抗力？答案就在於荊芥內酯這種成分。

荊芥內酯主要存在於貓薄荷之中，七成以上的貓會對這個成分產生反應。當貓咪聞到這個味道，就會產生一種興奮與迷醉感，這是因為荊芥內酯能讓貓咪釋放大量腦內啡，所以貓咪才會如此飄飄欲仙。對於母貓而言，那可能更有吸引力！因為這會讓母貓產生類似發情的反應。

但這種成分並不會造成貓咪上癮，也不會有任何毒性問題，倒是在貓咪「興奮」過後，能使牠的情緒壓力獲得釋放。對人類來說，其實荊芥內酯也存在著相似作用，所以貓薄荷可以作為舒緩茶飲用，不過效果可能就不像貓咪那麼強烈，甚至有些人會感到厭惡。

目前關於荊芥內酯的研究，可能是對焦於它的防蚊效果。研究中發現，荊芥內酯可以活化蚊蟲的TRPA1受體，讓蚊子感受到疼痛；有趣的是，荊芥內酯並不會啟動人體的TRPA1受體，因此我們使用貓薄荷時，並不會感到不適，但對蚊子來說，那可就會避而遠之了。

可以從這裡看到，荊芥內酯的驅蟲效果似乎有選擇性，它對蚊子、蒼蠅、螞蟻、蟑螂等有驅除作用，卻不會讓貓咪或人討厭（撇開不愛這類氣味的人）；而蚜蟲也喜歡這個味道，所以有人會利用這個特點捕捉蚜蟲，以達到作物生物防治的目的。最重要的是，它沒什麼毒性，比起殺蟲劑或是驅蟲劑DEET，更為安全。

至於人類為什麼要用它？因為它對於緩解疼痛也很有幫助，可用於退熱解痙，例如腸絞痛、肌肉痙攣等情況，而且它的助眠效果也很棒。含有荊芥內酯的貓薄荷，本身也具有一定的抗感染特性，因此在感染發燒後，使用貓薄荷精油，也會是不錯的選擇。

你有養貓嗎？除了買貓草之外，也許可以考慮一下貓薄荷精油，雖然不建議將精油直接使用在貓身上，但你也許可以把稀釋的貓薄荷精油塗抹在身上，然後靠著荊芥內酯的魅力，引誘你的貓，讓你的貓狂蹭你，你也可以趁機瘋狂吸貓。

常見的內酯類分子

瑟丹內酯（Sedanolide）

—— 瑟丹內酯屬於一種呋喃酮衍生物，氣味強勁，帶有強烈的中藥材與香料氣息，通常存在繖形科植物當中。

—— 能幫助肝臟解毒、抑制體內褐脂質的生成、鎮靜安撫、抗腫瘤與消炎（主要在風濕與痛風一類）的作用。

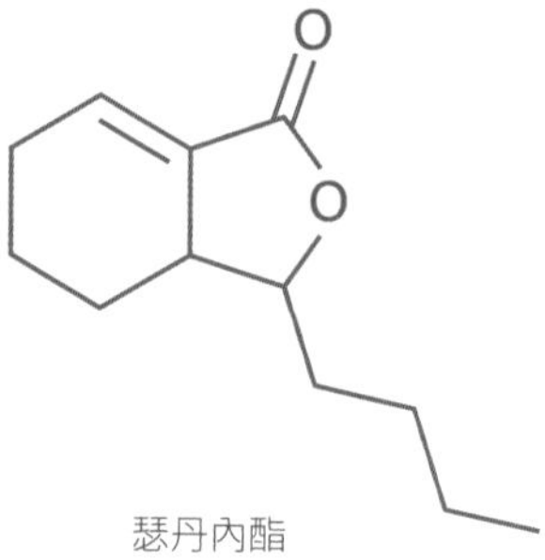

O
O

瑟丹內酯

常見的香豆素類分子

七葉樹素（Aesculetin）

—— 又稱為秦皮乙素，可由2,4,5-三羥基肉桂酸內酯化而來，廣泛分布於各種植物當中，但通常皆以微量形式存在，在菊科植物中較為常見。

—— 具有放鬆、血管擴張、抗凝血、消炎、抗氧化、抗腫瘤的特性，與華法林有藥物交互作用。

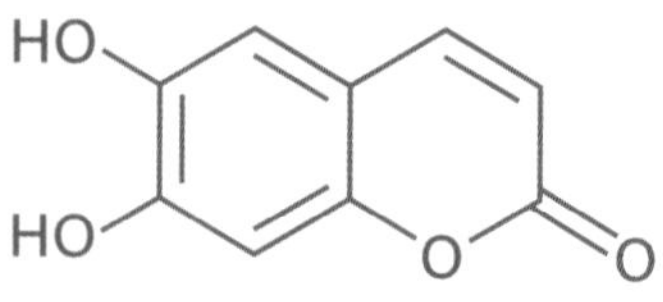

HO
HO
O
O

七葉樹素

常見的香豆素類分子
香豆素（Coumarain ）

—— 又稱苯並α-吡喃酮，是香豆素類的基本結構，主要存在於香豆樹（*Dipteryx odorata*）當中，具有糖果般香甜的氣味，也有清爽如香皂、粉嫩如胭脂的氣息。在香水中具定香作用，也是化妝品中常用的香料成分，同時也能作為食品添加劑增加甜點飲品的風味，但是大多數國家對於添加香豆素有嚴格管制。

—— 作用上具有抗凝血、抗癌等特質。另外，在研究中顯示對齧齒動物的致癌性，對人類的致癌性則是針對香菸，被認為與尼古丁有協同結果。因為具有抗凝血的作用，理論上最好不要與華法林（Warfarin）一類的抗凝血藥物合併使用，以免造成內出血，不過實際上沒有任何證據能證明，這樣的使用會出問題。

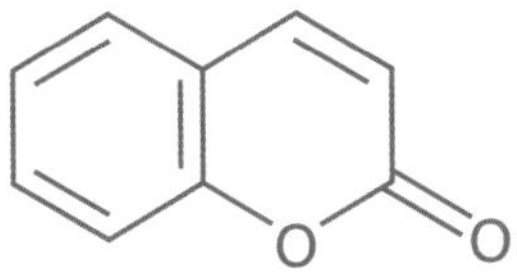

香豆素

常見的香豆素類分子
莨菪素（Scopoletin）

—— 又稱東莨菪素、東莨菪鹼、賽洛寧原等，為重要的藥物成分，也是常見的香豆素類結構，會微量存在精油中，主要存在於茄科植物之中。

—— 作用非常廣泛，例如與Vit.C和E合用有加成之抗氧化作用。可抑制乙醯膽鹼，能抗噁心、肌肉痙攣；抑制PGE2、白三烯素，能抗敏、抗發炎；抑制COX-2、腫瘤壞死因子-α，具抗腫瘤潛力。另外，還有抑制酪胺酸脢、抗菌（大腸桿菌、金黃葡萄球菌、綠膿桿菌、肺炎雙球菌）、血壓調節、抗氣喘、抗風濕性關節炎等特性，還能增加體內血清素。高劑量有劇毒性，但在精油中含量極少，較少出現毒性問題。

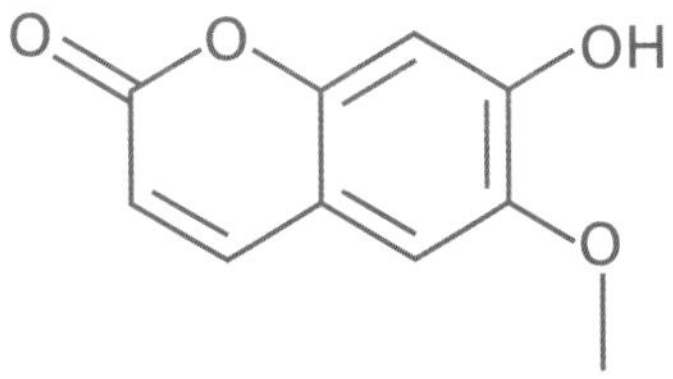

莨菪素

常見的呋喃香豆素類分子
歐白芷素（Angelicin ）

—— 又稱白芷素、異骨補脂素，存在於歐白芷根精油中，屬於呋喃香豆素類。具有治療偏頭痛、白斑症的作用，具光敏性與潛在致癌性。

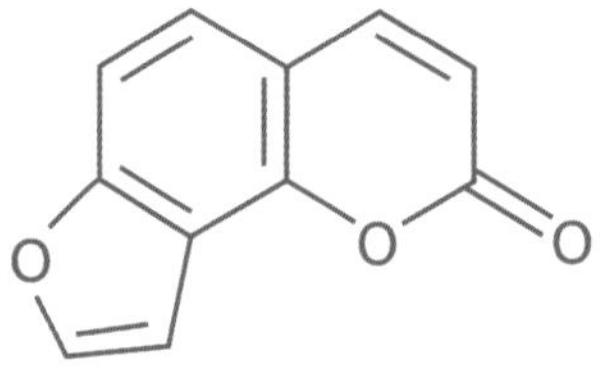

歐白芷素

常見的呋喃香豆素類分子
香柑油內酯（Bergapten）

—— 又稱為佛手柑內酯、香檸檬內酯、5-甲氧基補骨脂素，是一種具有強力光敏性的呋喃香豆素分子，通常存在柑橘類果皮精油當中。

—— 具有放鬆、抗痙攣、抗凝血、抗氧化的作用；但少量即會產生光敏性，造成光毒性皮膚炎，甚至是致癌風險，而且與藥物併用會增加藥物在血液中的濃度。

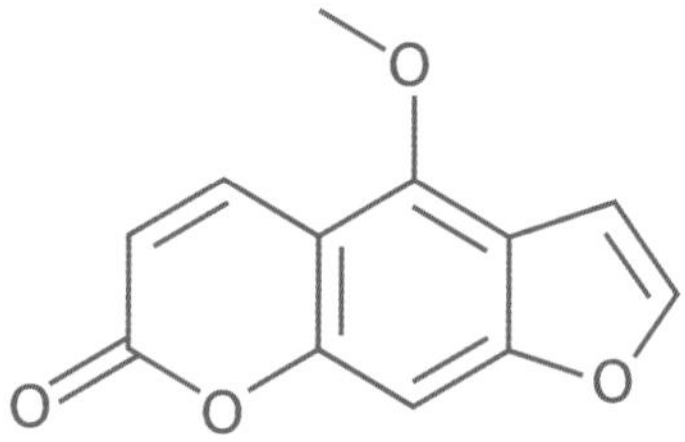

香柑油內酯

其他芳香分子

—— 在精油中，還有許多特別的分子，例如氮合物、硫化物、呋喃等結構，但因為這類結構特殊、且非常少出現在精油中，或只會出現於某些精油裡面，可能與上述內容的結構差異頗大（例如帶有特殊或複雜的各種官能基），因此難以整理歸類。

—— 這些結構可能少量出現在某些精油，也可能大量在某些特定精油中出現。以下介紹幾種結構特殊、但在常用的某些特定精油中出現的類別。

芳香醇類 Phenyl Alcohols

—— 帶有苯環的醇類結構，可以氧化為芳香醛類。有濃郁的氣息，多數帶有花香與香料的香甜感，可以在一些花朵類精油發現。芳香醇類通常極性較大，會溶於水，在精油中常以酯化狀態呈現。作用似苯基酯與酚醚，具有放鬆、麻醉的特性，也具有防腐、抗菌的能力。

—— 常見的芳香醇主要為帶有杏仁香的苯甲醇、帶有玫瑰香的苯乙醇，與帶有肉桂香的肉桂醇。在高劑量使用下，可能會刺激皮膚，對肝腎也會形成不小的負擔。這類成分在精油中都屬於微量成分，不過像是苯乙醇這種結構，會大量出現在溶劑法萃取的大馬士革玫瑰與千葉玫瑰中，黃玉蘭（*Michelia champaca*）也會佔有較多的比例，這種分子的刺激性較低但味道強烈，使用上仍需注意。

精油中常見的芳香醇類

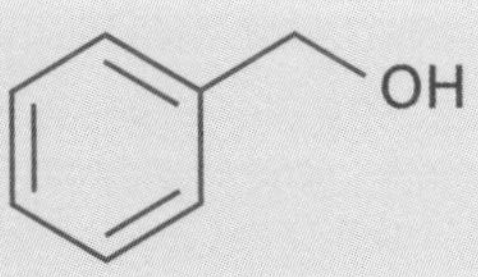

OH

苯甲醇

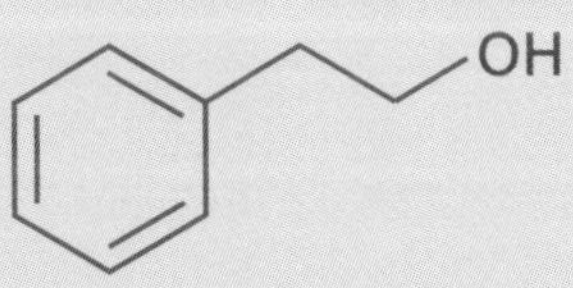

OH

苯乙醇

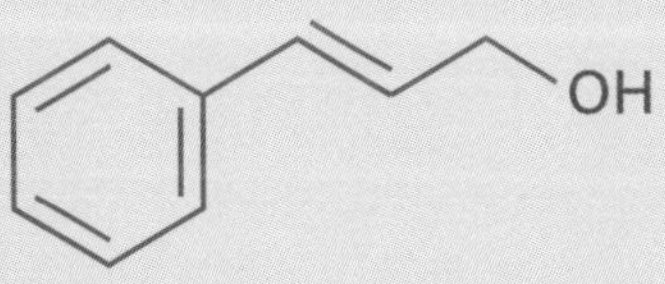

OH

肉桂醇

氮化物類 Nitrogen compounds

── 氮在有機物中，通常以「胺基」（amine）型態出現，稱為有機氮化合物。一般植物體內含氮的二次代謝物主要為生物鹼類，所以精油當中很少見到氮化物。氮也是生物形成胺基酸、蛋白質、激素，乃至於動物體內的訊息傳導物質等不可或缺的元素，在本質上有促使生命成長茁壯的力量。

── 但我們也知道，許多含氮物質可能對身體有害，有些蛋白質類結構，甚至會引發嚴重的過敏反應。另外，部分有毒的氮化物以生物鹼類居多，例如嗎啡（Morphine）雖然具有強大的止痛效益，卻也會造成呼吸抑制、血壓下降、昏迷，甚至是死亡等狀態，而且嗎啡還有成癮性。不僅如此，許多生物會分泌某些生物鹼，讓吃它的動物中毒，嚴重甚至會死亡。不過，可以從中得知，氮元素對生命而言，既能穩定生長所需、也是為了活下去而存在──尤其植物生長期間，需要大量的氮元素，否則生長就會受到抑制。

── 植物中含氮的芳香分子，具有較穩定的特質，對身體而言沒有太大的傷害，通常都很溫和，其氣味濃厚，具大地安穩的能量以及持續生命力之特質。在少量型態下即具安穩精神的作用。

── 最常見的含氮分子，主要有鄰氨基苯甲酸甲酯、吲哚這兩種。這兩種成分都常出現在花朵精油中，可見得含氮的芳香分子，會具有一定的費洛蒙特性。精油中雖然不容易見到含氮化合物，但只要少許、甚至只有微量，通常都能改變精油的氣味導向以及療癒特質。

精油中的氮化物
吲哚（Indole）

── 吲哚是一種具有費洛蒙特質的結構，會出現在動物（包含人）的糞便當中。純的吲哚呈現結晶狀，但氣味並不優雅，好似廁所散發出來的便溺味道；但在低劑量時，又會帶有柔和的花香感。許多白色香花植物都可能含有吲哚的成分，常見的精油有茉莉、橙花等，主要在白花香花中含量較多，其實目的也是為了吸引昆蟲授粉。

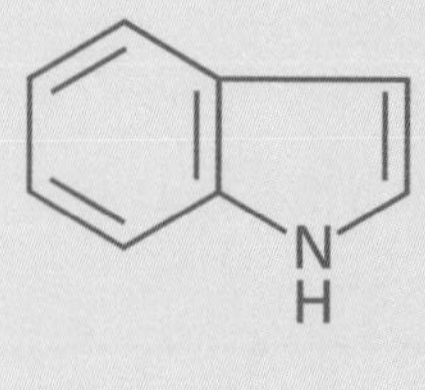

吲哚

── 在芳香療法中認為，除了具有安定精神的作用外，也有「吸引」異性的費洛蒙特質。

精油中的氮化物
鄰氨基苯甲酸甲酯（Methyl 2-aminobenzoate）

——鄰氨基苯甲酸甲酯本身屬於酯類，主要存在於橘葉、茉莉、橘子等精油中，其中橘葉能高達50%以上。這種氣味帶有強烈而深沉的花香，濃度高時，會有一種影印機在影印時產生的碳粉印刷味；只有在低劑量的狀況下，才會透出花香感。

——根據法系芳療的說明，這是一種在止痛上非常強效的成分，甚至對於使用嗎啡都無效的疼痛，鄰氨基苯甲酸甲酯都能夠有效止痛。

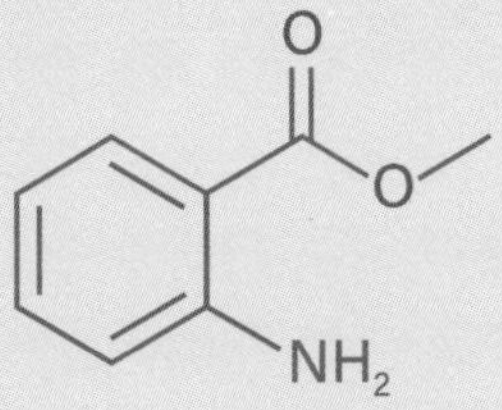

O
O
NH_2

鄰氨基苯甲酸甲酯

是「胺基」，不是氨基

如果你對有機化學的命名夠敏感，就會發現，我們在講鄰氨基苯甲酸甲酯時，這命名似乎哪裡怪怪的？是的，中文當中其實存在一個錯誤，就是把「胺基」寫成了「氨基」，但兩者到底差異在哪？

胺基與氨最大的差別，就是胺基是化合物的官能基，而氨則是無機物。氨是由一個氮原子與三個氫原子組成，具有強烈的尿味，以前會被稱為阿摩尼亞（ammonia）；而胺基則是氨當中，其中一個氫原子被烴基取代而成為胺基。所以，其實鄰氨基苯甲酸甲酯，應該稱為鄰「胺」基苯甲酸甲酯。

那問題來了，為什麼仍用「氨」字呢？主要還是因為大家將錯就錯、習慣了這種寫法。另外像是氨基酸其實也該寫成胺基酸，可是現在許多人也都習慣寫成了氨基酸。有機化學已經很難，若還在這方面要求大家改正這些「小事」，確實也不近人情，所以本書仍舊以鄰氨基苯甲酸甲酯的名稱為主，但是大家要清楚，有機化學中的氮化物，基本都是「胺」基哦！

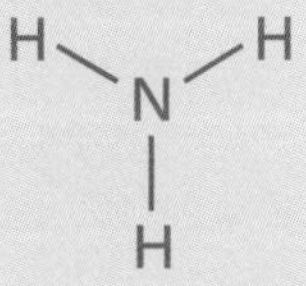

H H
N
H

氨的化學結構

硫化物類 Organosulfur compounds

── 硫化物，或說含硫化合物、有機硫化合物，在有機化學中命名法則通常以thi-為字根。常以硫醇或硫醚的型態出現，氣味會有動物體味的特質，像是狐臭味、偏向帶有刺激感的硫磺氣味，或似肉的腥臭味。除了某些精油的硫化物可能超過10%以上，多數精油很難超過0.1%。典型含有大量硫化物的精油有：大蒜（*Allium sativum*）、洋蔥（*Allium cepa*）、阿魏（*Ferula assa-foetida*）等。

── 硫元素在生命體中，屬於少量卻重要的物質，可協助特定荷爾蒙、胺基酸的形成，帶來生命的動力。一般使用的精油當中，含硫化物的精油並不多，但是只要含有硫化物，即便只有一點點，也能造成整體氣味改變，例如葡萄柚、快樂鼠尾草與紫蘇，就是一個很好的例子。

── 植物中的硫化物通常都有極佳的抗菌、抗氧化作用，雖然含量不多，但仍能達到非常棒的功效。

精油中的硫化物

大蒜素（Allicin）

── 學名二烯丙基硫代亞黃酸酯，屬於硫酯類，又稱蒜素、大蒜辣素、蒜辣素、大蒜新素等。密度比水重，有沉水性，主要存在於大蒜中。活性大、易分解。具有典型大蒜的氣味，在空氣中可被分解為二烯丙基二硫，在身體代謝會轉化為甲基烯丙基硫醚，並可由肺部排出──我們若吃了太多大蒜，呼吸可能會有強烈的大蒜味，而且味道可能會變得更加讓人不悅，這可是連漱口都無法解決的。

── 具有抗真菌、抗氧化、消炎、降血壓、抗血栓、預防動脈硬化、維持脂蛋白平衡、降低膽固醇（對過高之患者無效）等作用。

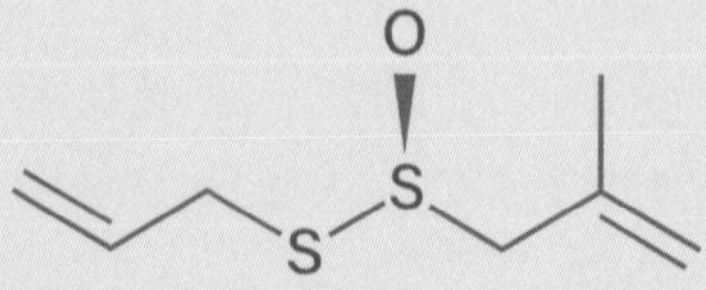

O
S
S

大蒜素

精油中的硫化物
葡萄柚硫醇（Grapefruit mercaptan）

—— 又稱1-對薄荷烯-8-硫醇、硫代萜品醇、硫代松油醇，微量出現在葡萄柚精油中，是檸檬烯硫化後的結構，氣味非常強烈，也主宰了葡萄柚特殊的氣味，會使葡萄柚酸澀的氣味更加明顯。具有抗菌作用。在葡萄柚的功效表現上，可以推測與檸檬烯協同，會具有更好的抑制食慾的效果。

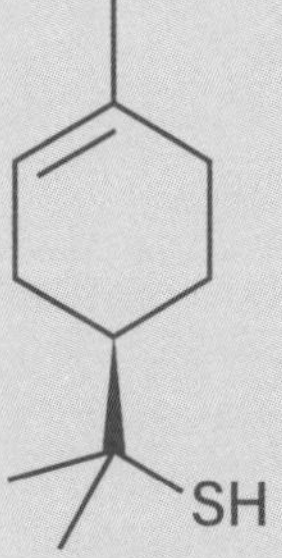

葡萄柚硫醇

精油中的硫化物
三聯噻吩（Terthiophene）

—— 噻吩類（Thiophenes）是一種類似呋喃的硫醚結構，有芳香性，屬於芳烴。三聯噻吩存在於菊科萬壽菊屬植物當中，氣味特殊濃烈，極不怡人。具光毒性，其光毒性可能幫助抗微生物、殺蟲。除了光毒性外，在身體的作用主要可以用於抗真菌。

三連塞酚

其他罕見分子

—— 植物中所含的成分很複雜，有些精油中還會有獨特且罕見的成分。例如，沒藥含有許多呋喃或呋喃酮類；又或是柑橘家族以及芫荽籽精油，會含有脂肪族醛類；還有一些芳香族類，如洋茴香酮、洋茴香醇、洋茴香醛等，也能在某些特定精油中看到。

—— 這些成分可能只在某些特定或罕見精油中大量出現，也可能少量（或微量）存在某些常用精油中，使我們很難理解其作用。對這些罕見分子可能缺乏相關生理研究，但這些分子的存在，不僅給予精油獨特的氣味，也會影響到精油的作用方向。

—— 許多人在學習精油化學時，總會希望知道所有芳香分子的成分功效，但一遇到這類罕見分子，頓時就不知道該怎麼看待了。不得不說，我們難以解釋這些分子存在的意義，以及會有什麼獨特作用。

—— 不論這些罕見分子會帶來什麼作用，在植物體內生成的這些分子，必然會有整體協助精油的特性，所以必有其存在意義。你甚至可以從中發現，許多精油在形成這些分子時，必然能與主要分子發生有效的協同作用。

—— 因此，與其糾結這些罕見分子到底能帶來什麼作用，不如量力分析整體結構能帶來的方向，再來審視這些分子可能帶來的協同助益，這會是學習精油化學時比較有益的事。

精油罕見分子

凱林內酯（Khellactone）

—— 又可稱為阿密茴內酯，不屬於呋喃香豆素類，而是屬於吡喃香豆素類。

—— 存在阿密茴精油當中。在實驗中具有抗HIV-1病毒、抗瘧原蟲、抗癌、抗乾癬發炎的作用。另外，實驗中抑制乙醯膽鹼酯酶有良好的作用，被認為具預防阿茲海默症的潛力。

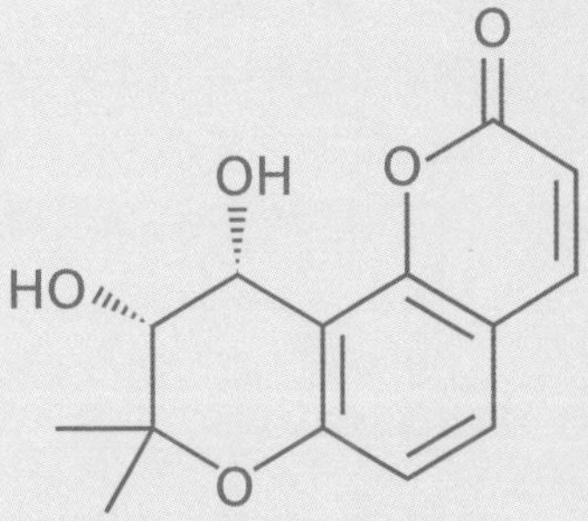

凱林內酯

精油罕見分子

凱林（Khellin）

—— 又稱阿密茴素，與阿密茴內酯結構類似，只是凱林不是呋喃香豆素類，而是屬於吡喃並色酮。存在於繖形科的阿密茴（*Ammi visnaga*）植物當中，是一種藥用物質，作用類似於呋喃香豆素。具光敏性，能治療白化症（比補骨脂素溫和、毒性較低）、腎結石（減緩或抑制草酸鈣形成）、心絞痛（使血管紓張）、降血壓，並且可以作為支氣管擴張劑，緩解氣喘症狀。

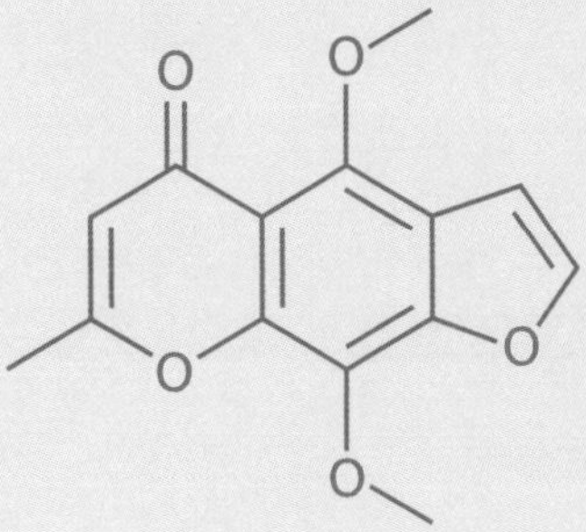

凱林

精油罕見分子

薄荷呋喃（Menthofuran）

—— 呋喃類結構，出現在唇形科薄荷屬的植物當中，帶有薄荷香氣。這個分子與胡薄荷酮有關，當胡薄荷酮進入人體時，可由肝臟細胞色素代謝後產生。具有肝毒性，但若微量應用，推測或許與其他分子協同後具有激勵肝臟的特性。

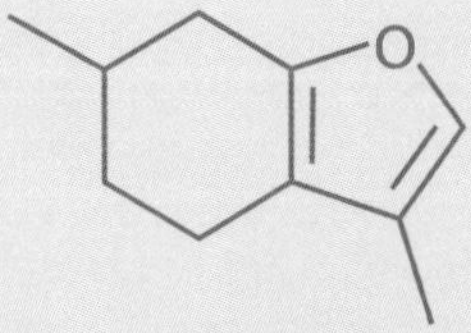

薄荷呋喃

精油成分的功效迷思

很多人學習精油化學的目的，就是想搞清楚精油當中到底有哪些成分，以及這些成分到底有什麼功效。但學習到一半，可能就會發現，雖然記住了這些分子的功效，卻還是很難與精油本身的功效搭起來。而且，精油中若出現了沒學習到的分子，大家最常問的就是：「這個分子到底有什麼功效？」其實，單一分子到底有沒有功效，有時是很難說的，大多數精油必須要看整體，所以精油中所含的各種分子與比例，可能才是最重要的。

舉個例子，在一份研究真正薰衣草的文獻中，以真正薰衣草所含的沉香醇以及乙酸沉香酯的成分為研究方向，將單體、混合兩種成分與全成分精油，三者功效比較，結果發現全成分的放鬆效果最好，而單一使用任一分子或兩種分子混合，反而沒有特別有效，甚至還有較高的細胞毒性問題。

人類很早就開始純化某些分子，這些純化過的分子效用確實很高，但並非所有植物當中的分子，純化後仍有療效，而且大多數的芳香分子，可能都會屬於純化後功效降低或無效的型態。所以，要怎麼理解單一分子的療效？其實只能以精油中含量較多的成分，同時是精油能夠達到的療效，來進行分子療效的推論。

但不是說單一分子的作用有錯誤，只是認知這些單一分子的「功效」，可以從相似成分的精油中，推敲精油共同的療癒方向。

我們要有拼湊積木的概念，從精油所含的各種芳香分子與分子比例，推測出不同分子在結合後能產生什麼樣的療效——這些療效的展現，會因為分子種類、比例，甚至因為其他少量分子的不同，而產生變化。

再以真正薰衣草與含有類似化學結構的香檸檬來舉例。你能發現，香檸檬雖然功效與真正薰衣草相似，可是含有較高的檸檬烯，且還有檸檬醛與香柑油內酯，這兩種成分不會在真正薰衣草中發現，也因這兩種成分影響，讓香檸檬的特質更溫暖、陽光，更有揮除恐懼、緩解憤怒的特質，是較為雀躍的性格；而真正薰衣草則有更多氣味層次，也含有一些獨特的成分，雖然沒有檸檬醛與香柑油內酯，但更溫柔沉靜，有更多創傷被治癒的感受——也許你無法在真正薰衣草中感受到香檸檬給予溫暖和煦的陽光，卻能在當中感受到柔情的關愛。

但是對於不認識的分子，又該怎麼理解？這些分子可能很微量、很罕見，你根本找不到它的資料，但仍習慣性想知道這些分子到底有何用處。其實，還沒有將分子結構學習好時，這樣的「求知慾」對學習精油化學一點幫助也沒有，也有些捨本逐末了。

所以，學習精油化學的目的，不只是認識這些分子到底有何作用，而是讓你能搞清楚「為什麼這樣的精油組成，可以有那樣的作用」，以及「分子結構對於身心的意義在哪裡」。

如果你可以利用這樣的概念，去揣摩那些罕見、特殊但微量的成分在精油中可能參與什麼角色，學習精油化學才會真的有意義。臆測與推論雖然不見得是正確的，但在對比不同精油時，卻能增進思考可用的面向。

面對不同的精油，芳香分子特性能提供參考方向，也可以在調製精油時，提供更多有關協同作用的假設。當你不再鑽單一成分功效的牛角尖時，會發現視野逐漸寬廣，並且慢慢將精油化學的精髓掌握，也更能隨心所欲的調配複方精油了。

3

四大元素與身心對應

「四大元素」是人類觀察環境與宇宙後所推論出的學說，用以解釋物質乃至生命的基礎架構。這四種元素看似簡單，延伸出來的各種型態卻又極為複雜，但依循這樣的概念，我們確實能發現四元素有一定的運作軌則，而世間萬物便依此軌則運行。

當精油四象限套用四元素後，原本生硬的精油化學也變得靈動，不再是沉悶無趣的理論，還包含了古典元素的哲理；但若想讓精油四象限不再那麼枯燥乏味、難以理解，必須針對四元素進行解析。

本章的學習，主要針對四元素解說，並且對應生理系統，先充分掌握元素的性狀，進而建構出適宜的化學大類、芳香分子，以及精油的使用，是理解四元素非常基礎的一環；若是無法學習四元素，那麼精油四象限的學習也將無法突破瓶頸。

本章節所述的四元素，是透過經驗與觀察後整理歸納的論述，四元素因其不定性，在描述上或與其他論述有所不同，但不宜將不同框架的論述混為一談。

四元素簡介

── 所謂的四大元素，即是水、火、風、土這四種基礎元素，又稱作古典元素（Classical elements），在人類的哲學發展中，四元素可謂世間萬物的基礎，不同民族中都存在這類概念。這其中，又以中國的五行學說、希臘哲學中的四元素，以及印度哲學的四大種（梵語：Mahābhūta，即四元素）最為人熟知。

── 古典元素的意義，與現代化學所謂的元素並不相同，因此不要看作是同樣的事。在早期的哲學發展中，各種學說的形成看法也不一，並各有融合與排斥，但這些哲學體系都無法有足夠的證據支持這種論證，而只能成為一種概念式的哲學理論──但這樣的哲學理論，卻也影響西方醫學兩千年。

── 西方的四元素說，主要受到古巴比倫與埃及哲學的影響，在希臘時期，柏拉圖甚至提出了第五元素的概念，但這個概念是模糊的；後來也有人稱第五元素為賢者之石（Philosopher's stone），主要基礎架構還是從四元素延伸出來的。這種概念影響了古代鍊金術的發展，當然也影響當時的醫學發展，尤其古羅馬醫生蓋倫將希波克拉底的四體液說結合了四元素理論，形成了四氣說（四種氣質，英文：Four temperaments），後來成為了醫學主流，直到近代才被醫學否定。

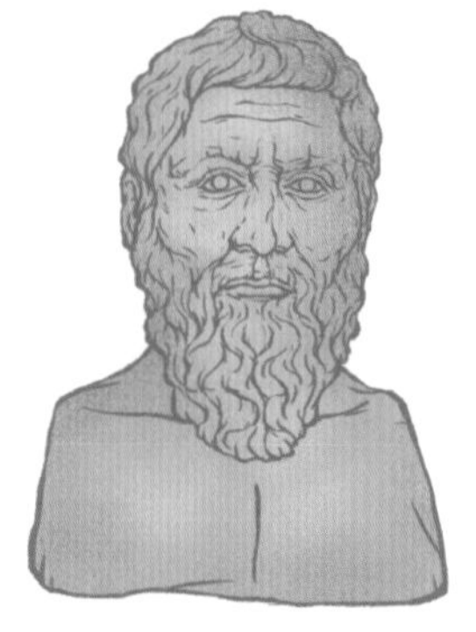
柏拉圖

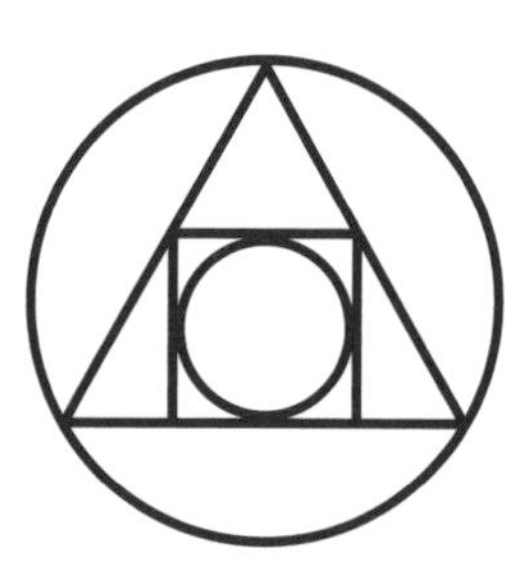
賢者之石的符號

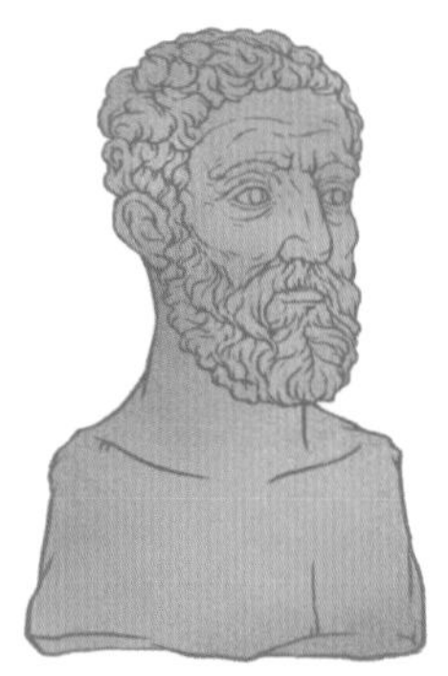
蓋倫

── 在印度，四大種的概念不僅依著印度哲學而生，印度傳統醫學也建立在這個基礎來看待生命，後來也被佛教所吸收，成為一種修行觀察的方式。在佛教當中，將元素稱之為「界」，是構成世界一切的「色法」（梵語rupa-dharma，即物質界的意思）。

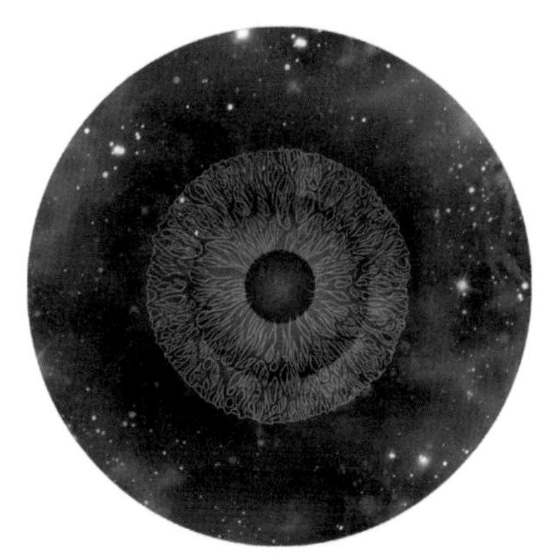

宇宙一切物質，都屬於「色法」

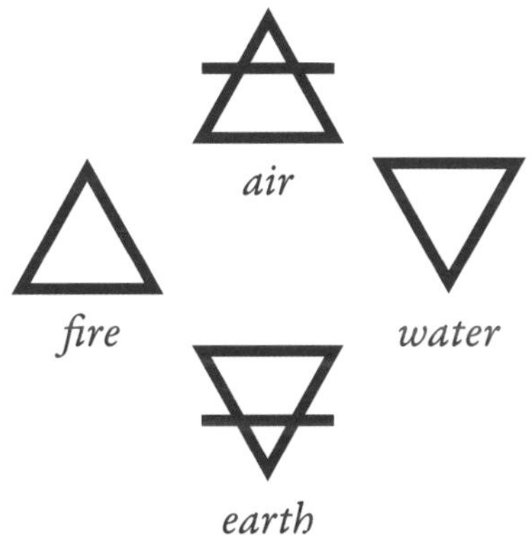

西方古典元素的四種符號

── 印度四元素的概念中，確實也含有第五元素的存在，但這個概念與西方完全不同，而是「空」；與西方不同的是，印度哲學中的「空」，反而類似是指四大種之間的「間隙」，或是四大消散時暫時呈現的現象，它既是「存在」的，也是「不存在」的。當然，在空的概念上，印度也存在各種不同的理論與看法，也使「空」元素成為一種很難理解的元素。

── 四元素不僅是一種哲學，也是古人理解世界時，被認知與定義的一種科學現象──也就是說，世間萬物（包含動物、植物）都是以四種元素為基礎。

── 當然，若以現在的科學來看，四元素的理論顯然不足以說明這是科學的；然而四元素中的一些主張，仍能符合常態現象，例如固態、液態、氣態、能量，正對應了土、水、風、火四大元素的特點，因此四元素能作為廣義的結構以及現象的敘述，或表達物質成分基礎的形貌。以四元素對應身體與情緒的狀態，確實還是有其可依循的道理，因此傳統醫學會結合四元素的學說，並非完全是無稽之談。

—— 然而四元素的發展，現今確實也受到抑制，尤其現代主流醫學已否定四元素；這也說明四元素最大的缺陷，便是無法用現今科學的概念，來「證明」四種屬性到底如何真正對應生理問題。如果仔細去研究西方的四元素哲學，也不難發現其局限性，尤其對於四元素的運行與特質，存在太多無法解釋的面向，以及自相矛盾的地方。西方四元素的學說紛雜，與印度佛教四大種、中國陰陽五行的學說比就相形見絀了。

—— 既然四元素說有諸多問題，為何還要以四元素作為應用？在這裡所導入的四元素概念，實際上與西方四元素說較為不同，是偏向印度哲學當中的四大種概念。也就是說，本書將不是傳統西方四元素的概念，而是以「四大種」的理論為核心，主要的概念建構在四元素既有屬性，再強調它的運行軌則，其中包含了四元素如何相互運作，而非是利用現象（症狀）直接判定體質或結果。

—— 精油四象限的四元素對應，雖然是依照西方哲學而設定，但在現象觀察的本質是相同的，導入四大種的理念，能更清楚四元素的運行模式。但在這裡必須要強調，這些整合式的概念，已非原本的西方四元素或印度阿育吠陀所說的四元素；這裡所講的四元素更接近於佛教對四大的哲理，也就是元素是如何的聚合與消散。不過，不管是套用哪一方的概念，這些核心仍是四元素，因此各民族或哲學家們提出的四元素概念，在某個程度上可以重新整合。此處四元素的各種闡述，即是將西方與印度對四元素特性的概念重新詮釋，並將之部分融合，重新建構理論框架。

—— 另外，還得跳脫出五行的概念。中國五行的概念，對華人文化有較深的連結，但它與四元素的核心與理論相差甚遠，雖然在元素現象上有相似之處，但實際上與四元素是不同的核心理論，不可以把四元素與五行混為一談。

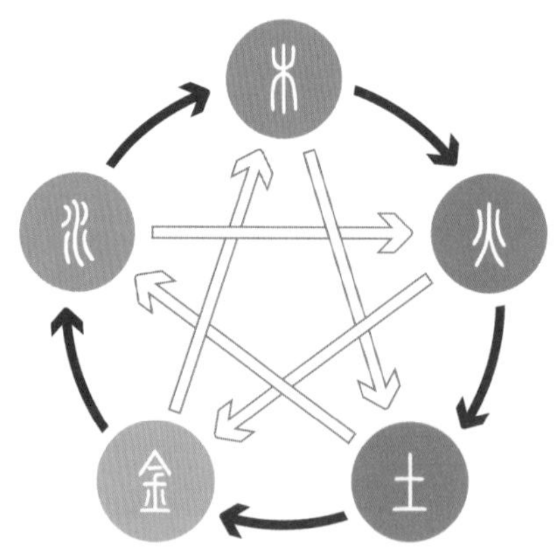

中國五行的概念是更抽象的元素概念，當中包含了四季節氣的變化、陰陽與相生相剋的概念。

—— 西方四元素與印度四大種最大的不同在於：西方理論偏向個別物質的闡述，是由眾多物質的觀察加以歸納的、偏向現象整理後的推論；印度的四大種雖然一樣是對於眾多物質的觀察，一開始卻是從一樣物質觀察其四元素的運作，進而去印證其他物質的運作是否也含有四元素，並能從細部觀察到四元素的聚散，而去切實說明四元素的存在——先從一個整體觀察，去理解原理，再逐步印證。更確切的說，印度的元素理論透過因果之間的關係來敘述，是過程論，而西方則偏向結果論。

—— 本書融合西方與印度的四元素理論，是因為西方與印度在四元素上的觀察有一定的重疊性，但對於四元素的運行，印度四元素的理論較符合本書的論點。

—— 理解四元素個別的特性之前，先以下表總括四元素特性。

元素	土Earth	水Water	風Air	火Fire
特性	固態	液態	氣態	能量
物理現象	物質結構	溶液	氣體、風	火焰
代表意義	密度 堅固性 支撐與形狀	黏度 濕潤性 凝聚與溶解	速度 推動性 運行與力量	溫度 冷熱性 激動與轉化

—— 理解上述的元素意義，便能分析各種物質的特性，從一個物質的型態，推論出它所佔有的四種元素多寡，以及運行狀態。例如，水泥如果沒有水，那麼永遠都是粉狀，不會凝固，可見若是缺乏水，水泥無法成型；又如水分子在不同的溫度下，會有冰、水、水蒸氣的「物質三態」展現，展現出土元素、水元素、風元素的型態，而型態的展現則與火元素活躍度有關。

——以煮飯為例，說明元素的交互運行。在這裡，米可以看作屬於「土」元素的型態，要讓它煮熟，就得在米飯中加入「水」，而在烹煮過程中必然要有「火」（一定的高溫）的存在，烹煮中會產生的蒸氣以及熱對流，則是水與火的作用產生的「風」，能促使米均衡受熱，並帶走多餘的水分，最後米轉成可以被食用的飯。這種轉換是土元素因火元素而轉化成另一種型態，如果今天沒有水的參與，直接拿米到火裡面，你會發現米會燒焦，或是燒成灰。

——在四元素的學問中，也能對應人體系統的結構。例如，骨骼的「結構」本身是土元素較為明顯，消化系統則是火元素「運作」較為明顯；而這些運作又會與我們的行為有關，像是活潑好動的人，展現出來的是風、火元素特質。因身體運動量大，而「運動」本身是風元素的特質，火元素則會在風元素帶動下被強化；體內風元素旺盛，火元素會持續被推動，所以運動會產生強大的風、火元素——因此要看一個人是否好動，可以看他的風、火元素是旺盛或低弱的、是流通的或是阻塞的。

——身體與情緒本身也是一體兩面的，例如情緒憤怒時，身體血壓會上升，肌肉開始緊縮，也就會感到身體僵硬；這時火元素是激動的（情緒升溫），但身體卻僵硬，火元素不僅會被阻礙受限於一處，也會使水元素與風元素受滯——這是因為激動的情緒使身體僵硬，循環受到土元素的阻礙，而讓血液容易積聚在某些點（通常為頭部與頸部），成為臉紅脖子粗的狀態。從觀察中不難發現，這類人情緒因暴躁而產生衝動，不論是壓著情緒或將之宣洩，這種暴躁的能量會集中在頸部之上。

——以上舉例可以明白，為何四元素對應身心會有一套模式，以及身體、情緒二者與元素運行下，所連帶產生的各種影響。

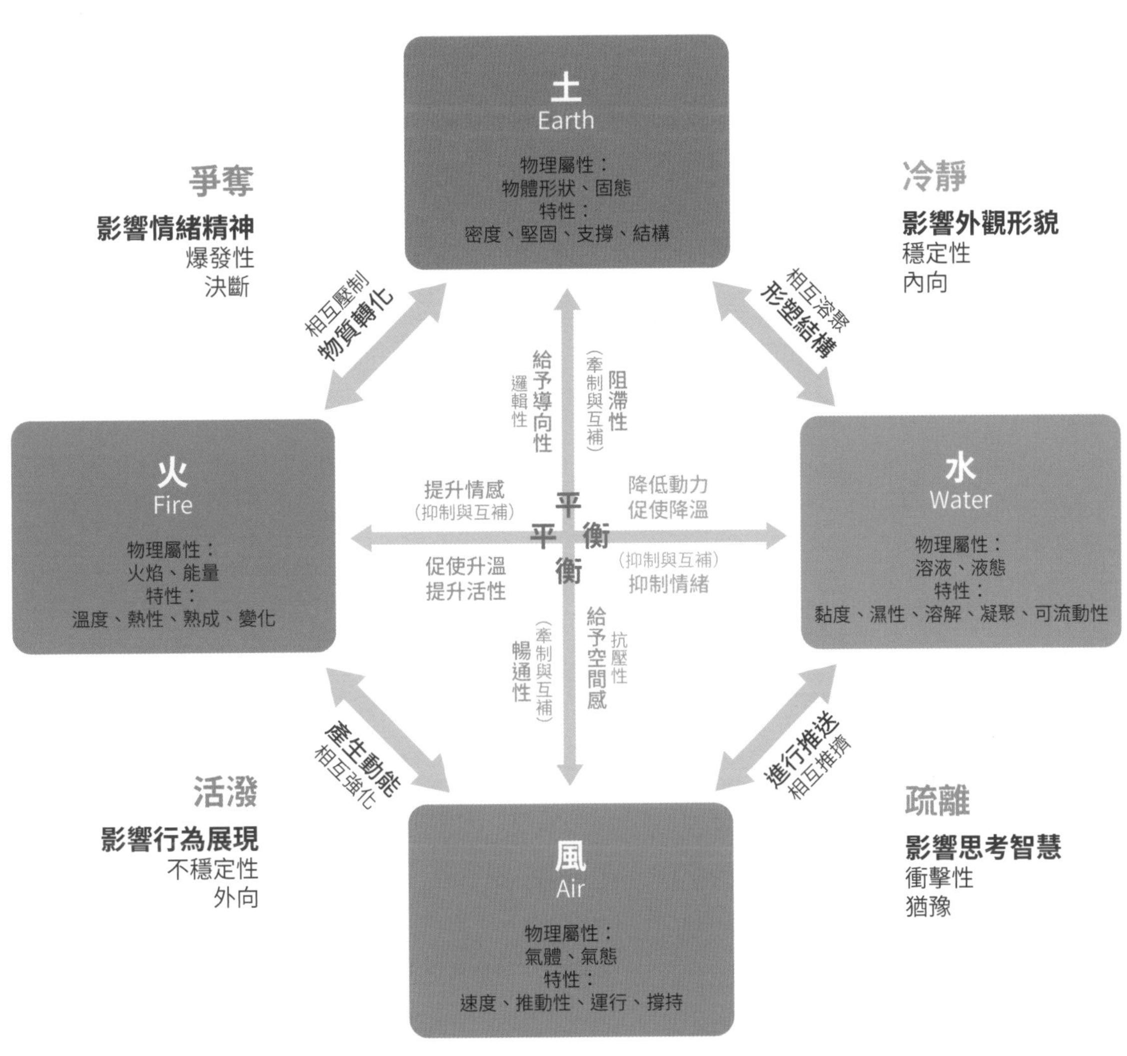
土
Earth
物理屬性：
物體形狀、固態
特性：
密度、堅固、支撐、結構
爭奪
影響情緒精神
爆發性
決斷
冷靜
影響外觀形貌
穩定性
內向
相互壓制
物質轉化
相互溶聚
形塑結構
給予導向性
邏輯性
阻滯性
（牽制與互補）
火
Fire
物理屬性：
火焰、能量
特性：
溫度、熱性、熟成、變化
提升情感
（抑制與互補）
促使升溫
提升活性
平衡
平衡
降低動力
促使降溫
（抑制與互補）
抑制情緒
水
Water
物理屬性：
溶液、液態
特性：
黏度、濕性、溶解、凝聚、可流動性
（牽制與互補）
暢通性
給予空間感
抗壓性
產生動能
相互強化
進行推送
相互推擠
活潑
影響行為展現
不穩定性
外向
疏離
影響思考智慧
衝擊性
猶豫
風
Air
物理屬性：
氣體、氣態
特性：
速度、推動性、運行、撐持

四元素相互運行圖略

精油是四元素的哪種型態？

精油本身的四元素型態，是水元素與風元素，這是以物質性狀而論；精油本身是液態的，但因它會揮發成氣態，所以是介於水元素與風元素之間。雖然在精油四象限中各類化學大類有其元素定義，但使用上有一定程度的限制，也就是說，精油能影響到身體的情況，仍舊會偏向水元素與風元素的特質。精油具有溶解與揮發的特性，並帶有刺激性，對於身體土元素的部分是無法作為替補的──精油不可能成為身體意義上的養分，但能驅動身體土元素趨於安定，或是協助運行。

雖然四象限提供了精油的四種元素化學大類分判，但整體還是偏向水與風的元素特性，這會使精油的使用被局限──有些特性（如土元素的展現）可能不明顯，甚至對應某些症狀使用，精油也不見得是處理情況的最佳方案。

我們必須要明白一件事，既然所有物質都會存在四種元素，並且有不同的物質型態展現，那麼化學分子的狀態必然也會有對應的元素性質。例如，土元素的特性會帶有穩定的意義，在精油四象限中對應土元素的酯類，使用上的確也具有安定作用。

——四元素的運行，根本上還是現象的觀察、經驗的統計，以及邏輯的架構，因此它的理論是偏哲學與抽象的，需要不斷觀察與推論；學說實際上也是紛雜的，會因提出學說的人經驗不同，讓得出的結論有所差異。

——以西方的古典四元素學說而言，它實際上並沒有真正形成完全統一的學派——甚至可以說，西方的四元素學說，有一點耽誤了西方醫學的進展，這與印度或中國所發展出來的元素學說，到後來是大不同的處境。現代醫學已經完全否定了四元素，畢竟四元素的概念有時是抽象的，且後來的各種治療方式與概念，也存在非常多的問題。

——在印度醫學與中醫這類傳統醫學中，現今仍運用元素學說作為判定體質與症狀的方式，存在著歷史發展走向的不同；西方醫學後來更著重於科學實證與學術理論，而東方醫學仍舊偏向經驗累積與現象哲學的傳統。當然，這也是為何現代醫學對傳統醫學總抱持不信任的態度。

——西方四元素的醫學理論中，也有極其複雜的架構，但學習西方四元素時，一般人容易受限於條框式的分判，反而忽略了四元素的時刻變化，由於對四元素的概念只停留在表面，所以對四元素理解不足；況且以往對人體生理系統的詮釋有極大的問題，造成四元素的理論錯誤無法修正。因此，在本單元中，將重新詮釋與融合四元素的概念，並結合現代醫學相關的知識，用以徹底了解四元素的運行與運用。

土元素的特性與性格

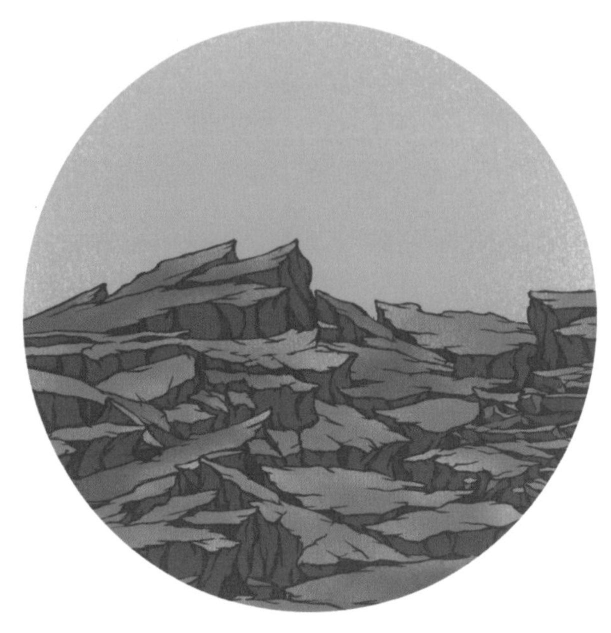

砂石、土壤是最具代表性的土元素型態。

── 又被稱作地元素，萬物組成都含有土元素，代表的就是大地、泥土，因此可以把它看作是一種基載，例如我們所說的原子，就可以說是土元素基本的結構樣貌。

── 土元素的型態會隨著其他三種元素的參與程度不同而有所改變。例如，各種器具本身具有堅固性質，因此土元素必然是高的，而其他三種元素則可能在形塑土元素樣貌時會大量參與；土元素成型後，通常會展現特定形體，此時其他三種元素含量可能就不高，或難以再被激發，例如杯子、茶几、房子等，都能算是以土元素為主的結構。

── 土元素本身也是生物形成形體必然存在的元素，如果沒有土元素，也不會有身體；外推更廣來說，沒有土元素作為基載，也就不會有宇宙。

── 若把土元素放到極小，將最小的結構基礎視為原子，也就是說，所有原子必然有土元素的存在，世界以及身體都由這些原子、分子結合累積堆疊而成。

── 身體的樣貌取決於基因的遺傳，每個人的樣貌體態不同，也可以將DNA看作是人的基礎土元素，藉由這樣的遺傳物質，可以獲得個別的遺傳形體；而不同形體的特質，不僅影響到人類的高矮胖瘦、疾病好發程度，甚至會影響到學習能力與行為模式。

—— 土元素的穩定對於結構而言很重要，對人體而言也是如此。土元素不穩定會造成生理上很多問題，這是因為生命的結構本身以土元素為主，而食物本身也就是土元素的結構，因此對身體而言，吃了什麼？食物是否能符合身體需求？這會是一件大事。因為食物是建構身體土元素重要的來源材料，因此強調健康的飲食方法，符合土元素的意義。

—— 在阿育吠陀中，將元素分為五類（地、水、火、風、空），同時在判定督夏（Dosha，即是體質的意思）時，僅說明了三種元素的督夏（水、火、風）。實際上，土、空元素仍然在督夏的判定上起到一定的作用，因為卡發（Kapha）督夏其實是地與水的結合，而瓦塔（Vata）督夏則是風與空的結合。不過西方的四元素概念中，土元素本身在身體判定是獨立的，或者是說，西方四元素的判定通常是分開看，不像阿育吠陀在層次上進行分析融合。

—— 依據對土元素特性的各種觀察與歸納，不難發現土元素代表穩固、緊密的特性，因此也將性格穩定、做事按部就班等特質歸納到土元素性質中。

—— 以土元素為主的類型，可能長得較為矮小但結實，做事也較為踏實，情緒相對穩定且抗壓性較高；但是因為做事慣性強，也不習慣變化，通常只會直線性思考，遇到變動大的環境（且脫出自己能掌控的情況時）就容易出現緊張、焦慮、煩躁等精神方面的問題，常常怨天尤人，或是講話尖酸刻薄，並可能有失眠或是憂鬱等情況，或許還會影響身體的消化，易發生脹氣、便秘。由於性格上變動不大，也代表了這類人可能較為無趣，且容易固執己見，一旦無法按照自己的模式做事時便會焦躁不安，甚至想辦法一定要取得掌控權，也容易與不同意見的人產生摩擦。

—— 精油四象限中，對應土元素的是第一象限，屬於非極性、陰性分子所在的位置，是酯類與倍半萜烯類所在的位置，主要以酯類為主，通常酯類被認為具有很好的安撫效益（尤其對於神經系統與肌肉骨骼系統）。元素對應上，這類分子並非是對身體土元素的補充，而是降低細胞過於激躁的狀態，由於這類氣味較為甜美愉悅，因此能讓人感到心情放鬆；但酯類如果過度使用，也可能逆轉效果，畢竟土元素的特性也有「壓制」意義，當壓制不住或過當就會出現副作用，例如皮膚過度乾燥，或影響荷爾蒙、免疫系統的正常運作等。

水元素的特性與性格

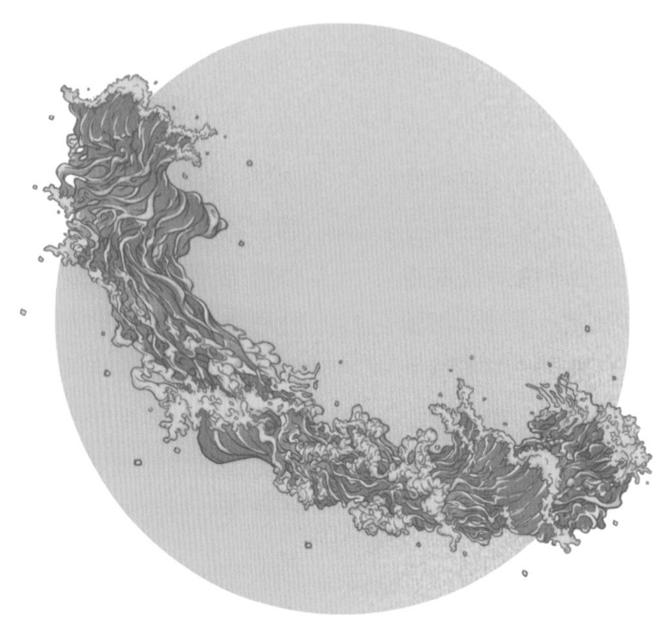

水是水元素中最具代表性的物質。

—— 水元素在物質上可以說是土元素的液態化，各種液態的物質都能算是水元素的展現，例如水。在特質上，具有溶解、稀釋、聚合土元素的作用，依據水元素的多寡，可賦予土元素彈性、黏性等特質；如果土元素沒有水元素的參與，那麼土元素將無法成形，只能是散狀型態。

—— 水元素在物理性質上沒有固定的型態，會以流質狀態呈現，只有在土元素結構框架下，水元素的流質型態才會受限，例如水倒入杯子裡，那麼水就會成為一杯水的形貌。如果水元素當中的土元素增多，則水元素會逐漸凝結，形成稠狀、膠狀或固狀等型態；在不同性質的土元素與水元素融合下，也會產生不同的性狀，像是膠水會產生黏性，或是如黏土、陶土在含有水的情況下，可任意塑形。

—— 土元素在水元素參與後，產生了可塑性，它可以是形貌為液態的流體，例如常溫下的水或汞金屬，也可以是幫助土元素塑造外觀的附屬元素。與土元素比較，水元素是無定性的，它可包容土元素，也可以被土元素包容。

—— 以水元素為主的人，通常在體格上較容易偏胖或偏瘦，這是因為水元素的特質，使得土元素結構容易不穩定

（不是積聚就是排出留不住），這也使得水元素體質特性明顯的人，在代謝上不是過快就是過慢；且因為水元素的影響，肌肉骨骼的結構通常不扎實，甚至若同時又缺乏風元素與火元素，容易失去運動的渴望，出現肌肉骨骼較弱的問題。尤其在肌腱上的問題較多，也容易循環不良，同時造成免疫力不佳。

—— 在性格上，受到水元素的特性影響，容易捕捉、接收環境的各種訊息，這是因為水元素具有容納（吸收）不同訊息的特質，這也使得他們比一般人更敏感，也較能感受他人情感變化。另外，水元素多的人容易對他人產生同情心，但此時如果土元素不穩定，就容易產生精神上的耗損，情緒起伏波動有時會比其他元素更強烈。

—— 水元素多的人往往有強大的直覺，甚至是強大的思想，這來自於他們對外界訊息的接收度高，因此直覺力頗強，同時又能融合訊息；做事彈性不但較高，甚至會有讓人意想不到的主意蹦出，屬於睿智型的人物。只是，若缺乏土元素的架構與風元素的行動，容易流於白日夢而難以付諸實行。

—— 六歲以前的嬰幼兒，大多數都會是以水元素的型態為主，這是因為水元素是成長的要素，包含形塑、記憶與經驗等，都需要水元素的充分運行，而在這個年齡階段，學習、探索並累積經驗是最重要的事。

—— 水元素在精油四象限中的第二象限，屬於偏極性、陰性分子所在的位置，主要以醛類、酮類以及少量的內酯類為主，可以看到這類分子具有「溶解」的特性，但作用上有所不同。醛類比較針對臟器與肌肉骨骼問題（例如結石），或是肌肉運動造成的痠痛、拉傷等；而酮類卻偏向對神經系統的影響，例如激勵大腦，使思考清明澄澈。

—— 這類分子對身體具有一定的刺激性質，例如醛類過多可能刺激皮膚黏膜、擾亂荷爾蒙；酮類則有可能過度激勵神經系統，使神經系統無法放鬆或是造成神經毒性，因此含水元素分子較多的精油應注意用量。切記「水」能載舟，亦能覆舟！

—— 雖然這類分子具有一定的刺激性，但它仍然是一種陰性分子，也就是說，適當使用時，能在身體上產生相對應的鎮靜放鬆作用，對於生理運動過度，或情緒思考混亂而產生的不安與焦躁特別有用；但若過度使用，就會產生相反的作用，造成身體刺激性，不僅皮膚黏膜容易受傷，也會讓人的精神與荷爾蒙不穩定。

風元素的特性與性格

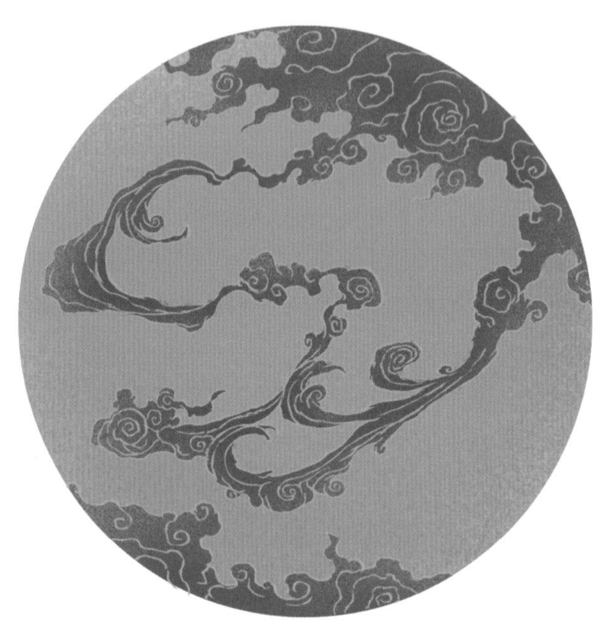

空氣、壓力與流動感，是風元素代表的物質與特質。

—— 風元素在印度宗教哲學中，被認為是宇宙形成時，第二個出現的物質（第一個是空）。先不論這樣的概念是否正確，風元素在物質上的展現便是空氣，這是土元素的氣態化；因此在觀察上，從宇宙爆發的論點而言，此時產生巨大宇宙空間與各種星塵氣體，確實可以將風元素視為原始出現的元素。

—— 風元素除了在物理上展現出空間與風的型態外，在特質上的展現會與推動、運動、速度、力量等息息相關，與土元素、水元素屬於「靜」的狀態不同，簡言之，在性質上它是一種「動」的元素。精油本身屬於水元素與風元素的展現，在作用上，更是以風元素的特質推動生理作用。

—— 風元素具有不安定的性質，但有時仍可以保持相對穩定。這種不安定主要不是化學上的變化，而是物理性質的不定性，因為風元素的型態可能時刻在變化，例如速度的快慢、力道的大小。

—— 風元素所展現的，除了物質上的空氣與風，再來就是「空間感」。物體膨脹產生空間，或因膨脹產生物質的彈性，都屬於「空間感」的特質，因此風元素也具有撐持土元素結構的意義存在。除此之外，風元素在特質上，也與物質流動的速率息息相關；雖然本質沒有變化，但物質流動速率會讓人感到變化，因此風元素也代表了一種變動，只是變動快或慢。

—— 以風元素為主的人，通常體態較勻稱，且身體各部位的彈性都不錯，這是因為風元素為主的人活潑好動，在風元素撐持身體結構（土元素）下，通常能維持一定的均勻性，不若土元素的人過於結實，也不像水元素的人結構鬆散而容易過胖或過瘦，皮膚與肌肉較有彈性。但這不代表風元素的人就一定能維持好身材，因為以風元素為主的性格，容易一不小心就攝取太多營養而導致肥胖；雖然風元素的人在代謝上通常較正常，但可能因控制不了慾望而導致身材走樣，有些人甚至會因為過度運動，造成身體甚至精神問題。風元素強烈的人，確實易受慾望牽引而做錯事情。

—— 當風元素受到土元素與水元素的阻滯，疾病發生時就很容易被卡在某些區塊，例如感冒時，容易在鼻腔受到阻礙而無法通暢。許多疾病的發生，與風元素是否能與其他元素流暢運作有很大的關係，這也是傳統西方醫學中，主張放血的因素；放血正是要排除被阻滯的風元素，但實際上這種方式可能存在邏輯上的錯誤，因為並不是每一種狀況都適合放血。若不明白身體情況與四元素的真正對應，這種作法極其危險，最直接也最有名的案例，就是美國開國總統華盛頓，死於放血治療。

—— 適當運動通常是使風元素在體內暢通的重要因素，因此才有著運動治百病的說法。適當運動能維持肌肉彈性、骨骼強健、循環順暢、免疫強化、抗壓性增強、思考活絡，甚至會影響表達能力、說話的方式。

—— 風元素的強弱，主宰了身體活力以及思考模式，因此風元素若能較平均分布於身體，那麼這類人通常具有極佳的活力，在思考上也比他人更敏捷迅速。

—— 風元素低弱可能也會引起呼吸道與消化道虛弱的問題，甚至是精神耗弱。然而，身體會因為部位不同而有不同的元素含量，雖然風元素是流動的，但身體每一個部位的風元素狀態卻都不同；而在不同狀態下，對局部來說過高或過低的風元素，都會造成問題。呼吸道的問題通常與風元素最為相關，也影響身體運動系統，甚至會影響內分泌，這是因為風元素過度集中而無法平均運行時，在某些區塊造成問題。

—— 當某個區塊的風元素太強，肌肉骨骼容易受傷，甚至傷及循環，這是因為風元素過強易造成身體細胞疲勞，因此損失該有的水元素；由此可知，身體運行時，風元素是否能正常運作才是重點——調理身體時，首先必須注意的通常是風元素在體內的「動態」。

—— 但是，這不代表風元素是該先被解決的問題，因為風元素無法運行，可能是受到土、水元素的影響，解決的方法則需要以其他方式去配合，風元素只是特別容易展現不通暢的問題。例如，感冒時的鼻塞，在於黏液過多且組織腫脹，因此塞住了呼吸通道，造成風元素不通暢，此時我們要針對的，是如何緩解組織腫脹的問題；雖然使用風元素為主要化學結構的精油能達到暫時通暢的作用，但實際上的治療，可能還得偏向土元素與火元素的結構來考量。

—— 風擁有多樣的特性，在人格特質上也是多變的，與其他元素人格的特質相比，風元素人格更具有彈性與變化性；這也讓屬於風元素的特質，在展現上有著不同變化（無論在情感或是行為上）。但大致而言，因為風元素具有多變與彈性，這類人格特質往往給人積極樂觀的感覺，而且總是行動迅速、思考敏捷，所以總讓人覺得聰明伶俐；雖然有時會因為變動過速讓人感到善變，但是善變並不是風元素人格既定的特質，只是在某些人身上較容易展現。風元素的人也能展現「安定的風」的特質，只是相對而言還是比其他元素更活潑些，例如他們可能展現出落落大方、樂於分享，相處起來輕鬆愉悅又能安心的個性。

—— 對於風元素的人而言，可能較無法抗拒他人煽風點火，幾個風元素個性強的人聚在一起，可能會為空間帶來無比的歡樂，也有可能控制不住而掀翻整個地方，而且殘局通常會是別人收拾。另外，風元素的人在慾望上更加順著自己的喜好，比其他元素特質的人更強烈，因此容易貪心（購買慾望太強、貪圖美食等）；當貪心無法自持，身體就會出現問題，像是貪吃的人就會變胖，甚至進而造成心血管負擔。

—— 精油四象限中，風元素位於第三象限，屬於陽性分子，有些分子會有較高的極性，有些分子會具有極佳的水溶性。一般來說，精油分子偏向油溶性，但位於第二與第三象限的分子，會呈現較高的極性，比較容易出現在純露中。

—— 在這一個區塊的化學大類種類非常豐富，佔了二分之一的比例，由此可見風元素本身的多變性，主要分子大類有單萜醇、倍半萜醇、酚、氧化物、酚醚、芳香醛（肉桂醛）、酸、內酯與香豆素等結構。

—— 在多變的風元素分子中，可以發現它們的風元素特質都不太一樣，例如倍半萜醇屬於空間感較強、動感較低的大類，但較富有彈性；單萜醇類變化幅度較大些，也有較強的流動感，從舒適的風到稍微強勁的風，感受從溫和至稍感強勁；酚與芳香醛（肉桂醛）則屬於「颱風」等級，具有強大的刺激性與擾動性；氧化物與酚醚本身帶有火元素的特質，是較強勁的風，且帶有火元素溫熱的特質。

—— 這類分子提供了程度不一的「動」能，有些可以達到安定作用，通常較為溫和安全；有些則會激勵身心，卻有可能造成身體過度刺激，例如皮膚過敏或灼傷。

—— 比較特殊的是內酯與香豆素類，這類在二、三象限之間，加上結構多變，因此分判上較為不明確，但兩者皆有水、風屬性，只是特性上較為混雜。

火元素的特性與性格

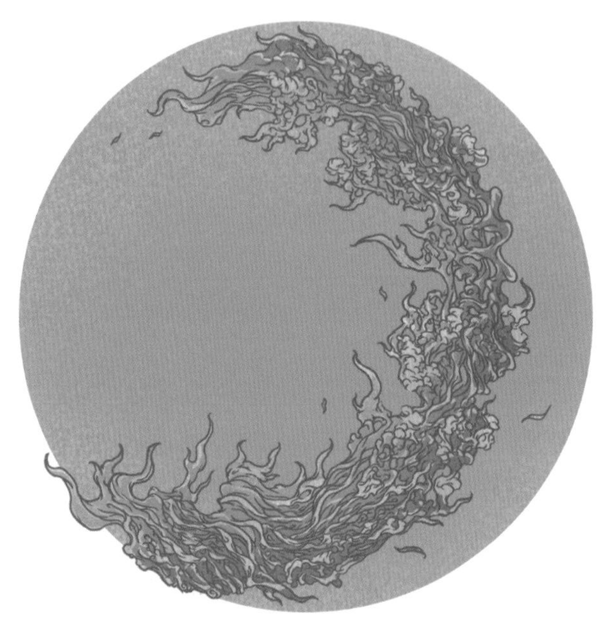

火焰、高溫是火元素最顯而易見的型態。

—— 在四元素中，火元素是比較特別的，實際上它或許不能被稱作元素，因為火元素看似並不是一種物質的存在；然而，若將各種元素碰撞所產生的能量視為一種元素展現的話，即可知道物質必然存在能量，因此它確實也可以判定為基礎的元素之一。甚至可以說，像是電子、輻射粒子等，即是火元素的物質展現。

—— 火元素的特質本身是物質所呈現的能量狀態，正因為是一種能量狀態，在物質現象能觀察到的便是火焰。從物質燃燒與產生熱能這些火元素特性來看，也就會與溫度有關係；同時，物質轉化的中間型態，也許跟火元素有關，溫度高低決定火元素強弱，也是物質是否產生化學變化的因素之一，當能量變化或轉化，必有極高能的物質反應。

—— 火元素的運作，與其他三個元素有密切關係。例如土元素可以是生成火元素的材料，水元素多寡會控制火元素的溫度，而風元素可以推動火元素的能量釋放，或是反過來，火元素促進風元素的力道。

—— 火元素的「動」與風元素不同，能促使風元素流動變快，是因為火元素必然受能量產生多寡的影響，而這個能量生成可能只是一瞬間的事，所以火元素的能量不見得持久。但火元素能推動其他三種元素運行，成為激勵的動能，或是高頻的能量爆發，以及爆發後轉換成另一種物質或元素型態而持續運作。

—— 值得注意的是，若將四元素理論定義為「一切物質都有四元素」的話，那麼即便是冰、甚至是絕對零度下的物質狀態，必然還是存在火元素——只要是物質，必然存在「溫度」的概念。

—— 以火元素為主的人，體型通常較為壯碩，這是因為火元素本身會帶動風元素，使得身體運行上偏向活動量大的情況；身體在風元素與火元素都得以充分活動的情況下，營養充分轉化，因此這類人往往身材健壯。

—— 但這也非必然，因為土、水元素不穩，也會讓火元素的人有過瘦或過胖的狀況。有一點卻是共通的，就是這類人情緒容易被煽動、暫時失去理智，情緒激動，身體就容易「血脈賁張」，使這類人常臉紅脖子粗；情緒高漲也易造成精神不穩定，產生心循環問題。水元素缺乏的話容易便秘或是膚質較乾；而土元素缺乏，則容易有精神問題，身體也易感到疲憊與飢餓。

—— 情緒衝動是火元素人格的特點，但往往爆發後也不會累積情緒在心中，因為該燒的都燒完了，不像土元素會狠狠記得、水元素會不斷上演內心戲、風元素會「君子報仇三年不晚」。雖然不記仇、沒心機是火元素人格很典型的特性，但是情緒易激動的他們，往往做事不計後果，容易得罪人甚至是自傷。

—— 在精油四象限中，火元素屬於第四象限，是陽性分子，同時也屬於非極性分子。在第四象限的分子大類主要以單萜烯、倍半萜烯、酚醚、氧化物、烷為主，不過氧化物與酚醚相較萜烯類而言，不能全然算在火元素的結構中，也會偏向風元素。

—— 雖然火元素的分子通常並不會刺激皮膚，少有中毒問題（撇開氧化物與酚醚類不論），但由於這類分子容易轉變為其他分子，因此容易變成有刺激性或毒性的狀況，保存這類分子為主的精油要注意保存期限。

—— 但烷類通常沒有這種問題，因為植物體中所含的烷類，通常都是極穩定的中長鏈結構，它們的「火元素」特質並不明顯，若要將它與火元素連結起來，只有在極少數的特定情況下才會展現，例如燃燒。

分子的元素特性該如何看待？

許多人或許會疑問，如果照身體感覺而言，屬於芳香醛的肉桂醛以及酚類，感覺比較像火元素，為什麼它們是風元素呢？確實，有些人認為這類分子會有強大的火元素，但回歸到理論架構，這些分子本身的方位即是風元素的範圍，因此在闡述理論時，必然朝此方向，絕對不能隨意更動。這邊更要注意，在理論框架下，不宜將衝突的兩個觀點，生搬硬套放在一起；因此，除了四象限所在的位置因素外，要隨著理論架構進行合理的詮釋。

另外，從我們對四元素的理解來解釋，酚類、肉桂醛與火元素當然還是息息相關，它們的作用也比較短暫，確實與火元素特質很類似；但這兩種大類主要作用並非燃燒與轉化，而是「促進」燃燒與轉化，會協助推動身體火元素，這點絕對是風元素的特質。

純然屬於火元素的單萜烯與倍半萜烯，則是具有直接激勵火元素或促轉的特質。這個意思是說，身體會利用這類萜烯結構，得到完全燃燒的能量，或在轉化能量時徹底完成轉換。因此火元素的分子，對於身體累積過多、無法好好利用的能量，能盡情充分使用，或是充分轉化能量，這點是風元素分子無法直接達成的。

另外，單萜烯與倍半萜烯本身化學結構就是一種活潑易變的分子，這是火元素的特性，而酚類與肉桂醛在一般正常情況下，並不容易改變結構。

總而言之，必須先在精油四象限與四元素結合的結構下，確立每一分子大類的元素特質，進而從中觀察分子的元素特性，再依照這樣的核心理論架構加以詮釋。雖然這樣的詮釋，不能完全解決分子的元素歸屬問題，但也不能隨意改變結構框架的理論！即便你認為架構本身就可能存在問題，而想要套用其他概念去覆蓋問題，但這可能將理論框架推翻，或是形成偏差，如此一來將產生更多矛盾，這是做學問上常會犯的錯誤。

四元素與身心關係

—— 沒有一個人的四元素是完全平衡的，四元素也是不斷重新聚合與散滅的，這是四元素最難掌握之處！因此，要對四元素先有幾個基礎概念：

1. 四元素是一切物質的基礎：一個單位的最小物質，即含有四元素的存在。
2. 四元素非恆定不動的：四元素會相互消長，也會相互聚合與分散。
3. 不同的物質會有不同主次元素特質的展現。
4. 四元素不能完全用生剋二分的概念詮釋。
5. 四元素與性格、體格之間的關係，可因四元素運作而產生的行為、反應造成，但精神狀態也會引起體質的四元素改變，這是相互影響的，也構成所謂的「身心牽繫」。

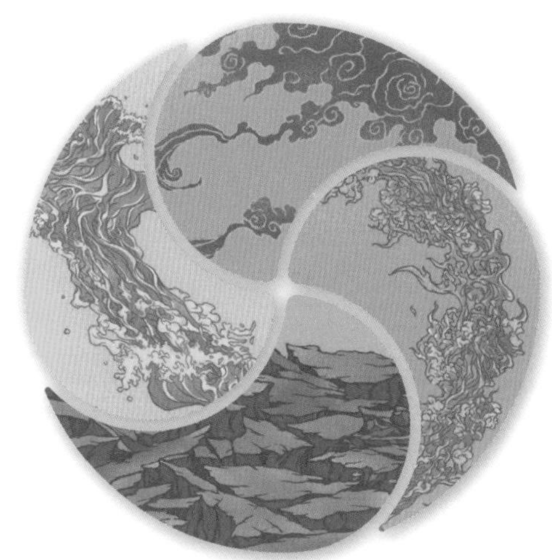

一切物質皆有四元素。

—— 以上幾個概念清楚後，才不容易陷入條框式的說明，但是要如何判定一個人的四元素？這確實有一定難度。一方面人體四元素的變動是隨時隨地的，另一方面人格與體格展現只能以大略的粗分來判定，但症狀問題又必須清楚理解心理與生理症狀，加上不同部位的人體系統器官又有不同的四元素展現，這些交錯的狀態，確實很難一言以蔽之。

—— 前面已經介紹了許多相關例子，但這些顯然不足以認知四元素在人體的運作，後續將以主要元素的身心狀態，以及系統運行的元素型態歸類。這些歸類以人體各種體格與展現的常見型態為主，但不能代表一個人就只有一種元素的性格型態。在正常情況下，人體的四元素都是混合的。

常見四元素身心狀態的歸納

元素	土 Earth	水 Water	風 Air	火 Fire
外觀與體格	精實 外貌稜角分明 皮膚緊繃 表面體溫低	組織鬆軟 過胖或過瘦 易水腫 皮膚鬆垮 表面體溫低	體格勻稱 皮膚組織有彈性 手腳掌偏厚實 表面體溫稍高	體格粗獷 皮膚乾燥易泛紅 表面體溫較高 易流汗
易展現的性格與行為	老實 無趣 做事規律 內斂 無法體諒他人 說話尖酸刻薄 謹慎 小氣	內向 被動 憑直覺做事 敏感 情感豐沛 易累積情緒 行動慢 不易拒絕他人	樂觀 積極 大方 做事迅捷 能言善道 貪婪 利己主義	不拘小節 好動 精神奕奕 情緒易衝動 好事 不記仇

—— 每個人大致上都會有兩種主要的元素特性，但是我們會受先天身體基因影響，加上後天環境培養，而使得四元素的變化呈現錯綜複雜的型態。在確認自己或對方的身心四元素時，會發現有時覺得自己可能某些元素較多，但某些點上又特別展現出自己認為比較少的元素。例如：你可能會覺得自己的體格類似火元素，但行為準則又有許多與水元素相同的地方；你可能總是活力十足、精神抖擻，像是火元素特質，但面臨某些抉擇時，又可能猶豫不決，變成水元素狀態。

—— 如果四元素是交互的，該如何分辨人的四元素呢？這點可以利用百分比的模式，大略畫出個人的四元素比例。這只能大略判定這個人的身心狀態，在協助症狀判定上有個依循，因為一個人的體質、行為與性格，可以判定他可能容易得到什麼疾病。

—— 意義上，這樣的判斷似乎太過於廣大，因此，區分四元素的結構後，可以依照個人需要解決的問題先行著手。因為每個系統器官有其主要運行元素的模式，先理解他的四元素結構，就能對應個人問題，來理解問題所在處可以如何使用精油。四元素的體質與性格被歸類出來後，再接著解說身體系統的四元素運行，以及適用的元素分子方向。

四元素與身體系統

—— 關於人體的四元素，在每一個系統上的展現都有不同，但我們必須要知道，土元素是架構身體最基礎的元素，因此所有的身體系統，必然需要土元素的穩定存在。土元素即是人體的細胞與細胞製造出來的各種物質，包含了像是激素、酶、訊息傳導物質等；接著是細胞分化與形成的組織、器官，細胞分化出不同的組織與器官後，這些組織與器官的四元素展現，會隨著功能不同而有所變化。

—— 人體成分有70%都是水，也代表水元素對身體的重要性，而水在身體提供了許多功能，諸如養分、廢物的運輸與代謝，還有組織潤滑等，這些作用都是身體細胞必需的，一但缺少，細胞與組織就容易出現問題。而細胞運作會產生能量，也成為了火元素的來源，這些能量又給了身體活動的力度，進而能產生活動與溫度，並推動風元素的形成。

—— 風元素能推動水元素運行，以及讓火元素在運作上更活躍，而風元素的運行對人體非常重要，關乎你的氣色、活力與思考，甚至整個身體系統的運行——這也是為什麼氣血不順或許多疾病產生時，常常第一個對治的會先想到風元素。這一系列的運行，可看到四元素的各種樣貌呈現。

—— 這裡要打破的一個迷思是，看待身體系統時，常會將一種元素對應到系統上，但這樣的分類其實非常粗略且僵化，這也是四元素理論發展到後面會停滯的原因。我們應該要分析各個系統上四元素的運行模式，才能符合使用精油時不同元素的對應情況。

—— 以往的四元素概念中，即便運用於醫學方向，受限早期對於身體結構不是那麼清楚，四元素更多是抽象與廣泛含義的概括；但現今對身體結構的認知更多，更能結合生理解剖學的概念，進一步將四元素套用在各個組織器官上說明。當然，這也代表你的生理解剖學要有一定的基礎，才能應用四元素論點。

—— 四元素與身體系統運行的關係，有非常多的可能，因此以下所述的系統與四元素之間的關係，只能作為大略方向參考，在實際運用時會有更多複雜因素在其中，這部分得透過學習、觀察與經驗，才能更有效利用理論來使用精油。

神經系統

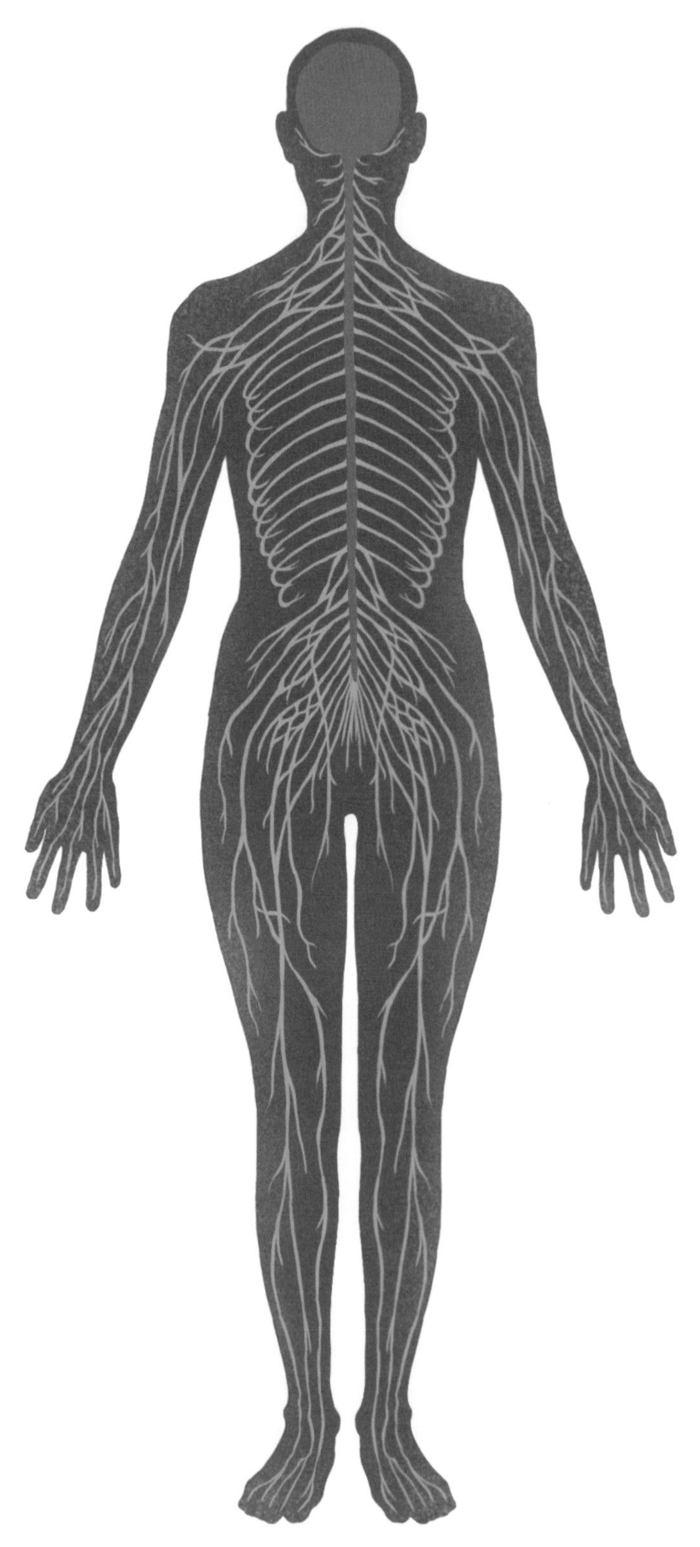

—— 神經系統如同身體的網絡，負責接收、整合與傳遞各種訊息，人類的情緒、行為、記憶等，也都會依循神經系統的訊息接收與反應來完成。神經系統在結構上，必須要有很扎實的土元素來支撐結構，因為神經系統一旦出現損壞，會比其他系統更難修復，甚至會慢慢崩解，這使得我們必須知道如何鞏固土元素；然而在運行上，神經系統需要風元素來推動，使得火元素也能在神經系統中正常運作，這讓風元素的展現在神經系統上非常明顯。

—— 以這個角度來看，大家會認為利用風元素的分子，似乎對於神經系統的幫助較大；確實，許多風元素的分子對神經系統能產生穩定與協助推動，進而達到振奮精神的效益。但也可以發現，激勵神經系統的第一選擇，通常還是屬於火元素分子的精油（尤其又以單萜烯為主），這說明了在神經系統中，被這類火元素精油激勵的重要性。

—— 使用火元素通常是在感覺沒電時重新啟動身體電力的方式，好似能將電池電力補滿，提振精神，並推動風元素運行；而精神壓力大時，風元素需要更穩定與強力的運作，風元素精油此時可發揮作用，配合火元素精油，會讓神經系統變得更為活躍有精神。一般情況而言，火元素分子可以強化訊息製造及轉化，而不同的風元素分子則能提供穩定或強化風元素的力道。

—— 但是，當訊息過於混亂時，可能是神經系統的火元素運行過於強烈，使得大量訊息傳輸過快或過多，因此水元素的分子就成了降低混亂狀態的幫手，尤其像是酮類精油，其中又以單萜酮類精油為佳。

—— 單萜酮類精油具有水元素的溶解效果，也能降低風、火元素在神經系統的過度運作。在生理上可見到酮類激勵神經系統，但這種激勵是水元素提供了凝聚的特性，讓我們重新整理混亂的資訊，使頭腦清明。這種凝神的作用，是水元素溶解與凝聚的雙重特質，通常只需要少量酮類就能達到效果，過度反而會造成神經系統損害，因為許多酮類可能造成神經發炎，甚至可能溶解神經髓鞘外層，造成神經元損傷。

—— 以桉油醇迷迭香為例，桉油醇迷迭香主要以氧化物、酮、單萜烯、單萜醇這類結構為主，其中氧化物與酮合佔比可能高達60至80%，而且它所含的酮類，是以單萜酮類為主。單萜酮類本身對神經系統的親和性高，而且通常都會激活神經元，加上單萜烯與單萜醇的特性，桉油醇迷迭香在精神上的激勵可說是受風、火兩種元素影響；影響水元素的特性，結果就是讓精神激勵、思考敏捷、深化記憶。

—— 這也是桉油醇迷迭香對於記憶有莫大幫助的緣故，但如果只看它的成分，分別拆開後你也許只能從中獲得「這可能是樟腦」的特質；若思考其他含有較高樟腦的精油能否達到桉油醇迷迭香強化記憶的作用，在元素與成分組成不同之下，即便某種精油含有較高的樟腦，也可能無法達到桉油醇迷迭香的特性，反而驅使神經系統往其他的方向發展。

—— 總而言之，神經系統的運作雖然需要強大的風元素，但風元素僅是在維持運作上需要留意平衡的元素，實際上，土元素是否穩定以及水元素與火元素的活躍度，才是影響神經系統運作最關鍵的部分。例如，水元素較強而火元素較弱的情況下，人的反應往往會慢半拍，是因為訊息整合受水元素影響，且火元素無法及時轉化，造成對外界的刺激反應變慢。

—— 一旦這些元素不穩定，都會造成神經系統運行障礙，長期下來則會造成病變。

內分泌系統

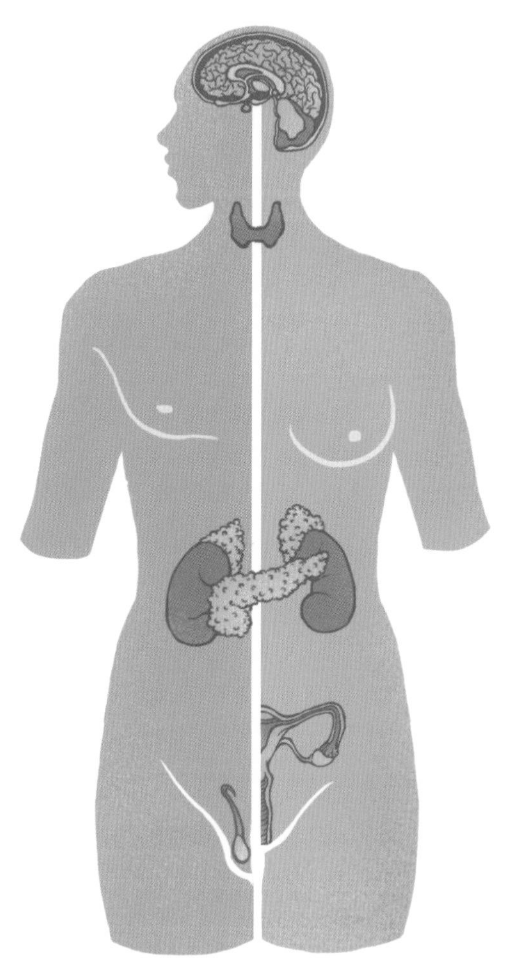

——內分泌系統與神經系統相同，都是以訊息傳導為主的系統；不同的是，內分泌系統並非走特定路線，而是分散於身體組織各處，並且有專門司職的器官分泌不同的激素，這些激素會透過循環系統影響全身。對於內分泌系統而言，風元素是必然重要的，在調整內分泌時，經常會使用到風元素分子精油。不過水元素的分子往往也能夠有幫助，尤其在身體水元素運作低弱的狀態。但是，如果問題出自水元素過度的情況，就必須用火元素來處理。

——內分泌系統對應身體器官的狀態不同，差異較大，不同內分泌器官會有不同的處理方式，需要個別理解。內分泌系統主要有幾個部分：腦下腺體、甲狀腺、胰腺、性腺以及腎上腺。

腦下腺

—— 腦下腺體的運作通常與神經系統相互關聯，腦下腺受精神狀態影響甚鉅，且為內分泌系統的司令部，能分泌多種激素。由於與神經系統有密切關聯，因此使用精油與元素調整上，也會建議隨著神經系統的方向著手。通常單萜烯、單萜酮類的精油可激勵腦下腺，而倍半萜醇對腦下腺的平衡應也有不錯的作用。

甲狀腺

—— 甲狀腺對於正常成年人而言，關乎身體代謝的問題，同時也能幫助身體調整鈣的平衡。此處的元素對應偏向於風元素，過激的情況下，必須要降低風元素，因此土元素、水元素通常是第一選擇；若是過低的狀況，就要考慮使用火元素與風元素的精油。

—— 但在甲狀腺問題上，使用精油常使人感到困惑，因為甲狀腺機能不論是亢進或低下，都可以看到元素運用上可能產生的矛盾。例如，某些氧化物類可能增強甲狀腺作用，但倍半萜氧化物含量豐富的精油，對於甲狀腺就有降緩的特性（例如德國洋甘菊與沒藥）。而風、土元素的組合，尤其是酯與單萜醇類含量較高的精油（例如甜馬鬱蘭），對於甲狀腺也有降緩幫助。而像是水元素的醛類，雖然具有調整的特性，但在含量較高的情況下，反而容易使甲狀腺機能增強。所以在搭配上，還是得評估各種大類與分子的特性。

—— 一般而言，火元素的倍半萜烯類與風元素的倍半萜醇類作搭配，可以達到平衡轉化的特性，在這個基礎上，再決定要提升或下降甲狀腺機能。接著要如何搭配，就得看不同分子性狀與元素性質，以及你如何去理解與調整。

胰 腺

—— 胰臟是具有內外分泌功能的器官，對應內分泌腺體，胰腺有著控制血糖的作用；在元素對應上，胰腺屬於火元素需求較高的臟器，這也對應消化系統。但胰腺主要分泌的胰島素與升糖素，需要在相對應的時間點維持一定的平衡狀態，因此長時間與特定時間的不平衡，就可能導致糖尿病。在這個狀態下，風元素的平衡就顯得重要！因此除了激勵火元素外，還得考慮胰臟的風元素是否可以平衡。

性腺

—— 性腺是造成人類第二性徵重要的腺體，男性為睪丸，女性則為卵巢。雖然性腺重要的元素為水元素，但由於男女在性腺上的差異，造成元素運行上也有差異。男性需要較多的火元素，而女性除了要維持土元素外，還要格外注意火、風與水元素之間的平衡，這也是女性激素較難調整的原因。

—— 女性在調整性荷爾蒙上，通常會使用土、風為主的精油，尤其像是含有較多苯基酯類的花香精油，又或是含有豐富洋茴香腦的酚醚類精油。這樣的應用對於一般不複雜的問題，確實有很大的滋養效果，可是女性性腺的問題不僅牽涉內分泌，也與神經系統的穩定息息相關，一般會兼顧火元素的單萜烯類與水元素的單萜酮類，不僅如此，火元素的倍半萜烯類也有平衡特性。

—— 男性性腺問題調整相對簡單，通常以火元素的單萜烯類，以及風元素的酚類、芳香醛類，就能達到激勵效果；但這些都是比較激勵特質的，其實男性最大的問題還是在於壓力，因此倍半萜醇類的精油，對於日常養護會有比較好的作用。

腎上腺

—— 腎上腺位於腎臟上方，分泌如皮質醇、正腎上腺素與腎上腺素等激素與神經傳導物質，以調控身體對壓力的反應。腎上腺與火元素有密切關係，但過度的火元素會使腎上腺疲憊不堪，因此土元素的酯類、水元素的醛類精油應用，就顯得格外重要。

—— 身體虛弱但精神容易亢奮的人，腎上腺常是「超時工作」的，這會使身體風、火元素處於忽大忽小的不穩定狀態。身體在過多腎上腺素等物質刺激下，即便感受疲勞也無法好好休息，這時土元素與水元素相關的精油就可以拿出來使用。酯類有放鬆的特性，大多數萜烯酯類的精油，都可以抑制交感神經、活化副交感神經；少量的醛類精油，則可以協助釋放壓力，減緩腎上腺的工作量。

—— 雖然疲累時一般會使用單萜烯類與酚類精油去提升腎上腺作用，但記住，過度刺激並不是好事，要懂得紓壓與適當休息，才不會讓腎上腺的工作負擔過重。

免疫系統

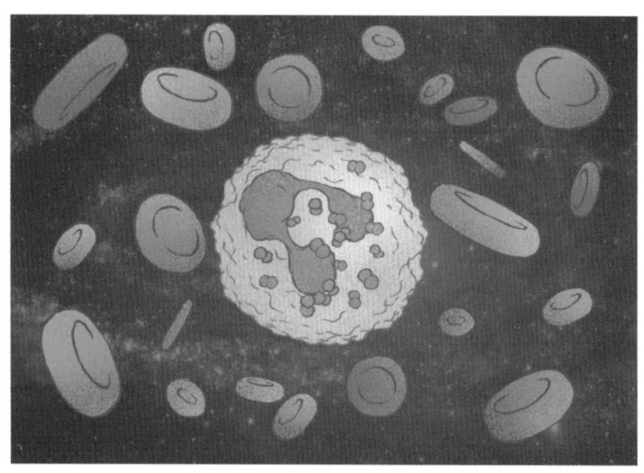

在血管中的免疫細胞

—— 與前面兩個系統相同，這個系統本身也需要較強的風元素，但免疫細胞遊走時，身體水元素是否平衡與活躍至關重要；而要讓免疫細胞產生抵抗、消滅病菌作用，則是看身體的火元素是否足夠旺盛。

—— 在精油運用上，風元素分子如單萜醇、氧化物、酚、芳香醛類，通常能增加免疫系統的活力；而火元素分子如單萜烯類，則能協助免疫細胞的激動，因此這兩種元素可說對免疫系統起了很強的激勵作用。但免疫系統若過度反應，土元素分子的萜烯酯、脂肪族類與母菊天藍烴等，可以降低免疫系統的過激。

—— 免疫系統也是個複雜的系統，不同的免疫細胞分工也不同，而免疫系統當中，胸腺也是非常重要的腺體。胸腺本身也可屬於淋巴系統的器官，腺體主要受水、風元素影響較大。胸腺會分泌激素，誘導淋巴細胞形成T細胞與B細胞，這使得風元素類的精油特別重要，尤其像是酚類、單萜醇類，如果搭配火元素的單萜烯類，會更容易活化胸腺。但過度刺激胸腺也不是好事，因為胸腺本身也與內分泌系統息息相關，而且交互影響，這點還是需要小心。

—— 免疫系統並不是越強壯越好，過激的免疫系統對身體反而有害，應該追求堅韌的、平衡的免疫系統，這也才是「強化」免疫系統的真正意義；所以過度使用強力的風、火元素精油，對免疫系統並不是好事，甚至會使免疫系統產生「過勞」現象。

皮膚系統

—— 對於皮膚而言，土元素的穩定肯定是第一要務。皮膚細胞與神經細胞在原始的分化上，同屬於一個外胚層所分化而來，而且皮膚系統是否穩定也與神經系統息息相關。

—— 土元素不穩可能造成皮膚發炎或是角質變薄，也可能會有不正常增生的現象。皮膚比較弱、易破皮的人，有可能是因為皮膚的水元素積滯，使皮膚土元素不穩定，因此土元素分子（例如酯類）對於皮膚通常有極佳的作用。但當土元素過度且風元素低弱時，也會使皮膚粗糙、角質增厚，此時水元素的酮類，與火元素分子單萜烯類精油，就具有極佳的幫助。風元素的精油（尤其像是單萜醇、倍半萜醇類），對於強化代謝與保持皮膚彈性有較大的幫助，能促使皮膚細胞獲得充足養分。

—— 有時可以透過皮膚來看見身體系統的問題，例如臉上痘痘的區域、腰椎皮膚的色澤都有其對應，這些問題不僅只是對應皮膚系統的去痘、美白等，必須從觀察中去判定，這些區塊可能是哪些系統問題造成。

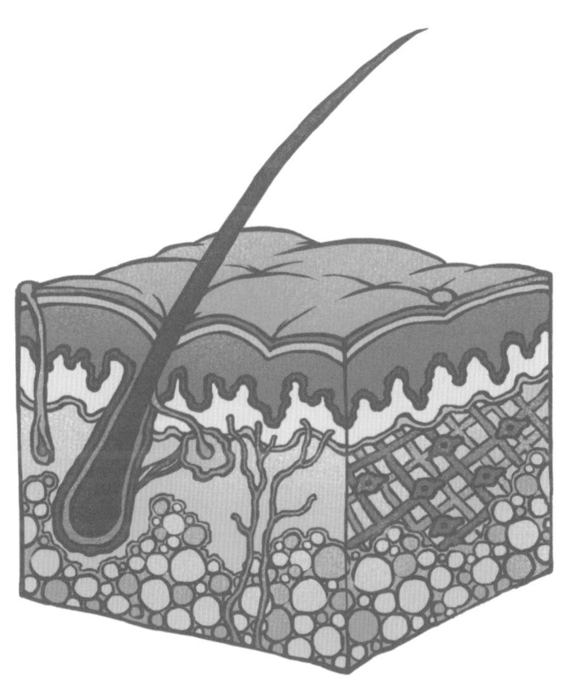

皮膚構造圖

呼吸系統

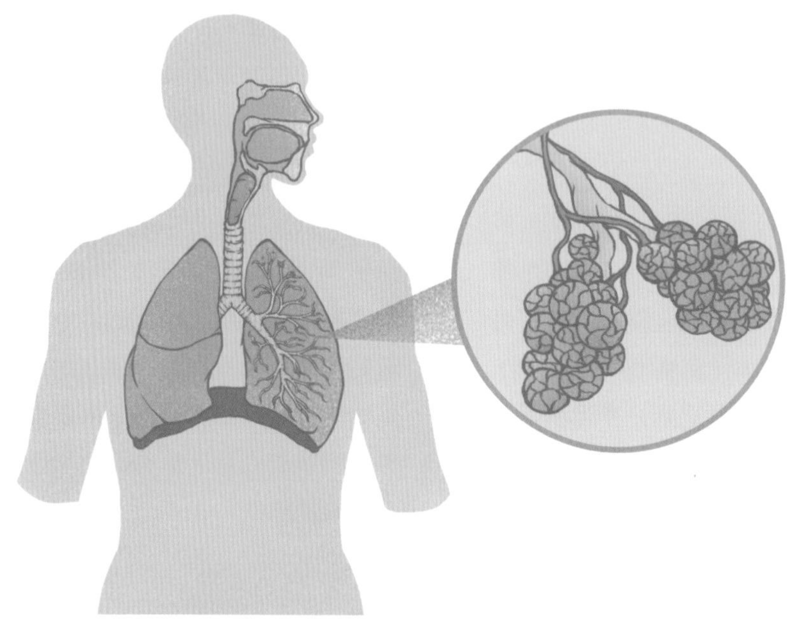

—— 呼吸系統是個與風元素脫不了關係的系統，畢竟它所負責的就是將空氣吸入及吐出身體，是進行氣體交換的場所；所以風元素是否能在呼吸系統正常運作，也就是氣體能否在肺部正常交換，對身體而言非常重要，這需要足夠穩定的元素運行，一旦呼吸系統的土元素出問題，風元素也會不穩定。而呼吸道黏膜需要水元素（黏液）的潤滑，使纖毛活動正常，同時也能黏附空氣中的髒污，在空氣吸入肺部時，確保管道不會被這些污染侵害；氣體交換時，也會有較多的火元素展現，主要是肺泡進行氣體交換時，會產生能量。

—— 不難發現風元素分子的精油（尤其是單萜醇、氧化物類）能強化呼吸作用，也能促進呼吸道黏膜的免疫細胞運作，或是協助消炎與抗感染；而水元素分子如單萜酮類，以及水、風元素較高的倍半萜內酯類，則能協助氣管保持適當的潤滑，並協助排出過多的痰液；火元素的單萜烯類，能強化與激勵呼吸道纖毛的運動能量，理論上也能促使氣體交換的速率更高；土元素的分子通常能緩解處於發炎且激動狀態的呼吸道，像是酯類運用在咳嗽問題上，可以得到不錯的效果。

消化系統

——消化系統的作用在於分解食物、吸收養分、轉化營養、代謝有毒物質，以及排出廢物，作用上需要較強大的火元素來運行，如果火元素不足，就會造成消化或代謝不良的狀態。因此對於腸胃較弱的人而言，火元素分子是首選。

——但虛弱也可能代表土元素有問題，強化火元素不見得能達到效果，原因是消化系統本身應該就是火元素較旺的區塊，如果火元素持續耗弱，那便有可能是器官組織（也就是土元素）變得薄弱；此時配合土元素的精油使用，像是母菊天藍烴、酯類的精油，能安撫消化系統，讓消化系統重新穩固。對於一般正常的人而言，吃太多難以消化，或是吃壞肚子發生感染，可使用水元素的醛類，或是風元素的酚類、酚醚類、氧化物類的精油，來強化消化或對抗病菌。

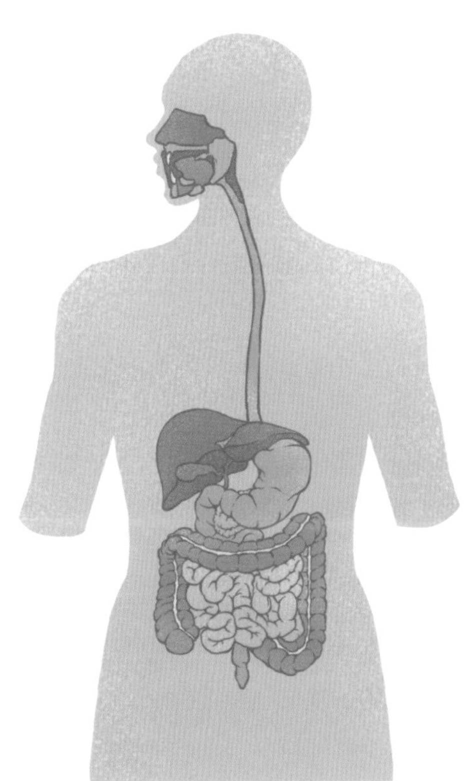

——消化系統當中，肝與胰臟都是重要的器官，在這裡需要強大的風元素與火元素運行，以協助身體消化，甚至處理如免疫、內分泌、身體代謝，與維持身體能量平衡的運作。可使用火元素的單萜烯類來協助激勵，並配合風元素的精油應用，除了倍半萜醇類，多數風元素精油都能與火元素搭配，活化這兩個器官，增強運作能力。

——許多內酯與酮類的成分，對於肝臟排毒會有很大的作用，這些比較偏向水元素的特質，也是肝臟在代謝轉化能量時必要的元素。而風元素的肉桂醛對胰腺幫助較大，且許多含豐富單萜醇類精油也有類似作用（例如天竺葵），推論許多風元素分子對胰臟可能會是很重要的元素，但胰臟本身也存在內分泌腺體，這部分可以參考P.208內分泌系統中，對胰腺的介紹。

循環系統

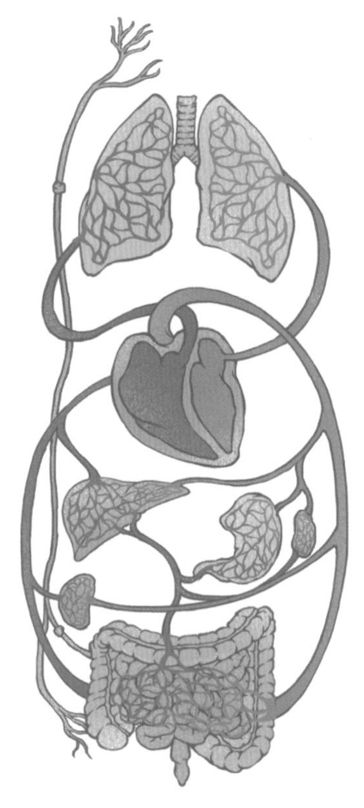

—— 循環系統的主要組成是心臟、血管以及血液，因此很容易聯想到循環系統必然與水元素有關；然而，能否通暢運行還得看土元素是否穩固、風元素是否能持續推動、火元素是否能產生足夠的能量，因此水元素反而比較次要。

—— 土元素不穩固，會造成血液流動阻礙遲滯，或是血管破裂；風元素與火元素不穩定則會使血壓升高或降低，也可能難以送達或積聚在某處。一般來說，循環系統的土元素穩定與否，受到身體整體風元素較大的影響，這與飲食上攝取過多容易傷害循環系統的食物、缺乏運動而阻礙風元素運行有關。如果整體風元素偏弱，也會使循環系統運作趨弱，或增加運行負擔，而要強化整體的風元素，運動是最有效的方法。所以循環系統非常看重風元素的運作。

—— 大多數對於心循環有幫助的精油，都集中在風、火元素分子之間，風元素分子包含了單萜醇、氧化物、酚、肉桂醛類；火元素精油對於循環系統也有一定的重要性，因為火元素分子能夠強化循環系統的動能穩定（尤其是維持心臟的強健），並強化循環系統的土元素結構（尤其是靜脈），單萜烯與倍半萜烯類通常可以促進靜脈循環的動能，也可以幫助緩解發炎的現象。

—— 水元素分子能發揮溶解特質，其中以酮類、某些內酯與香豆素類的精油，對於血液的通順會有幫助，對於心血管因不良的土元素（例如低密度脂蛋白）堆積並阻塞在血管內部往往有不錯的清除特質；土元素的酯類，則能幫助循環系統降低過激的狀況（例如心跳過速）。

—— 心臟是循環系統重要的器官，由心肌組合而成，像是一個非常強大的幫浦，它不僅需要堅固耐用的土元素，也需要足夠的土元素（養分）維護。火元素對心臟也至關重要，因為心臟收縮是一種高能狀態，需要持續不斷的強大能量供給，如果整體循環不良（通常是血液較稠或有血管堵塞）時，心臟的火元素會更容易消耗，所以使循環系統的風、水元素正常化，是很重要的事。

淋巴系統

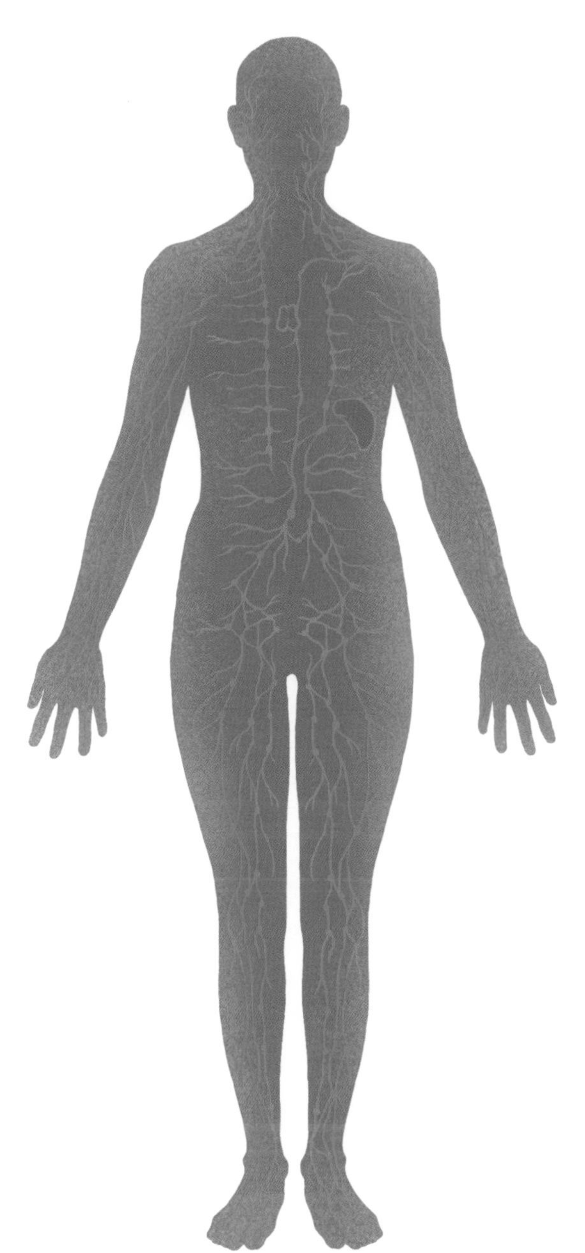

——一般人認為淋巴系統與循環系統應該是放在一起的，但其實兩者運作模式並不相同。淋巴系統主要是協助收集身體組織間液，同時在這系統當中也負責對抗疾病，並協助過濾毒素廢物，然後注入靜脈，再由身體其他部位代謝出體外。

——對淋巴系統而言，水元素的穩定與否很重要，這與循環系統就有了很大的不同。水元素不穩，不論是過多還是過少，甚至是淋巴體液中含有太多廢物，都會讓淋巴系統的免疫功能難以運作、排出廢物受到阻礙。

——因此，想讓淋巴系統維持穩定，水元素、風元素與火元素分子得看時機使用。一般在處理因淋巴系統造成的水腫問題，通常會使用水元素與風元素的精油，不過火元素（尤其是部分單萜烯與酚醚類）對於排出過多水分有極大幫助。

——脾臟也是淋巴系統的一個器官，主要負責貯藏血液，以及清除老化細胞，另外也能清除體內的抗原以及其他異物；這是個常被忽視的器官，但它的運行也影響免疫與淋巴系統。風元素的精油如倍半萜醇類、單萜醇類與酚類可能對脾臟幫助較大，當然火元素的單萜烯類，也具有一定的激勵特質。

肌肉骨骼系統

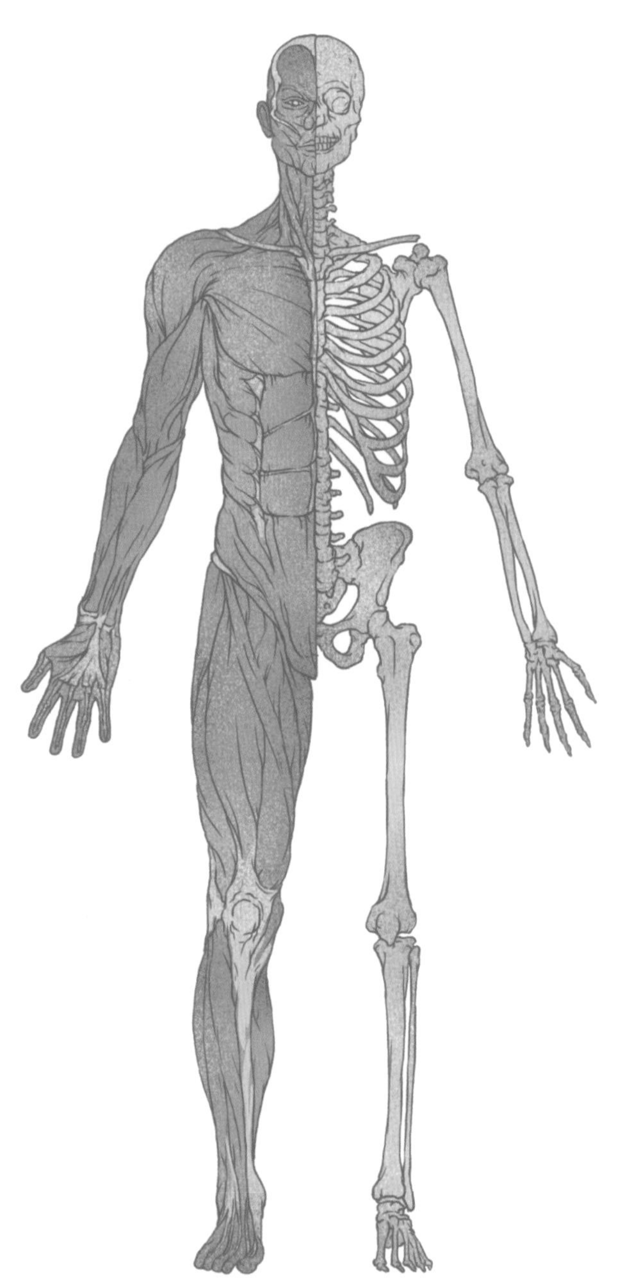

—— 這是兩個系統的合併，兩個系統本身有極堅強的土元素，且直接相互作用，因此將兩個系統擺在一起說明。

—— 這個系統運作，除了土元素需要夠扎實外，還得靠風元素與火元素相互協助，同時水元素也非常重要，如果沒有水元素，那麼乾燥的肌肉骨骼會因為缺乏潤滑與固著，容易造成損傷。尤其是關節處，關節運動不僅需要土元素與風元素的穩定撐持，更需要水元素潤滑與緩衝，好比車子的汽缸活塞需要機油潤滑一樣，以利關節正常活動。

—— 缺乏運動容易缺乏火元素與風元素，易使系統的土元素流失且失去彈性與穩固，因此這類人必須使用偏向風、火元素的精油來強化，例如氧化物類、單萜醇類、酚類、單萜烯類等。

—— 而對於常運動的人而言，水元素與土元素分子的精油，可以降緩系統過度運作的風、火元素，因此像是酯類、酮類、醛類等精油，就變成更需要的精油了。

泌尿系統

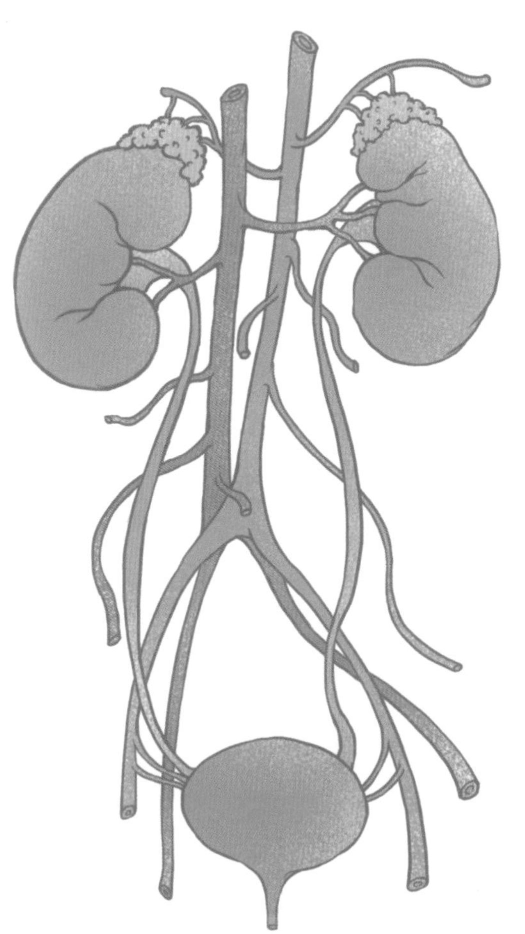

—— 泌尿系統負責過濾血液與排出尿液，因此它與水元素也息息相關，但土元素與火元素的穩定與平衡非常重要，這是因為腎臟必須穩定身體酸鹼與滲透壓等狀態。腎臟在過濾血液的廢物時需要火元素，過濾是一種高能的運作方式，腎臟細胞需要很強大的火元素能量來支持運作；同時腎臟的土元素也要有相對應的穩定，如果土元素不穩，腎臟就容易發炎。

—— 確實可以看到屬於火元素的精油分子對泌尿系統的幫助，而水元素的分子能夠發揮較大的調節作用；但對於膀胱尿道，有時風元素的分子可能更為好用，因為這些地方常遇到的問題偏向感染，而土元素的精油一般能夠降低發炎的疼痛感。

—— 泌尿系統是人體重要的過濾與排泄系統，而腎臟的損壞有時是不可逆的，當腎臟被破壞（土元素崩壞），尤其是腎小球、腎小管等組織，一旦出現損壞就很難再修補，因此有泌尿疾病的患者在使用精油上，必須格外注意刺激性問題，避免腎臟受到更嚴重的傷害。

生殖系統

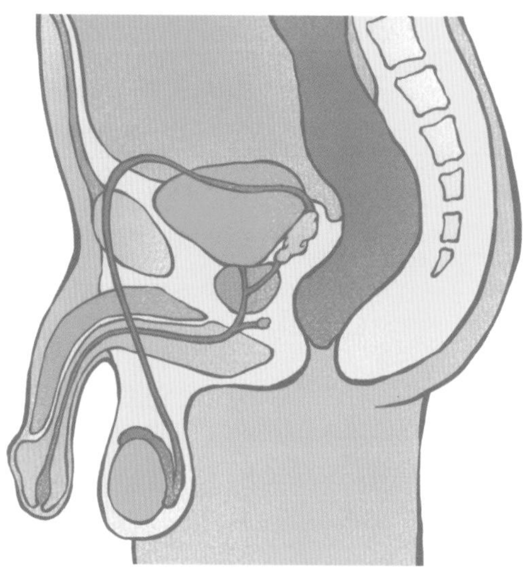

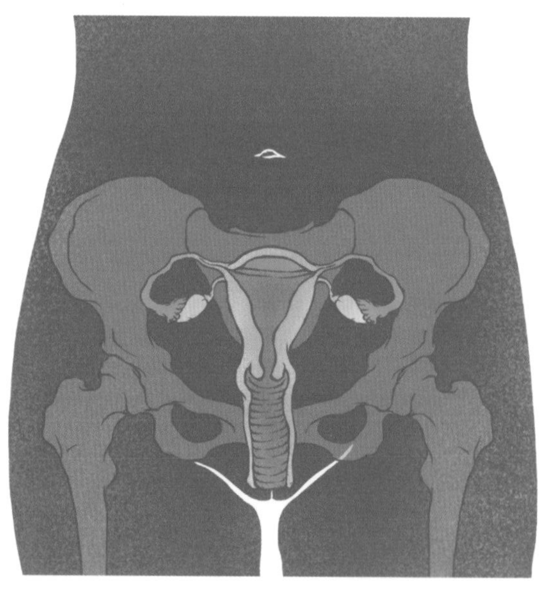

—— 男女的生殖系統並不相同，但在元素上，都以水元素運行為主。不同之處是男性生殖系統會偏向火元素，而女性則偏向風元素。由於生殖系統受到內分泌極大的影響，調理上會比其他系統更為複雜。

—— 對於男性而言，火元素不足會使生殖系統能量降低，火元素的單萜烯類與風元素的酚類分子，都很適合用在強化男性生殖系統上。這是因為風元素精油都具有促進循環的作用，尤其男性勃起時，需要足夠的血流使陰莖勃起；而火元素的精油能強化精神體力，讓精神不濟的情況獲得改善。另外，男性的心因性勃起障礙，可能會更需要土元素的酯類，或是風元素的倍半萜醇類，這也對性焦慮以及性行為過度的人，會有較好的幫助。男性攝護腺的問題是中老年常見的問題，在養護上也可以套用風、火元素的精油，以達到收斂組織與緩和發炎的效果。

—— 女性的問題則比男性更加複雜，一般而言女性也需要風元素與火元素的分子，然而系統結構不穩定的情況下，也要考慮土元素與水元素的運用，甚至必須四種元素交替，使用於不同時期的身心情況。由於許多因素會讓女性生殖系統問題複雜度提升，女性生殖系統也是最難調整的系統。

—— 女性生殖系統很容易受到基因、生活習慣，以及壓力累積影響。基因是比較不可逆轉的因素，因此如果家族容易出現女性生殖系統疾病，則更要注意後天的保養；女性生殖系統的養護必須要時刻注意。

—— 關於內分泌與生殖系統這方面的問題，可以參考P.209內分泌系統中，對性腺的介紹。撇開荷爾蒙部分，女性的陰部保養也極為重要，要保持pH值、菌叢與黏液的平衡，清潔與預防感染必然也成為課題；女性的陰道黏膜相對是比較強韌的，但有可能因飲食、壓力、感染與過度性交等因素受損。建議女性使用精油養護陰部時，必須先清楚造成陰部感染或發炎的原因，如果是單純感染問題，可以使用風元素的精油，例如單萜醇類；如果伴隨著分泌物過多且發臭的情況，可以使用水元素中的酮類；兩者都可以視情況添加火元素的單萜烯類精油作為輔助。如果伴隨情緒壓力的問題，可以使用倍半萜醇類的精油調整壓力狀態。

—— 女性性焦慮的問題，可能來自對性接觸的恐懼，這與過往經驗有絕大關係。一般處理這些問題，會建議選擇土元素的酯類精油，並且搭配火元素中的倍半萜烯類來使用。

芳香分子協同作用與四元素關係

── 從身心元素判定，一直到系統元素運行，大致上可以判定如何使用不同元素組成的精油；然而在運用精油上又是一個問題，除了必須掌握每一種精油的成分比例外，大家在學習精油化學時，最常碰到且無法解決的問題是──各種精油結合後會產生何種協同作用。

── 現在就試著使用四元素，來詮釋精油協同作用與應用方法。

難以學習的協同作用

── 說到協同作用，不僅是學習芳療化學上的一個議題，由於牽扯到生理機制，協同作用比想象中更複雜；因此精油協同作用一直都處在難以用實驗證明的階段，因為不容易觀察到分子與分子之間，是如何相互幫助或制衡彼此。大多數的實驗，都以精油主要結構來進行猜想──這支精油會有如此的作用，應該是某甲與某乙分子之間的關係，才會展現相應作用，因為這兩種分子在精油裡面最多──我們通常也以這樣的方式來理解單一分子的作用。

── 既然協同作用難以被證明，那麼分子之間真的有協同作用嗎？其實在某些研究與觀察中，確實能證明協同作用的存在。例如，將某些單一分子與藥物一起使用，發現加了某些分子後，藥物作用確實變得更好；而在抗菌實驗中，也可以看到某些成分混合後，比單一分子作用更為強大。越來越多的實驗證實，複方精油的協同與單方相比，確實可能遠比單方精油有更佳的作用。

── 但是現在的芳香分子研究中，只有某些單一分子被認為具有療效（例如薄荷醇、樟腦等），大多數分子的作用仍舊是不明確的，也不甚理解它在生理上的機制，甚至會產生比精油更強的毒性。例如真正薰衣草被認為有鎮靜安撫之效，通常認為是沉香醇與乙酸沉香酯的作用，但研究發現，兩種單一成分的鎮定效益低下，而細胞毒性卻增強。所以有時很難判定單一分子到底能發揮什麼特性。

—— 而且在精油中，即便含有相同分子，但作用可不見得會有一致性。以含有母菊天藍烴的德國洋甘菊以及西洋蓍草來比較，一般認為母菊天藍烴有很好的抗敏作用，因此這是含有母菊天藍烴成分的精油應該要有的特色，但實際上發現，德國洋甘菊之所以能達到抗敏目的，並非完全靠母菊天藍烴，更多原因可能還是出自於它所含的沒藥醇。而西洋蓍草通常不會特別被提及抗敏，反而較為強調肌肉骨骼或消化道的消炎作用。從以上例子來看，精油功效確實不能看單一分子決定，這也是為什麼你很難從單一分子去判別書中所寫的功效。

—— 再舉一例，乙酸沉香酯被認為具有鎮定效益，然而在單一分子的研究上，卻發現它的鎮靜作用不佳，甚至有較高的細胞毒性；這也說明了單一分子可能沒有成分完整的精油的功效，因此單一分子的作用不能全然套用在成分完整的精油上。

—— 從這些例子不難看出，單一分子的作用不見得是精油描述的功用，這當中必然有一些機制是透過不同分子的協同達成，以至於即便兩種精油有相同分子，卻有不同的療癒方向。

—— 那麼，到底該怎麼看待這些芳香分子在身體中的協同作用？這或許是最難解的謎團，卻也不是沒有方向軌跡而無法學習，主要還是可以透過精油當中的成分，來分析它的成分種類與結構比例，以達到調配上的療癒方向。

分子型態與協同作用

—— 在協同作用中，可以發現兩種型態是實際具有協同作用的，第一種是相同官能基大類可能具有相似作用，例如檸檬醛、香茅醛這兩種分子官能基相同，氣味也略微接近，因此具有協同效益；第二種則是具有相同基礎架構的芳香分子，例如沉香醇、乙酸沉香酯，因為結構相似，為同一種架構的延伸，在作用上具有一定的共同特質，也能產生共同特性。這些都是應用協同作用時可參考的方向。然而，結構有很大差別的芳香分子，混合在一起又有怎樣的協同作用？

—— 調配精油、考量化學結構時，除了上述的結構相似、大類相同外，也可以利用氣味是否近似來判定作用的異同。照理而言，結構上類似也代表氣味近似，但並非全然如此！例如牻牛兒醇、香茅醇與類似結構的牻牛兒醛、香茅醛相比，在氣味上就有很明顯的差異，甚至兩者放在一起還會發生搶味的問題。

—— 但是，有些分子雖然結構上有所不同，氣味功效卻是相合的，例如樟腦、薄荷醇、水楊酸甲酯、1,8-桉油醇，這四種結構都會不一而足帶有清涼感（不論是觸覺或是感知），同時在功效上也具有類似意義，那就是肌肉骨骼的消炎止痛；在跌打損傷藥膏或貼布當中，便能常見這四種成分合併使用，這也是分子間協同作用極佳的例子。

—— 當然，並不是氣味不相合的分子就沒有協同作用，也可以看到有些氣味特性差異頗大的分子，在某些精油中卻能創造所需的協同作用。

—— 先拿單一精油的成分舉例。穗花薰衣草的主要結構為1,8-桉油醇、樟腦與沉香醇，可以從上面發現，1,8-桉油醇與樟腦能改善呼吸道問題，兩者可佔50至60%左右（主要為1,8-桉油醇）；但是沉香醇在穗花薰衣草中，也佔有至少20至40%不等的比例，沉香醇本身氣味與這兩者差異頗大，是溫和帶有青草味的花香調性，沉香醇的安定作用，使穗花薰衣草雖然一開始聞起來刺鼻，但氣味與其他含有大量1,8-桉油醇的精油相比，更為溫和香甜些。這樣的結構，使穗花薰衣草成為溫和的祛痰劑，又能抗感染、幫助傷口癒合。雖然它沒有真正薰衣草大量的酯類，也能給精神上提振但穩定的感受，同時在修護傷口上，也顯得格外強大。

—— 從上面的成分舉例，可以再擴大到複方。製作複方精油的配方時，確實可以考量其分子結構的特性，如同穿衣搭配可以有不同花樣，衣服褲子可以同一色系，也能是完全不同顏色甚至是不同風格的穿搭，至於合不合適，則看你穿搭的品味，以及是否巧妙。

—— 拿不同精油舉一例：肉桂與胡椒薄荷的調配。相信多數人不會把肉桂與胡椒薄荷調配在一起，畢竟在身體上的感受是一個熱一個冷，氣味差別也頗大。然而如果拿較多的胡椒薄荷，與一丁點的肉桂調配在一起，不但能發現胡椒薄荷的涼感變更強了，甚至更能促進循環，使頭腦更清醒，而且在氣味上也多了更多甜感；這配方甚至能作為牙膏、漱口的配方，強化口腔的清潔殺菌力。若把比例反過來調配，則身體感受上又是另一種情況，所針對的症狀也完全不同了。

—— 胡椒薄荷主要的成分為薄荷醇與薄荷酮，肉桂則是以肉桂醛為主。這兩個精油的成分與成分結構都差異極大，且看似水火不容。然而它們的分子在身體作用上，因為有各司其職的部分（冷與熱感），又有共同協力的方向（促進循環），只要利用分子不同與共同的特性，在配方中調製不同的比例結構，就會有意想不到的作用差異。然而這樣的調配，你可能需要清楚分子在身體當中的機制。

—— 另外，精油當中不可能僅存在幾種分子，必然存在某些少量或微量成分，這些微量成分可能參與了更多的協同作用。從許多研究中發現，這些比例較少的成分，有的可能扮演著強化分子作用、減緩分子毒性，或是改變精油作用方向的角色，從一些結構相當、但作用稍有不同的精油來比較就能知道。

—— 例如，藍膠尤加利與澳洲尤加利都有著極高的1,8-桉油醇，藍膠尤加利卻比較刺激呼吸道，這可能出在它含有較高的 α-松油萜的緣故（而其他成分含量都較低）；但是可以看到澳洲尤加利的成分裡，α-萜品醇較高，且含有少量的檸檬烯，這可能反而把1,8-桉油醇的刺激性拉低了。這邊大概可以推論，α-萜品醇降低了1,8-桉油醇的刺激性，且檸檬烯也會在當中發揮作用；而α-松油萜可能提升了1,8-桉油醇的刺激性，但對強化與激勵呼吸道，提供了較強的幫助。

—— 從以上例子可以明白，單一芳香分子雖然常被賦予某些功效上的意義，但在多種分子存在的情況中，有些作用反而與認知有很大不同，因此結構比例的變化，才是真正決定療癒方向的重點，這也是學習芳香化學的重要性——畢竟，這屬於芳香療法中的「煉金術」，精油的各種分子組成有無限可能性，也是調配精油配方最有趣的地方。

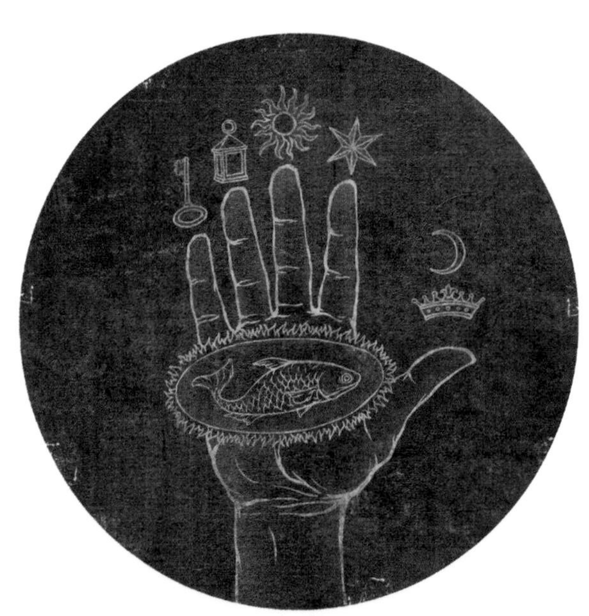

煉金術是嘗試將各種物質融合後，創造出與眾不同的物質型態，這些型態可能包含了原有物質的各種特質，也可能去除了某些特質，因此煉金術圖的表現，總讓人有摸不著邊的感覺。雖然煉金術的圖示表現常讓人感到幾分詭異，但煉金術卻是現代化學的始祖。

以四元素理解協同作用

—— 請你必須理解：「協同作用不是單純數學加減乘除的概念，它其實是一種分子之間相互增強與抵消作用的複合狀態。」所以，想全然掌握精油的協同作用，目前為止是困難的，但是精油四象限與四元素學說，可以提供協同作用的思考空間。

—— 從元素的互相運作上，大致可預設分子之間會有怎樣的運行模式，這樣的預設不見得是絕對的，但以臨床經驗而言，確實發現它可以是一個大致的依循軌跡。因此，掌握芳香分子大類的元素特性，以及個別分子的療癒性質，可以建構出更多的假設。

—— 在Part2中，詳細介紹了分子大類與個別分子，這裡再用圖表做一次整理，將分子大類的作用方向大致歸納。

分子分布在四元素的狀態與芳香分子大類作用方向參考表

土	水	風			火
酯 鎮靜安撫 消炎止痛	**酮** 溶解黏液 促進傷口癒合 促進細胞再生 凝神	**單萜醇** 抗微生物 強化、平衡免疫 安定精神 促進循環	**酚** 抗微生物 強化免疫 強化精神 促進循環 抗氧化	**酸** 抗微生物 抗氧化 消炎	**單萜烯** 抗病毒 激勵身心 強化內分泌
	醛 疏通管道液體 化解結石 消炎	**倍半萜醇** 抗病毒 抗壓 調理荷爾蒙 維持皮膚彈性	**芳香醛（肉桂醛）** 抗微生物 促進循環 活絡精神 調節內分泌（胰島素）	**內酯與香豆素** [1] 放鬆情緒 抗凝血	**倍半萜烯** [3] 消炎止痛 平衡神經
				氧化物 [2] 抗病毒 收乾黏液 促進循環	**酚醚** [4] 抗病毒 神經失調 抗痙攣

1. 內酯與香豆素雖然在精油四象限中跨二、三象限，且具水元素的溶解特性，但大多數分子作用仍偏向風元素，因此歸類於風元素。
2. 氧化物在精油四象限中的三、四象限之間，作用與感受則偏向風元素，因此歸類在風元素中。
3. 倍半萜烯雖然在精油四象限中跨一、四象限，但除了像母菊天藍烴這種特殊的倍半萜烯外，全數在第四象限，因此歸類於火元素中。
4. 酚醚與氧化物是一樣的官能基，因此與氧化物範圍重疊，但因為酚醚的作用感受上偏向火元素，因此放在火元素中。

—— 將四元素的特質，套用在各個化學大類上，各個大類又有其不同的元素特質，在大類下的各種分子也會展現出不同的療癒特色，這一層層下來，又可以將認知中的分子功效逆推回去。這部分必須看你能否掌握住各種分子的特色，在推論的同時掌握住精油元素、化學大類，與指標性分子的核心特質；這種特質並非我們導出的分子功效，而是從分子功效中，推論出調配精油時，加總後的核心療癒方向。

—— 倘若現在要調配一個以皮膚消炎為主的配方，你要考量的不是哪支精油、哪些成分可以消炎，而是身體發炎狀態屬於何種元素特質，以及哪些精油的元素可以對應。一般講到消炎可能馬上想到酯類，也就是土元素的精油，此時要想的是哪些精油具有較多的酯類，以及這種具有皮膚消炎作用的精油，都含有哪些大類結構以及相關分子。

—— 舉例來說，真正薰衣草是以酯類與單萜醇類為主，那麼可以推論，含有這兩種結構的精油，加總在一起應該會更有效；其中又以含乙酸沉香酯與沉香醇的精油會有效果，所以像香檸檬、快樂鼠尾草、苦橙葉應該會有極大的幫助，因為這些精油都含有豐富的乙酸沉香酯與沉香醇，所以也很適合一起添加使用。然而這樣的調配會過於單調，也比較限制在單一問題的處理，可以依照不同的應用方向再想想其他精油。

—— 如果以成分而言，可以思考甜馬鬱

四元素協同作用的舉例

許多人看到表格的時候，會直接把作用方向當作一個參考指標，這不是完全錯誤的方式，但是我們必須知道，如果你只會看作用，就永遠學不會什麼叫協同作用，這是許多人的迷思：「精油有共同的作用，調配在一起就能發揮更大的作用；有共同作用的分子，加起來就能發揮更大作用。」但是協同作用並不是如此表淺的，因為它代表了各種分子之間的作用力，乃至於分子間比例不同，也會有功能差異存在。

那麼，又該怎麼判定精油與精油之間會有協同作用？這必須先有一種煉金術的概念。什麼是煉金術？若以四元素而言，簡言之就是將四種元素結合後所產生的物質。這些融合重視的，不僅只是同類物質的相容，也是不同物質如何串聯而達到自己想要的理想狀態。

該怎麼看待精油之間融合的四元素呢？這裡以大西洋雪松精油簡單舉例。大西洋雪松主要的結構為倍半萜烯（約60至70%）、倍半萜醇蘭含有相似的酯類與單萜醇類結構，酯類主要也以乙酸沉香酯為主，而單萜醇類則以萜品醇類為主，且真正薰衣草中也含部分萜品烯-4-醇，此時與真正薰衣草混合，可能可以加強配方的抗感染能力，同時達到鎮定皮膚的效果。

—— 如果再從配方中去推論，除了甜馬鬱蘭與真正薰衣草外，含有萜品醇類的精油還包含了澳洲茶樹、桉油樟等精油，因此還能添加這些精油；而這些相關精油通常也會含有1,8-桉油醇，加上整個配方有沉香醇，因此可以考慮加入穗花薰衣草，穗花薰衣草含有較為豐富的1,8-桉油醇與沉香醇。這樣一來，配方成分相對更多元，但因含有1,8-桉油醇，且可能含有較多樟腦，整體作用可能與先前只有酯類與單萜醇類的大類結構方向不同，很可能形成風元素較豐富而土元素特質被降低的型態——因此調配比例很重要，會影響配方以鎮定修護為主，還是抗感染為主。

—— 上面的例子從分子相似度與佔比的概念去調配，但如何分配元素佔比，以及理解分子與分子大類特性，當中又如何添加其他的精油，就得靠你的認知與經驗。如果你已可以逐漸清楚分子元素特性、作用導向，以及精油之間的成分交疊，甚至因此能預判療癒方向，那麼對於精油化學可算是初步掌握。

（約15至20%）、倍半萜酮（約5至15%），分別為火、風、水三種主要元素；在元素性質上，同時有轉化、平衡壓力與溶解的特性；在生理上來說能幫助疏通淋巴。

大西洋雪松主要能幫助淋巴系統排出廢物，可以達到溶解並使淋巴管線有足夠的承載力量，同時廢物能順利被身體轉化代謝。雖然這精油可用於疏通淋巴，但許多人一定有發現，作用可能很緩慢，主要原因在於推動力量不足。如果是缺乏風、火元素的人，只用大西洋雪松肯定不夠，雖然大西洋雪松也有風、火兩種元素，但作用並非在激勵與推動；可以加入絲柏、檸檬、杜松漿果這種大類屬於火元素且以激勵的單萜烯類為主的精油，可大幅提升淋巴系統的工作強度，更能達到排水、收斂的作用，使廢物排出更迅速。

以上便是使用四元素理論看待精油作用，以及如何發揮機制的一種概約式模組。

4

精油所含的芳香分子型態多變，甚至同樣的植物精油中，因不同的產地、季節等因素，成分會隨之產生差異。正因如此，在這裡我只會大略介紹各種精油的主、次要成分，以及影響較大的分子。

這裡要強調的是，精油當中的功效，不能只看單一大類或成分來作為衡量比較。如果你只看大類，可能會忽略兩種精油成分完全不同的情況；如果你只看不同精油相同的單一成分，那麼就可能忽略了分子間的協同。所以看待精油成分時，除了要明白它的化學大類屬性，你還需要明白可能會有哪些指標性成分，也必須明白即便是相同大類，不同分子之間也存在差異性，就算是兩種具有相等量的同一分子的精油，也不代表作用可以劃上等號，這是因為其他分子會有相當多的不同處。

正因為這些複雜性，讓精油的成分不論是在種類還是比例結構上，都無法絕對掌握分子與分子間的作用，這也是精油化學在學習上最後一個讓人頭痛的點。我們必須認識到，精油成分是多變的，有時明明是同一種精油卻有不同的療癒方向，尤其有些精油的化學結構變化大，都會造成理解精油功效時不小的困惑。

常見精油的化學結構分析

本章節著重精油的分子結構與元素的分析，而不是療效介紹，關於各種大類分子與元素的特性與作用方向，請參考Part2。

以澳洲茶樹為例

—— 一般認為澳洲茶樹主要的成分是萜品烯-4-醇，約30至45%，其他次要成分則以萜品烯與1,8-桉油醇最多，約可佔50至60%。澳洲茶樹不論在哪個產地，基本都以這三種成分為主，但是當中1,8-桉油醇與萜品烯-4-醇的比例變化會較大。如果1,8-桉油醇高時，整體氣味就會更為上揚、刺鼻，而且偏向尤加利的氣味，在作用上則更偏向呼吸道應用，且刺激性會變較強，與認知中以單萜醇類為主、溫和的澳洲茶樹作用產生明顯差異。

—— 這是最難掌握的一個部分！當你在看這些成分資料時，也許會與你所認知的有差異，畢竟精油成分會隨著不同因素變動，很難有標準品，但是本章節會盡量用最常見的、認知中的精油成分來說明。如果你手邊的資料與本書有差異，也不用太驚訝，因為這只是取樣問題。

—— 本章節介紹的精油中，會有主次要與影響氣味的成分列，透過這些主次分子，你可以從中思考與其他精油之間的搭配適宜性，方便在選擇精油調配時，能將分子比例結構考量進去，以及對應是否相合。總之，在調香的結構上，能將整體化學成分與結構比例考量進去，那麼你的精油化學就算是踏出成功的一大步了。

精油標準品到底行不行？

學習精油一段時間後，都能知道植物精油成分千變萬化，畢竟它是天然物質，很難做到成分的「標準化」，大家理所當然會認為精油怎麼可能有標準品？這也不符合天然物本身的複雜與多樣。但是當CT的概念出來時，其實在某個程度上已賦予了精油成分「標準」，雖然這離標準品定義還有一段差距。

精油標準品並不是不能實現，但這可能還得包含區域產地、栽種方式、萃取部位、萃取機器與流程的嚴格要求，最後才是對成分上的要求。從這裡已經能明白，部分主要產區精油萃取廠商，都已經在做這方面的工業標準化流程，所以拿到這些精油時，在大多數情況下，成分差異不是特別大，並且它符合用油經驗，也因此這些精油就容易成為所謂的「標準品」。

精油的成分標準，也不應該會是固定的數值，而是給予一定的範圍。以沉香醇百里香為例，通常百里香中所含的沉香醇，能超過20%就能給予這個稱號，但對這支精油的印象，更偏向較為清香且甜美的沉香醇氣味；也就是說，沉香醇最好要超過60%，而酚類最好低於10%以下，這樣的沉香醇百里香在氣味與使用上，才不會過於刺激。

但你可以從許多沉香醇百里香精油中，發現沉香醇可能只含20%左右，百里酚卻可以在25%以上，那麼這樣還能被稱為「沉香醇百里香」嗎？廠商在定位自家產品時，都會有不同的標準，因此可能你認為這不應該是沉香醇百里香，但廠商卻認為這就是沉香醇百里香。

或許我們都會認為，精油就應該是最天然的、沒有過多人為干擾，才能被稱作「天然精油」，標準品是扼殺了精油的無限可能；但也得從另一面向去思考，精油成分過於複雜且變動大，會造成療癒方向難以駕馭，且不可能要求消費者應該看懂GC-MS，或是消費者能要求廠商提供每一批GC-MS報告，這也容易讓人失去使用精油的熱情。

此外，制定精油標準品會有一定難度，例如產地成分CT測定、萃取部位、萃取器械的規範，與萃取方式的標準流程等，甚至對於植物的物（品）種的制定，都有可能讓制定所謂「標準品」時，耗費大量時間與資源。況且，對於一些稀有與新興精油，又要如何制定標準？而在制定標準時，是不是能將各種植物好好分門別類？這都會是令人頭大的問題。

雖然精油標準品難以被制定，但實際上許多國家（以歐美為主）在該國藥典中，會對一些精油的成分標準做相關規範。例如在法國，真正薰衣草有所謂的40／42的標準（乙酸沉香酯比例在40至42%）；澳大利亞對澳洲茶樹也有制定萜品烯-4-醇不得低於30%、1,8-桉油醇不得高於15%的規範。這樣確實在某種程度上將其標準化，形成現在的標準品，成為對該精油成分比例的認知。

有些人會對這樣的制定嗤之以鼻，畢竟對許多無法成為標準的精油而言，似乎有點不公平，甚至是被「歧視」，也可能使精油的豐富性變狹隘，且會對這類精油打上一個「還能算天然精油？」的問號。但大家認為精油應該要有的這些功效，也是分子組成一定比例才能達成的；如上所述，當沉香醇只有20%，酚類卻可佔據25%以上時，對沉香醇百里香溫和的印象，顯然會大打折扣。標準品能做的，即是保障你使用到的精油，會符合你對這支精油的療效與安全性應用的概念。

誠然，制定精油標準品確實會有一定難度，甚至是限制了天然精油可能的療癒方向，這其實是相互矛盾的。但若沒有一定的標準範圍，那麼市場上的精油仍會呈現混亂情況，其實也不利於精油推廣，更會讓想學習精油化學的人，學習到最後，更加無所適從。

精油標準品的制定，對現今芳療人士而言，屬於一種難以接受的觀念，但在精油越來越多樣的情況下，要如何制定標準品也是個問題。不過現在精油分類也逐漸朝著CT的概念前進，許多同種精油有著不同的CT標示，對於精油的應用更讓人清楚作用導向，也能作為應用上的一種標準參考。只是，如何制定精油的

CT？如何定義精油該有的成分？這些都是問題。

CT給了精油成分指標性的方向概念，也就是說，在某個產地、某個萃取部位，應該看到精油存在某些成分，也許可以把它稱為「指標性成分」。例如，迷迭香有幾種不同的CT，這些CT可以成為迷迭香重要的成分指標；再來，不管是哪種CT，都必然存在相當比例的樟腦、香桃木醇這類成分，因此這類成分必為參考指標。另外像是大馬士革玫瑰，雖然香茅醇與牻牛兒醇比例佔絕大多數，但若沒有突厥酮、丁香酚等微量分子，可能得懷疑是不是真的精油。這些或許是制定標準品時必須考量的方向。

成分或許不應作為天然精油的標準，但隨著精油與芳療市場逐漸開拓，精油品質會越來越難以控制；成分若變動過大，將讓精油使用無所適從，因此精油標準品恐會是未來的「必要之惡」。

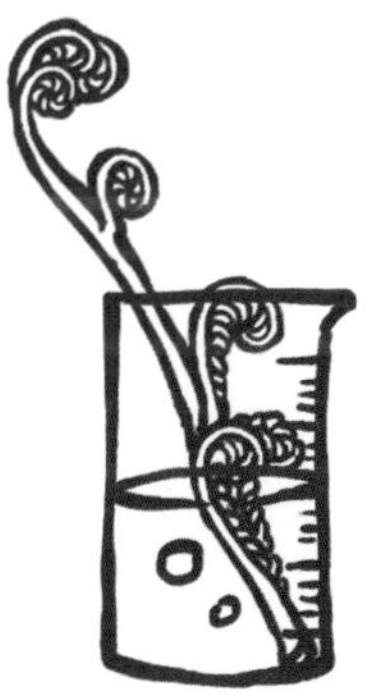

羅馬洋甘菊

Chamaemelum nobile

萃取部位：**花**
萃取方法：**蒸餾法**
主要分子：**歐白芷酸異丁酯（以及各類類似脂肪族酯類）**
次要分子：**松香芹酮、松香芹醇**
元素分判：**以土元素的酯類為主，少量的風元素、水元素與火元素的分子，使羅馬洋甘菊偏向軟綿綿的感覺，火元素的松油萜多寡，會影響其氣味表現與性格。**

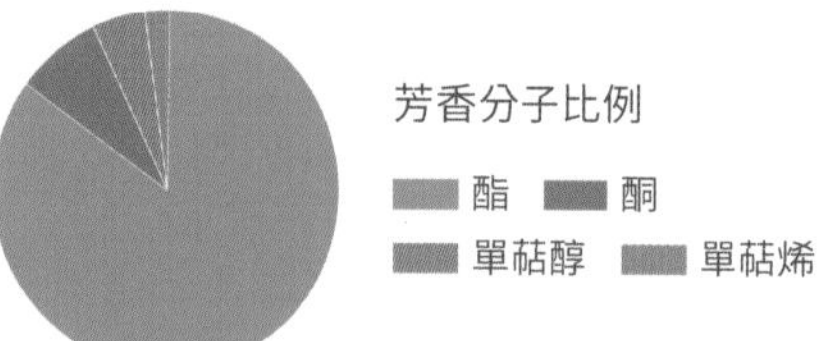

◎羅馬洋甘菊又叫果香菊，會散發著類似蘋果的香氣，這是因為它所含的酯類約佔比例的60至70%，主要有幾種歐白芷酸酯類，其中以歐白芷酸異丁酯為主要成分，含量可以超過40%。這是比較特殊的脂肪族結構，它的氣味強度堪比苯基酯類，也比大多數脂肪族酯類氣味強，不過它的作用比苯基酯要溫和許多。

◎有時剛蒸餾的羅馬洋甘菊可能呈現天藍色的色澤，這是因為在某些產地會產生微量的母菊天藍烴。但這個成分容易變質，一段時間後，精油的顏色就會變成淡黃色。

◎不宜與德國洋甘菊或其他洋甘菊植物混為一談，因為它們的化學結構非常不同，作用方向不一樣，在分類上也不是同一屬的植物。羅馬洋甘菊適合各種神經問題引發的疼痛，這都來自於它強大特殊的土元素酯類，與其他微量分子的協同作用。

◎有些產地的羅馬洋甘菊會有較多的松油萜，這會讓羅馬洋甘菊的氣味產生變化，味道會更偏向草本；而松油萜本身可能可以強化羅馬洋甘菊的肌肉消炎的特質，也能用於消化道的消炎上。

◎屬於土元素的羅馬洋甘菊，有很強大的鎮定安撫效益，但因為氣味較濃重，建議可以與氣味較為輕盈的單萜烯、單萜醇類合併使用。含有少量的單萜酮類，所以與單萜酮類精油混用也很好（尤其對付神經痛），像是綠薄荷精油，對安撫腹部神經就有很不錯的效果。

香檸檬 / 佛手柑

Citrus bergamia

萃取部位：**果皮**
萃取方法：**壓榨法**
主要分子：**乙酸沉香酯、沉香醇**
次要分子：**檸檬烯**
影響氣味分子：**檸檬醛、香柑油內酯**
元素分判：**主要結構與真正薰衣草相似，因此香檸檬的作用與真正薰衣草有許多雷同之處，但香檸檬所含的水元素較多，對放緩火元素過激的情緒問題有較大幫助。**

芳香分子比例

酯　單萜醇
單萜烯
醛　香豆素

- 香檸檬是芳療中熟知的「佛手柑」，但其實佛手柑是一種誤譯。在市面上主要有兩種香檸檬精油，一種是完全成分的，另一種則是去呋喃香豆素（FCF）的精油。在氣味上與精神放鬆上，完整成分的香檸檬精油較為強效；雖然FCF香檸檬常會被戲稱為「被閹割的香檸檬」，但在抗菌上，去光敏的香檸檬較能顯現優勢，對於感染造成的炎症也很有效果。

- 香檸檬在所有柑橘果皮類精油中非常特別，因為它所含的酯類含量，比其他柑橘果皮類的精油高出許多，異於其他以單萜烯類為主的柑橘類精油，帶有的花香感比橙花都還強。所以香檸檬在柑橘家族中，可說是性格最柔情、溫和的，它保有柑橘家族的陽光溫暖與開心的特質，卻又多了釋懷與寬慰感。

- 雖然檸檬醛含量大約只在5%，但也因為檸檬醛的緣故，香檸檬融化負面情感的能力，比其他酯類精油更有感，且對於負面情緒的處理，也比其他柑橘果皮類精油更溫和，卻更具釋放力；加上香柑油內酯的特性，可溫和滋補心循環，雖然它會造成光毒性，但是只要低劑量稀釋於植物油中，光毒性的問題並不大。

- 土、風、火元素佔比均等的精油並不多見，且又含有少量水元素，因此以元素而論，香檸檬算是很特殊的精油，因為它可說是四元素都很均衡；這也代表香檸檬在與各種精油搭配上，可能都有不錯的輔助與協同效益。

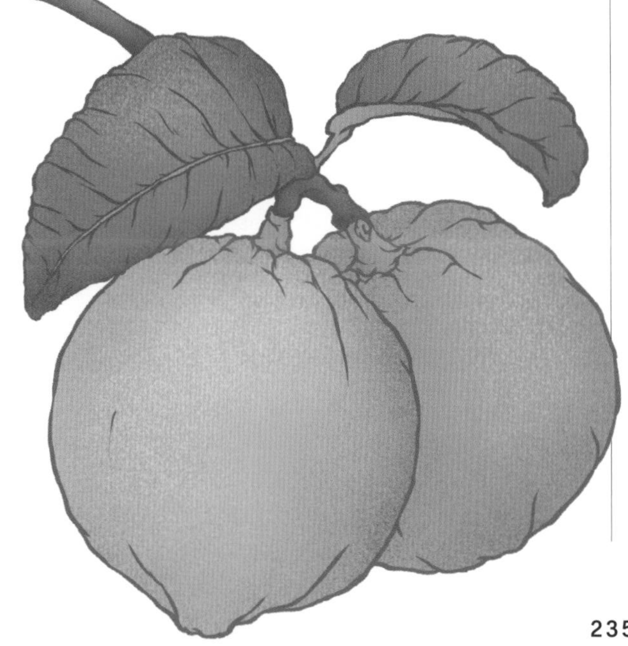

茉莉

Jasminum grandiflorum（大花茉莉）
J. sambac（小花茉莉）

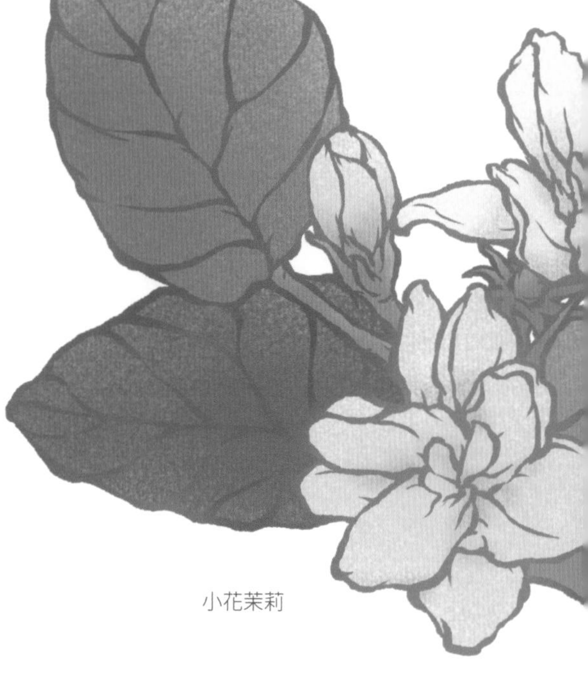

小花茉莉

萃取部位：**花**
萃取方法：**溶劑法、超臨界點法**
主要分子：**乙酸苄酯、苯甲酸苄酯、乙酸沉香酯**
次要分子：**植醇、沉香醇、金合歡醇、乙酸植醇酯**
影響氣味分子：**苯甲醇、吲哚、素馨酮、丁香酚、鄰氨基苯甲酸甲酯**
元素分判：**以酯類為主（又以苯基酯類為主），也帶有大量倍半萜醇與二萜醇類。在結構上雖然是土元素為主，但實際（穩定的）風元素時常佔比最高，兩者沉著的元素特性，讓茉莉帶有非常強大的穩定特質，同時帶有少許火元素與微量水元素，這是能使人感到沉穩自信，又帶有些許自戀特色的分子元素結構。**

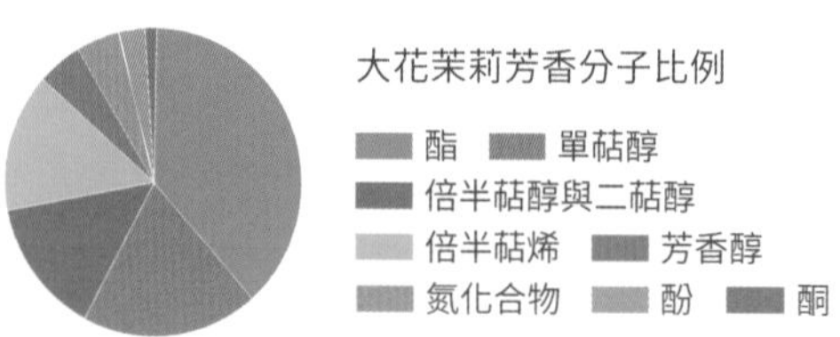

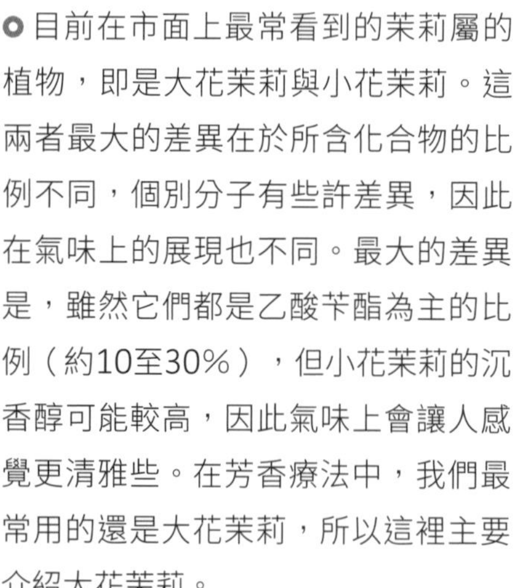

◎目前在市面上最常看到的茉莉屬的植物，即是大花茉莉與小花茉莉。這兩者最大的差異在於所含化合物的比例不同，個別分子有些許差異，因此在氣味上的展現也不同。最大的差異是，雖然它們都是乙酸苄酯為主的比例（約10至30%），但小花茉莉的沉香醇可能較高，因此氣味上會讓人感覺更清雅些。在芳香療法中，我們最常用的還是大花茉莉，所以這裡主要介紹大花茉莉。

◎由於茉莉精油的成分複雜，最主要還是酯類的結構為主，其他結構中也會含有倍半萜醇、單萜醇、倍半萜烯與脂肪族酮的成分，但通常都只有較少量的比例。它所含另一個較多的分子是植醇，這是一種二萜醇類，一般在芳療書籍中，會提及二萜醇類有雌激素效益，但這種偏向直鏈狀的二萜醇結構，不具有雌激素作用。

◎在元素上，茉莉除了土元素，最多的仍然是風元素。它的風元素組成很溫和，加上土元素的特性，讓茉莉在抑制火元素過激上有很好的效果，尤

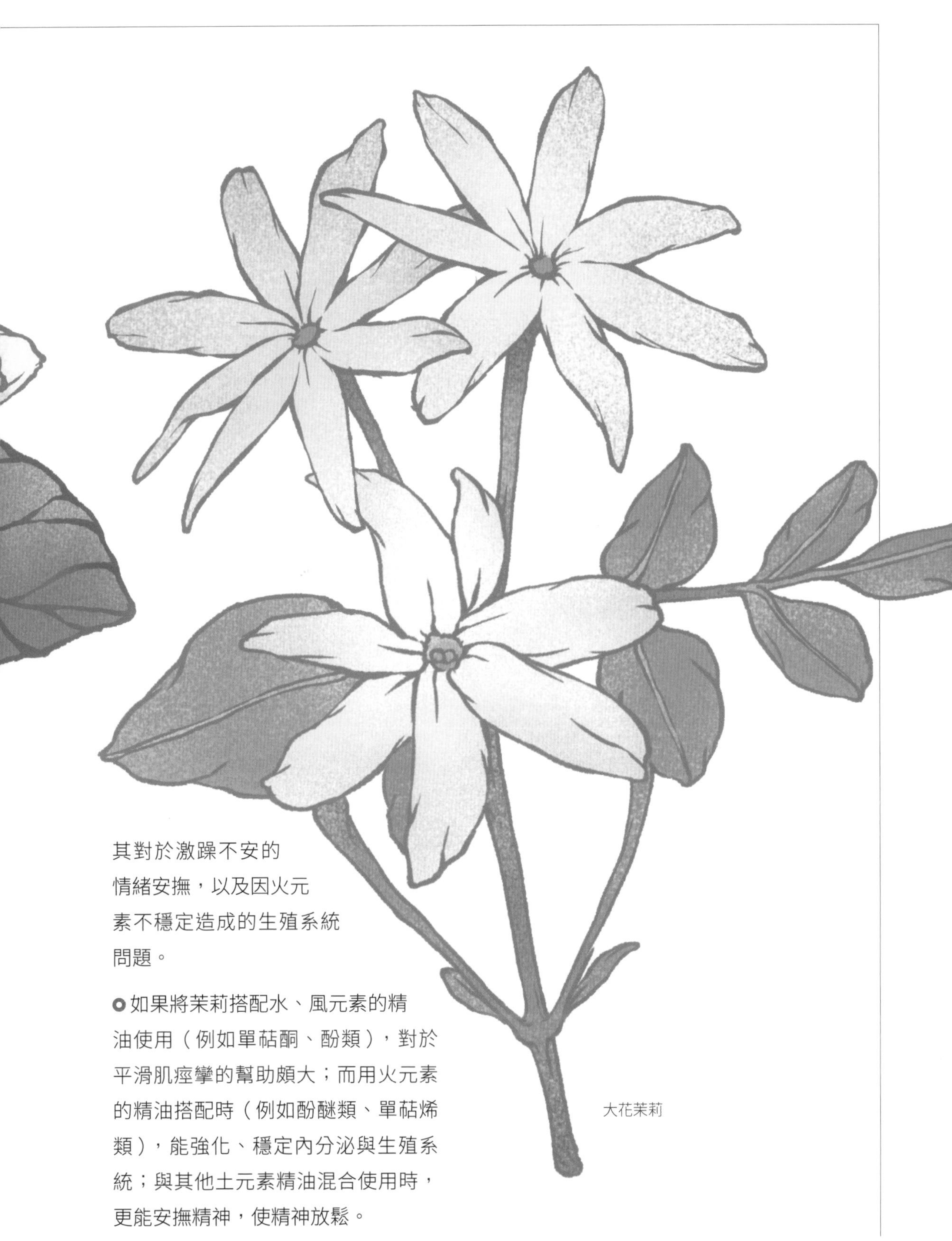

其對於激躁不安的情緒安撫，以及因火元素不穩定造成的生殖系統問題。

- 如果將茉莉搭配水、風元素的精油使用（例如單萜酮、酚類），對於平滑肌痙攣的幫助頗大；而用火元素的精油搭配時（例如酚醚類、單萜烯類），能強化、穩定內分泌與生殖系統；與其他土元素精油混合使用時，更能安撫精神，使精神放鬆。

大花茉莉

◎真正薰衣草的相關研究眾多，大多數的文獻在講述其作用時，皆會指向真正薰衣草中所含的乙酸沉香酯與沉香醇，並探討其協同作用。畢竟這兩種成分是真正薰衣草中最主要的結構，二者含量甚至可達75%；這兩種成分皆被認為具有鎮靜安撫的效益，而且味道怡人、作用溫和。

◎眼尖的人應該能發現，這兩種分子結構在許多精油中也存在，例如苦橙葉、香檸檬、快樂鼠尾草等。上述精油確實與真正薰衣草的作用有相似之處，但仍可發現不論氣味或作用都有差異，這是其他微量分子與元素比例

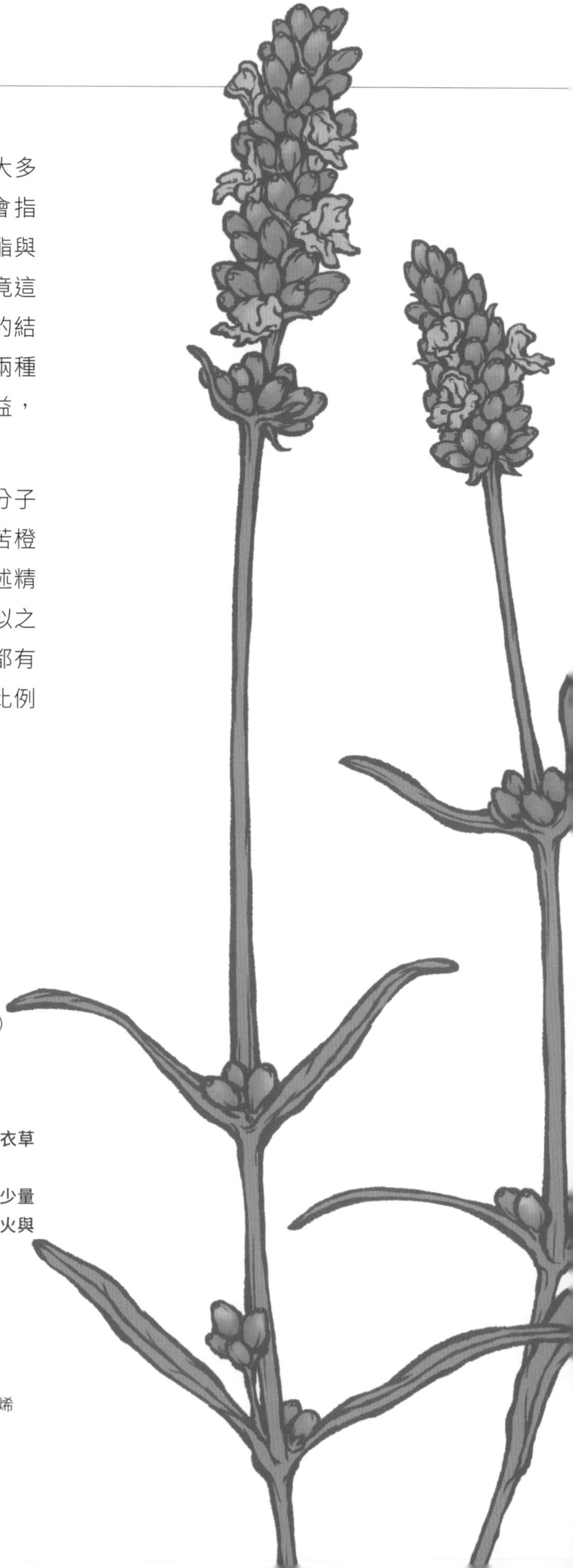

真正薰衣草

Lavandula angustifolia

萃取部位：**花序（包含花梗與少部分的葉片）**
萃取方法：**蒸餾法**
主要分子：**乙酸沉香酯、沉香醇**
次要分子：**羅勒烯、萜品烯-4-醇、金合歡烯**
影響氣味分子：**樟腦、1,8-桉油醇、乙酸薰衣草酯、薰衣草醇、香豆素**
元素分判：**以土、風兩種元素為主，且含有少量火元素，並帶有微量水元素，具有協助平衡火與水元素的特性，安撫的力量強大且廣泛。**

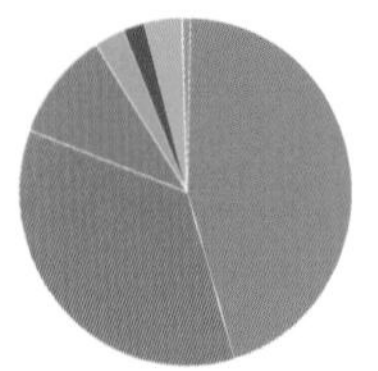

芳香分子比例

酯 單萜醇
單萜烯 氧化物
單萜酮 倍半萜烯
香豆素

不同的緣故──尤其真正薰衣草的放鬆效果，可能更來自於羅勒烯、香豆素與金合歡烯等成分影響。不過，真正薰衣草的成分受到產地不同影響，乙酸沉香酯與沉香醇的變動也較明顯；可能有些地區採收蒸餾時會帶有較多的葉片，這會使真正薰衣草當中的樟腦與1,8-桉油醇明顯上升。

- 醒目薰衣草（英文：Lavandin，學名：*Lavandula x intermedia*）與真正薰衣草的結構比例相似，但醒目薰衣草的氧化物類與酮類可能比例更高，且芳香分子的種類也較少。所以，醒目薰衣草或許可以替代真正薰衣草，但細緻度無法與真正薰衣草比擬；而且醒目薰衣草的味道較為活潑上揚，與文靜的真正薰衣草相比，有一段差距。如今的市場上，有出現與真正薰衣草成分近似的醒目薰衣草品種，在作用與氣味上，確實也更接近真正薰衣草。

- 元素雖然以土、風為主，也含有一定比例的火元素。少量的火元素可以激化土、風元素的特質，因此在調香搭配上，與放鬆、帶來愉悅精神的單萜烯類精油（如甜橙）搭配使用時，更能看出真正薰衣草的安撫特質。

- 雖然真正薰衣草常被用於失眠的問題，但它最主要能讓身體土、風元素不平衡的情況盡量達到平衡狀態，也因此水元素失調的人若要使用真正薰衣草，會建議加入水元素精油的應用；水元素失調問題僅靠精油的風、土元素有時難以平衡，若為水元素造成的失眠問題，可搭配水元素為主的精油，例如綠薄荷、大西洋雪松、義大利永久花等。不過，真正薰衣草是一支很平衡的精油，可以與許多精油一起搭配使用。

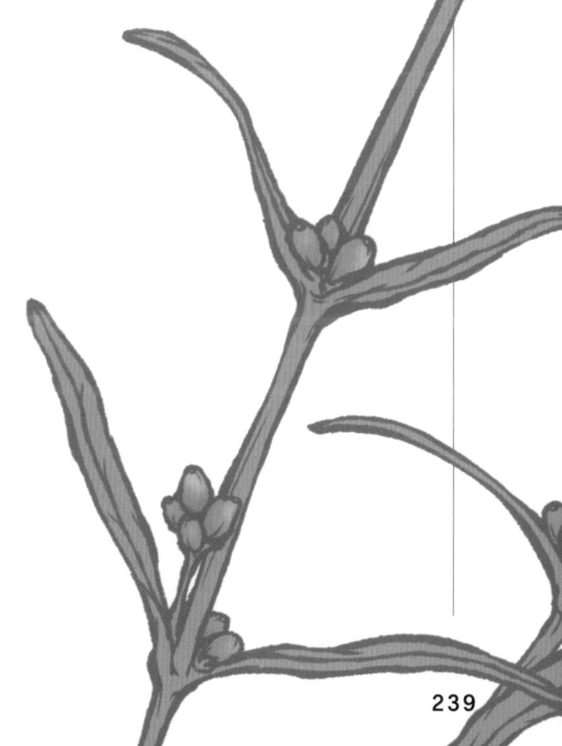

快樂鼠尾草

Salvia sclarea

萃取部位：**全株（葉片）**
萃取方法：**蒸餾法**
主要分子：**乙酸沉香酯**
次要分子：**沉香醇、β-丁香油烴、大根老鸛草烯**
影響氣味分子：**薄荷硫化物、洋紫蘇醇**
元素分判：**結構與真正薰衣草相仿，但酯類更多，土元素表現更明顯，在氣味上會顯得略微沉悶，但因為含有些許火元素的轉化特質，以及風元素的推動，會讓整體帶有後勁、突然跳脫的感受。**

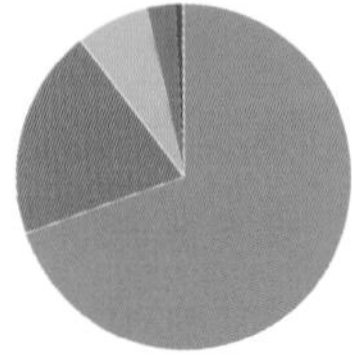

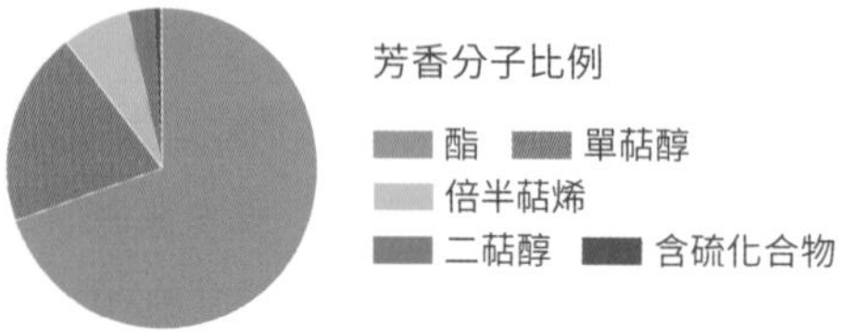

芳香分子比例
酯 單萜醇
倍半萜烯
二萜醇 含硫化合物

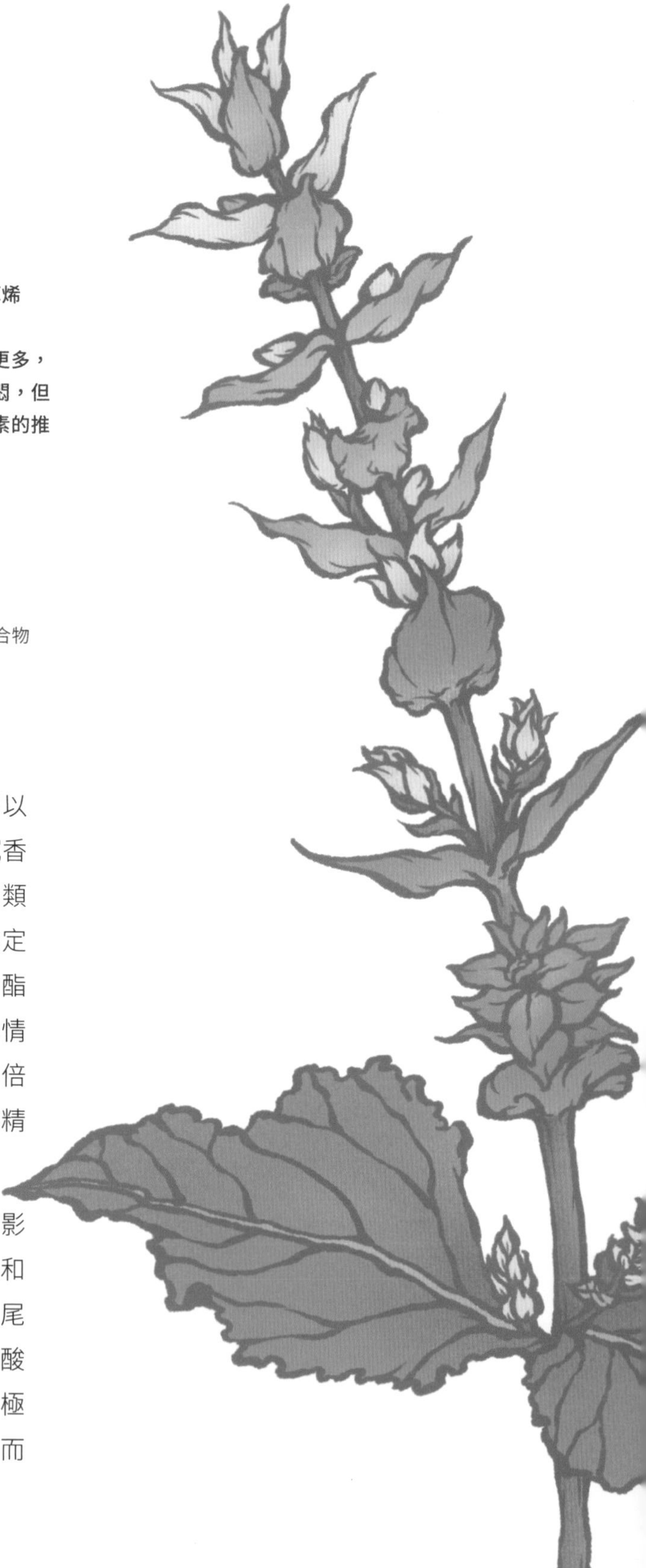

◎快樂鼠尾草的酯類可以高達75%以上，並且含有約15至25%左右的沉香醇，其結構與苦橙葉較為類似，這類組合一般都具有良好的抗發炎與鎮定效益，尤其快樂鼠尾草的乙酸沉香酯含量又特別高，在穩定焦躁不安的情緒時具有明顯效果；加上有較高的倍半萜烯類，消炎效益會比同類結構精油更具效果。

◎但受到洋紫蘇醇與含硫化合物的影響，氣味會帶有堅果、乾草、琥珀和類似身體汗水的味道，這讓快樂鼠尾草的氣味顯得獨特，與其他含有乙酸沉香酯與沉香醇的精油氣味差異極大──雖然洋紫蘇醇可能不到3%，而硫化物更是低於0.1%。

◎由於含有洋紫蘇醇這種二萜醇類，一般會被認為孕婦與婦科（內分泌）疾病患者禁用，但實際上洋紫蘇醇在相關文獻中，具有抗多種腫瘤細胞的特性，其中包含了乳癌細胞的研究。然而，受到洋紫蘇醇的影響，快樂鼠尾草具有抑制催產素的特性，確實不建議孕婦與正在哺乳的女性使用；但正因為它能抑制催產素，對於催產素過多造成的經痛問題有緩解效益。

◎鼠尾草（*Salvia officinalis*）與快樂鼠尾草是同屬植物，都具有二萜醇類，主要以淚杉醇（Manool）為主，也含有微量的洋紫蘇醇。但鼠尾草主要是以水元素酮類為主，其中又以崖柏酮為主要成分，讓鼠尾草被認為是毒性較高的精油，多數書籍會建議禁用，並以快樂鼠尾草替代；但是鼠尾草整體成分和元素分布與快樂鼠尾草差異極大，並不建議替換使用。

◎即便快樂鼠尾草與鼠尾草都有著調理女性問題的功效，但兩者是完全不同的元素狀態，運用在不同體質的人身上將產生極大差異，所以應考量女性問題的元素對應，進而使用適當的種類，而不是作為替代使用。況且，鼠尾草本身的毒性問題若是低劑量外用，對一般無特殊疾病的成年人而言，幾乎不會產生問題，但孕婦仍須注意。

◎快樂鼠尾草的土元素特質非常明顯，在緩解壓力上有一定的作用，與具有相似化學成分的真正薰衣草、香檸檬、苦橙葉等精油搭配，通常會有更明顯的作用。然而快樂鼠尾草的氣味有時會讓人感到沉悶，調配時建議與風、火元素調和，讓過於沉悶的土元素有較活潑的感覺，例如氧化物類與酚醚類。若要運用在生殖系統上，則可以選擇水、火元素的精油搭配，例如酮類與單萜烯類。

◎相信大家對於德國洋甘菊精油呈現藍色色澤並不陌生，這當然是受到母菊天藍烴的影響；但整體而言，德國洋甘菊主要的成分為金合歡烯（因產地不同會有α-、β-等異構物比例的不同），而我們熟知的母菊天藍烴，其實整體佔比僅有3至9%左右。

◎除了倍半萜烯類，絕大多數的分子會被倍半萜氧化物類與倍半萜醇類佔據，尤其是倍半萜氧化物類可能比例高達40至60%。這類結構（尤其是倍半萜醇類的沒藥醇），對於抗敏消炎可能比母菊天藍烴更有作用。

◎雖然德國洋甘菊看似作用在土元素的母菊天藍烴，但其元素最主要還是以風、火為主；這些分子在感受上屬於溫和而安定的，可給予身體適當調整與轉化的空間，同時能使身體冷靜下來，很適合與其他土元素的精油搭配使用。像是倍半萜醇類、倍半萜烯類為主的精油也非常適合混搭，可發揮德國洋甘菊最佳的消炎特性。

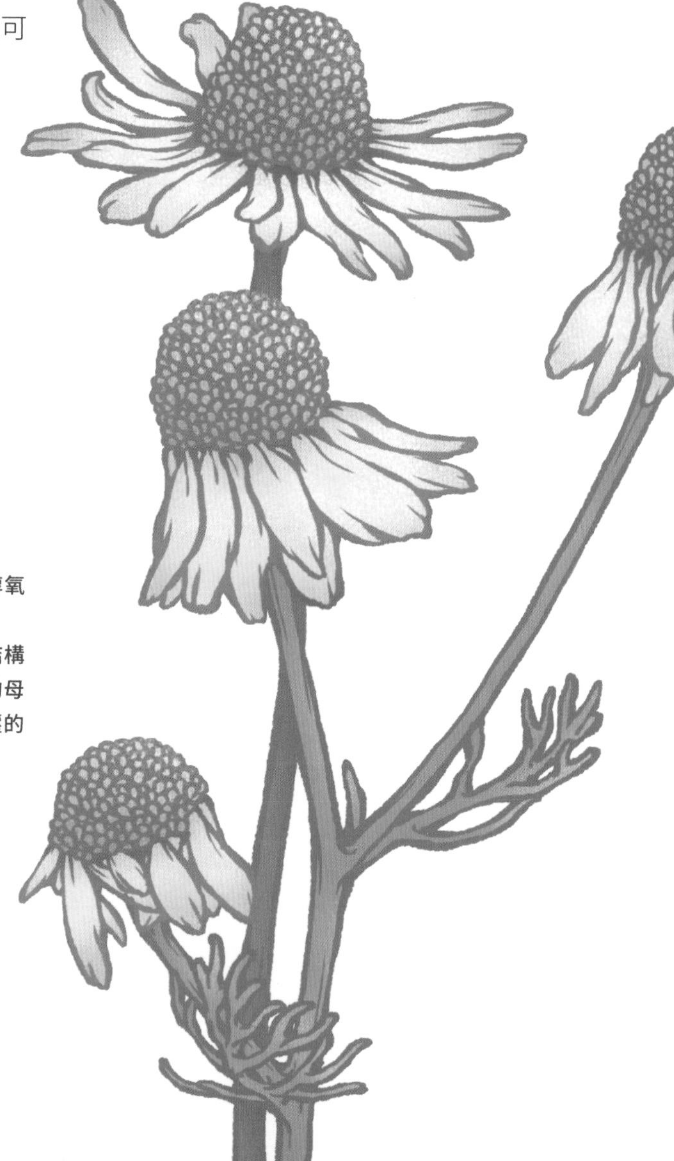

德國洋甘菊

Matricaria recutita

萃取部位：**花序（或帶花的全株）**
萃取方法：**蒸餾法、超臨界點法**
主要分子：**金合歡烯、母菊天藍烴**
次要分子：**沒藥醇、沒藥醇氧化物A、沒藥醇氧化物B、蓍草素**
元素分判：**雖然看似以風元素為主，但整體結構受到倍半萜烯類的影響，尤其是屬於土元素的母菊天藍烴。其鎮定消炎的特性來自於穩定抗壓的風元素、鎮定的土元素與轉化的火元素協同。**

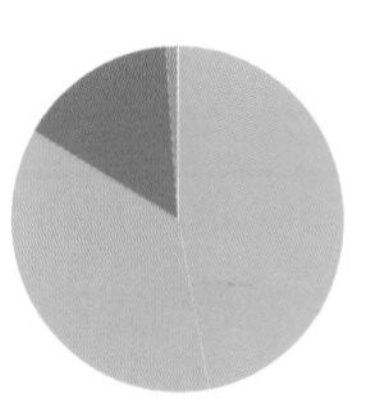

獨特的藍色精油

說起藍色精油，廣為人知的大概就是德國洋甘菊、西洋蓍草（*Achillea millefolium*）、摩洛哥藍艾菊（*Tanacetum annuum*）、南木蒿（*Artemisia arborescens*），在芳療界又有「藍色精油四大天王」的稱號。在這四款精油中，德國洋甘菊的母菊天藍烴可能是最少的，但是德國洋甘菊可說是最溫和、且在抗敏上都比其他三種精油更有效；其他三款精油含有較高的酮類成分，甚至會被歸類為較危險的精油，尤其是摩洛哥藍艾菊。

天藍烴類的架構，在自然界中其實很常見（尤其是菊科與禾本科的植物），在桃金孃科桉屬的植物中可能也會存在，但通常是微量存在，與這些菊科藍色精油相比，可說是沒什麼存在感。

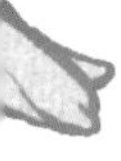

我們可以發現這類含有較多天藍烴類的精油，對消炎止痛通常有良好效果，這不見得是來自於天藍烴的作用，更多的是天藍烴這類架構對身體的降溫特性，加上其他分子的協同作用。例如在西洋蓍草中含有較多的松油萜、樟腦等成分，這對關節處的消炎、消腫、止痛提供了良好幫助。

摩洛哥藍艾菊大概是這四支精油中，母菊天藍烴含量最高的（可高達30至40%），真正發揮了母菊天藍烴的特性，所以這款精油算是非常實用。但是因季節不同，這種植物的成分變動非常大，以至於有時你會看到單萜烯含量高，或含有較高的1,8-桉油醇、崖柏酮，這些都可能增強它的刺激性或神經毒性。另外，這支精油因量少價高，也容易被混摻，可能有極大機會買到假冒的，選購時要特別留意。

從這些特性來看，藍色精油並非都能作為抗敏得力助手，更多時候應用於組織受傷發炎、腫痛可能更有效率。而德國洋甘菊與這些藍色精油的不同處，在於分子多屬於倍半萜結構，也讓德國洋甘菊在細胞組織的安撫上更為出色。

我們或許可以得出一個結論：雖然母菊天藍烴被認為在抗敏、抗組織胺上有良好效果，但是植物當中所含的其他結構，才會是決定精油療癒方向的重要指標，光看它是藍色精油便認定有抗敏效果是錯誤的！

檸檬香茅

Cymbopogon flexuosus

萃取部位：**葉（鞘）**
萃取方法：**蒸餾法**
主要分子：**檸檬醛（牻牛兒醛、橙花醛）**
次要分子：**月桂烯、沉香醇、橙花醇、牻牛兒醇、金合歡醇、金合歡醛**
元素分判：**以水元素的醛類為主，也含有一定比例的風元素與火元素，使得檸檬香茅具有一定的溶解與推動性質，可促進消化代謝的速率。**

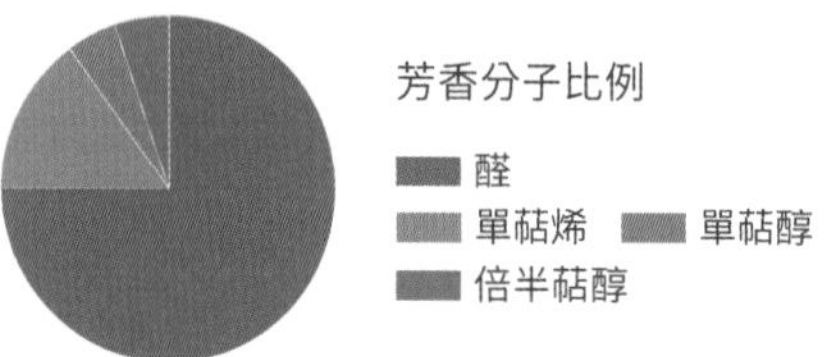

◎檸檬香茅含有高達75%的檸檬醛，也是少有的含較高月桂烯的精油，有時可以超過15%，這成分雖然在精油中常見，但要超過10%以上的比例，目前也只有少數幾支精油了。

◎月桂烯、金合歡醇、金合歡醛都會散發出果香氣味，雖然這些成分加起來不見得會超過20%，但在氣味上能更加豐富檸檬香茅的味道展現；只是也可能讓氣味一開始變得草莽粗魯，到後調時，才會顯得柔和些。這些成分使檸檬香茅在消炎放鬆的效果上，有著決定性的協同因素，尤其針對肌肉骨骼受傷發炎。

◎檸檬香茅以水元素為主，同時有少量的火元素與風元素，很適合與其他水、火、風元素一起搭配使用。不過應用上要注意，檸檬醛的水元素特質活潑，因此建議與穩定風元素的倍半萜醇與單萜醇合併使用，會有較安定的效果。

◎另外要注意的是，檸檬香茅有另一種*Cymbopogon citratus*，常會以檸檬草或西印度檸檬香茅稱呼，也是市面上常見的精油；而這裡所介紹的檸檬香茅，也被稱為東印度檸檬香茅，兩者都屬於檸檬醛類，在其他分子上略有不同，但基本的應用方向一致。

◎山雞椒約70%是檸檬醛，其次是單萜烯、單萜醇，以及倍半萜烯，與檸檬香茅的結構類似。次要分子都是以個位數存在，因此氣味幾乎完全以檸檬醛為主，較為單純；其他的分子讓山雞椒味道變得沒那麼刺激，柔化了檸檬醛的氣味，也讓氣味比其他高比例檸檬醛的精油更沉穩，多一種細緻感──這樣的成分比例，讓山雞椒在對付消化問題上不僅直接，也讓感受更加清明、情緒更為爽朗。

◎應用上，山雞椒的用途與檸檬香茅類似，應用情境也大致相同，但山雞椒的氣味更加偏向柑橘香調，甚至帶點花香感，相較之下，氣味更為直接、輕盈、明亮且柔和，適合與各種單萜醇類的精油搭配，特別是以牻牛兒醇或沉香醇為主的精油。除此之外，單萜烯類精油（尤其是以檸檬烯為主的精油）也非常適合與山雞椒混合。

◎山雞椒的水元素特質明顯，對於情緒的緩解會有一定的幫助，也很適合與土元素類的精油一起使用，而且山雞椒的水元素能讓過於沉悶的土元素增加流動感；但山雞椒精油的氣味一開始還是比較濃重的，使用上只需要少量即可。

山雞椒

Litsea cubeba

萃取部位：**果實**

萃取方法：**蒸餾法**

主要分子：**檸檬醛**

次要分子：**檸檬烯、月桂烯、沉香醇、牻牛兒醇、香茅醇、α-松油萜、香茅醛、β-丁香油烴**

元素分判：**以水元素佔比最高，其他元素以風、火元素為主，加起來約佔25%的比例。但因為醛類相當高，加上其他分子比例較低，所以幾乎為水元素主導，作用顯得單純直接，但刺激性也較強。**

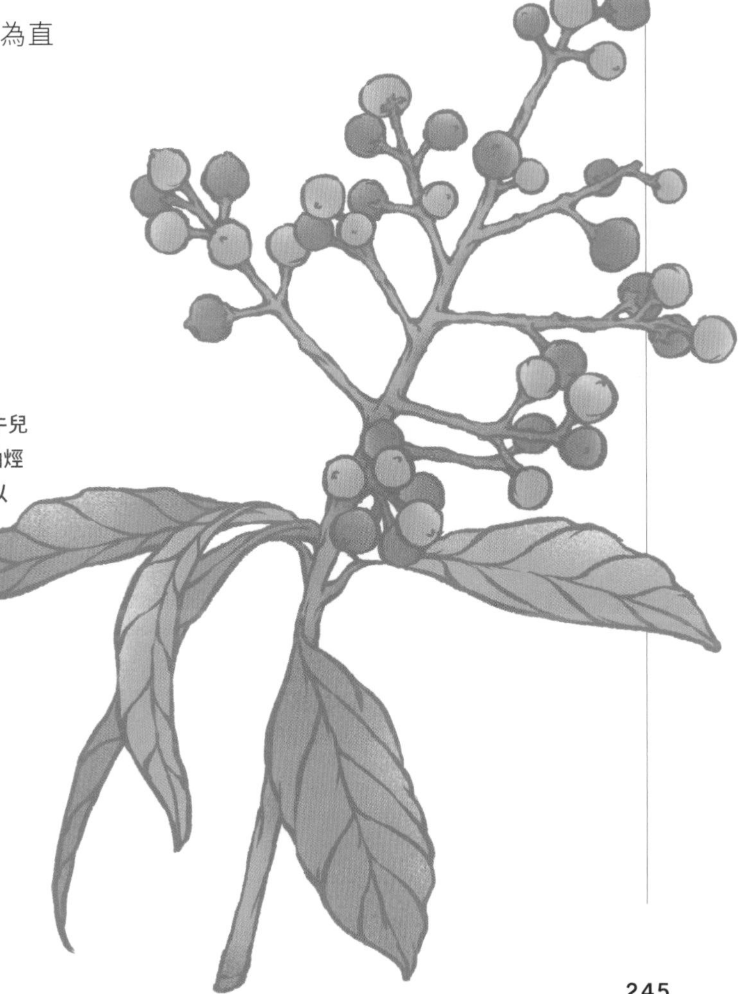

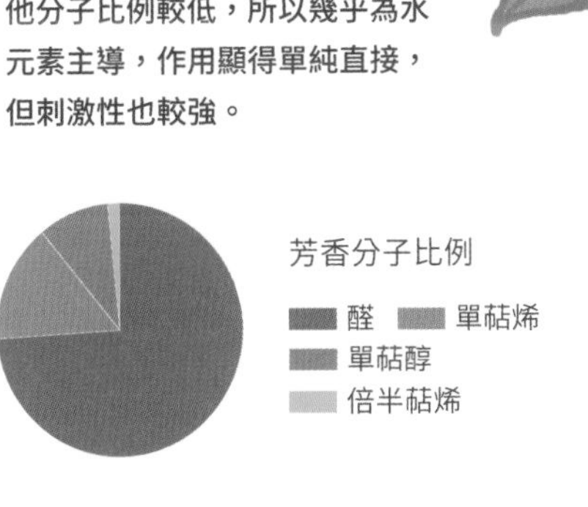

◎與其他尤加利屬植物的不同之處，就是檸檬尤加利含有60至80%高比例的香茅醛，香茅醛的比例會因葉片老幼而有所變化。市售尤加利屬的幾種植物精油，通常主要的成分為：1,8-桉油醇、萜品醇、檸檬醛等，有些還會以酮類分子為主，這些成分成為尤加利屬植物芳香分子基本組成結構。

◎但是檸檬尤加利成分異於其他尤加利，畢竟以香茅醛為主的結構確實較為少見。不過尤加利屬植物至少600種以上，誰知道有沒有與檸檬尤加利類似的等待被開發呢？而且，現代有些分類認為，檸檬尤加利應當另外歸類一屬。在1995年時，歸類在傘房桉屬下，學名為*Corymbia citriodora*，已脫離了尤加利屬，因已是不同屬，在基因表現差異下，成分與其他尤加利屬植物不同也屬正常。

◎很多時候檸檬尤加利被用來驅除蚊蟲，但因為香茅醛與香茅醇等作用，能協助肌肉放鬆外，也能促進肌肉的局部循環，以達到消炎解熱的目的，對肌肉乳酸堆積過多、肌肉僵硬造成的肌肉痠痛或頭痛甚有效果。另外，這樣的結構在抗感染上也能發揮不錯的作用。

◎水元素強大的檸檬尤加利，很適合與倍半萜醇與單萜醇並用，可增加檸檬尤加利的「彈性」特質，這對於肌肉骨骼的消炎、解熱上，將會有更大的幫助。

檸檬尤加利

Eucalyptus citriodora

萃取部位：**葉片**
萃取方法：**蒸餾法**
主要分子：**香茅醛**
次要分子：**香茅醇、沉香醇、異胡薄荷醇、乙酸香茅酯、1,8-桉油醇**
元素分判：**水元素的作用強大，配合少量風元素的單萜醇類，可促進身體的水元素流動與組織間廢物的排出。**

芳香分子比例

醛 單萜醇
酯 氧化物
倍半萜烯

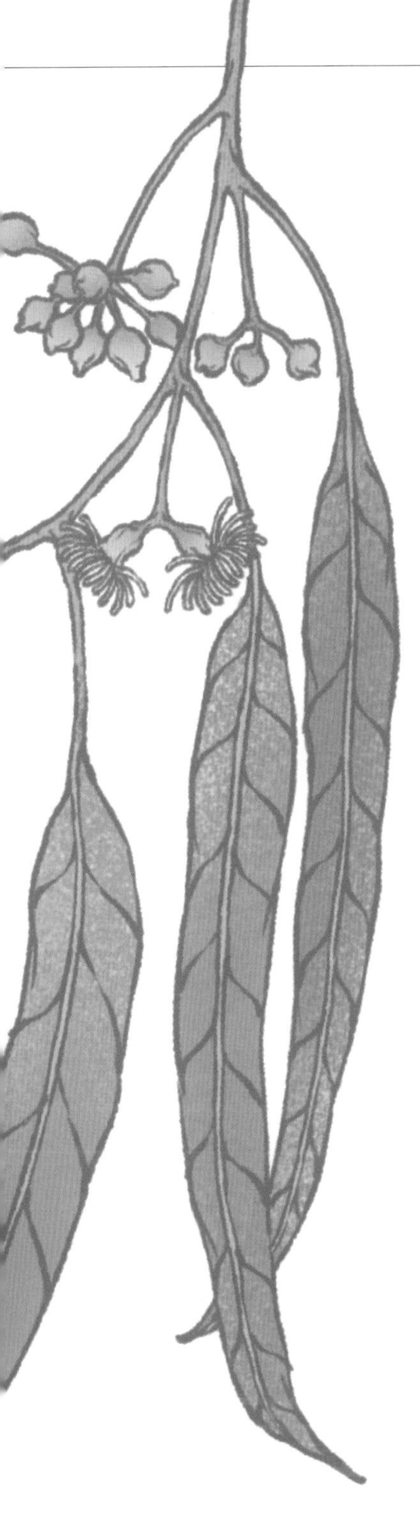

檸檬尤加利中的檸檬桉醇

檸檬桉醇（*p*-Menthane-3,8-diol）又稱孟二醇，英文縮寫PMD，結構類似薄荷醇，帶有兩羥基，是一種單萜二醇結構，可由香茅醛轉化而來，在檸檬尤加利精油中可能會含有不到2%的比例。這個成分目前被大量使用在天然驅蚊劑中，效果可長達2至4小時，相較香茅醛更不容易刺激皮膚，對孕婦與小孩都很溫和，因此非常受到歡迎。

雖然檸檬桉醇有強大的驅蚊作用，但香茅醛本身的驅蚊效果已經很強大，且檸檬桉醇在檸檬尤加利精油中含量不高，甚至是不存在，因此可以暫且忽略不計。

香蜂草

Melissa officinalis

萃取部位：**全株**

萃取方法：**蒸餾法**

主要分子：**檸檬醛、β-丁香油烴**

次要分子：**沉香醇、牻牛兒醇、β-丁香油烴氧化物、乙酸牻牛兒酯、乙酸沉香酯**

元素分判：**雖然以醛類為主，但氣味與作用受到其他三種元素（土、風、火）的芳香分子大類影響，使得香蜂草在療效上相對廣泛，主要意義在於溶解、掃除或代謝細胞組織間阻礙傳遞或流動的廢物。**

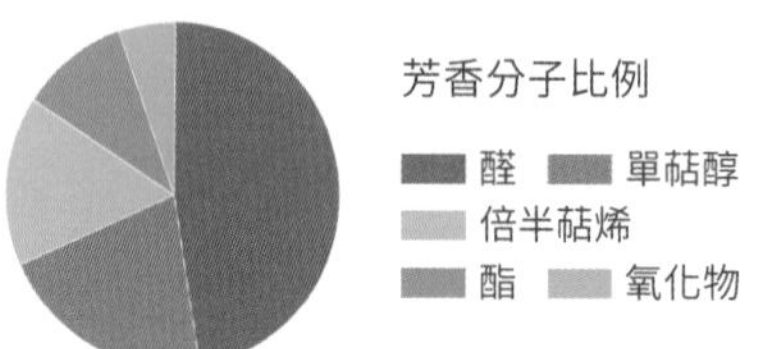

◎所有檸檬醛為主的精油裡，香蜂草非常特別，其成分中含有較多的倍半萜烯類與單萜醇類，結構比例的分配相當平衡，元素以水元素為主，火、風為輔。由於火、風元素的比例較為平均，以醛類為主的香蜂草精油刺激性並不強，且特別能處理循環或身體信號傳遞受阻的問題，作用也很溫和，這是其他以醛類為主的精油無法比擬的。

◎在西方的藥草相關書籍中，香蜂草被視作萬靈藥，甚至被認為具有延年益壽的特性，主要能預防心血管疾病，以及像是阿茲海默症等神經疾病；另外，香蜂草也具穩定精神的特性，很適合情緒過於敏感的人使用，這顯示出香蜂草能發揮極佳的水、火、風元素的特質。透過三種元素的活化，能達到穩定土元素的作用，但若身體缺乏某些營養元素，因而導致相關疾病（例如缺乏必需脂肪酸造成的心血管或神經問題），香蜂草不見得會有幫助，有時反而更糟——這是因為身體土元素不足，即使活化其他三種元素也無濟於事。

◎這是一種容易被混摻的精油——因為香蜂草的精油含量極低，且容易受到天候與採收影響產量。當你購入香蜂草精油時，可能會發現它的氣味有時會偏向檸檬香茅或山雞椒的味道，這代表香蜂草精油也許存在混摻情況；混摻的香蜂草可能會影響原本作用，以及提升刺激性。一般來說，市售香蜂草精油的檸檬醛比例，大約在40至70%不等，但純粹的香蜂草精油中，檸檬醛含量可能只在40至55%上下，且應含有較高的β-丁香油烴約20至25%不等，並含一定比例的單萜醇類（約10%至15%不等）與少量的酯類（約5%不等）。

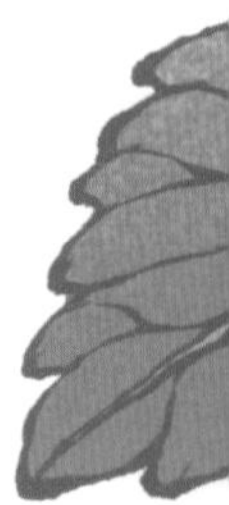

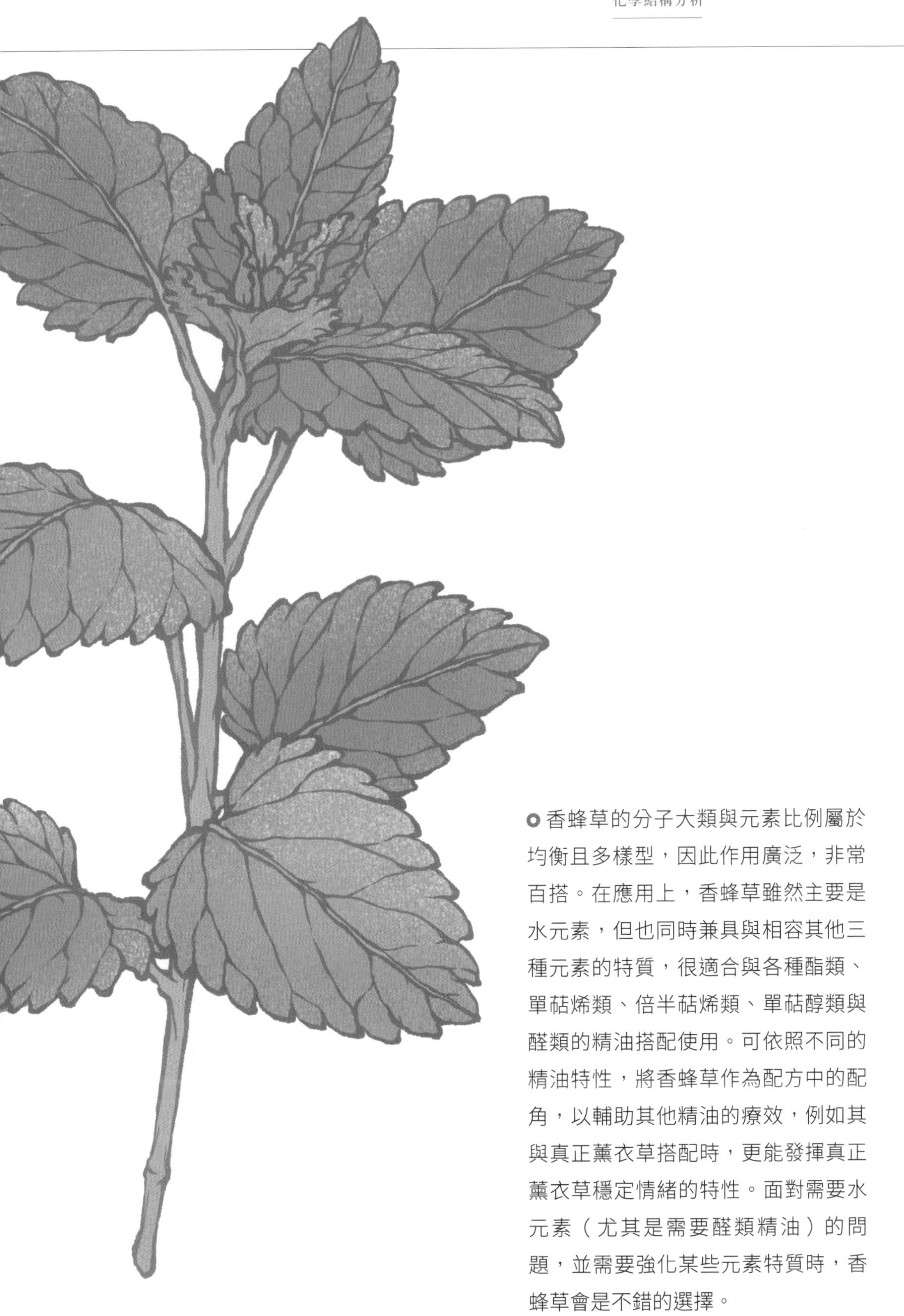

香蜂草的分子大類與元素比例屬於均衡且多樣型，因此作用廣泛，非常百搭。在應用上，香蜂草雖然主要是水元素，但也同時兼具與相容其他三種元素的特質，很適合與各種酯類、單萜烯類、倍半萜烯類、單萜醇類與醛類的精油搭配使用。可依照不同的精油特性，將香蜂草作為配方中的配角，以輔助其他精油的療效，例如其與真正薰衣草搭配時，更能發揮真正薰衣草穩定情緒的特性。面對需要水元素（尤其是需要醛類精油）的問題，並需要強化某些元素特質時，香蜂草會是不錯的選擇。

大西洋雪松

Cedrus atlantica

萃取部位：**木材**
萃取方法：**蒸餾法**
主要分子：**雪松酮、雪松烯**
次要分子：**雪松醇**
元素分判：**主要為火元素的倍半萜烯結構，但受到酮類的影響，使得作用上更為偏向水元素的特性，加上一定比例的風元素，可使不流動且廢物多的身體，有充分溶解、轉化的空間。**

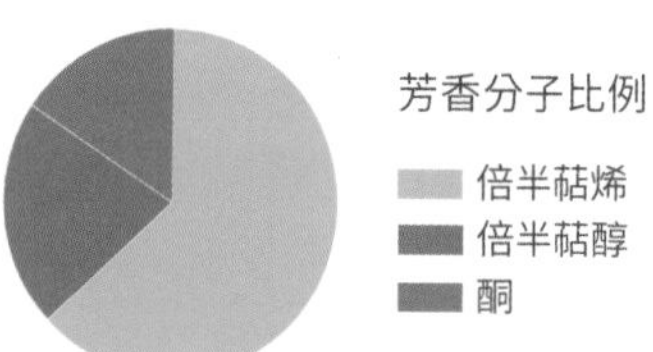

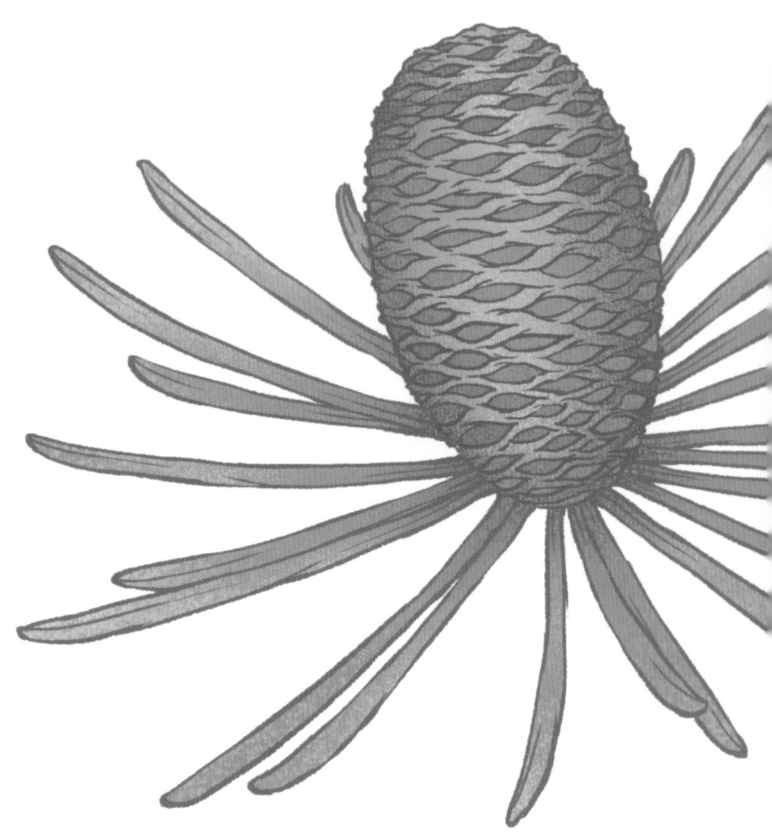

◘ 多數木質類精油的結構都會與大西洋雪松相似，尤其是松科、柏科的木質精油，因此這些精油總會有一些共同作用，這是因為它們可能都會含有一定比例的雪松醇類，這類倍半萜醇被認為有收斂、利尿的作用；大多數含這類結構的精油，都會展現出相關作用。

◘ 大西洋雪松有一半以上都屬於倍半萜烯類，但不難發現，它受到體內的倍半萜酮類影響甚大，即便這種酮類可能只有約莫12至20%。而且，雪松酮的氣味有壓倒性的感受，因此也可以推測，大西洋雪松的作用受到雪松酮莫大影響。

◘ 維吉尼亞雪松（*Juniperus virginiana*）與大西洋雪松的結構相似，也都有一定比例的倍半萜烯與倍半萜醇類，分子結構與種類雖然有差異，但卻存在許多相似結構與異構物，因此作用類似，但維吉尼亞雪松並沒有酮類，這也是兩者最大的差異。目前市面上還可以看到喜馬拉雅雪松（*C. deodara*）也含有雪松酮，在大類上與大西洋雪松相仿，只有一些個別分子不同，作用可說是幾乎一樣，僅應用上會產生個體差異。

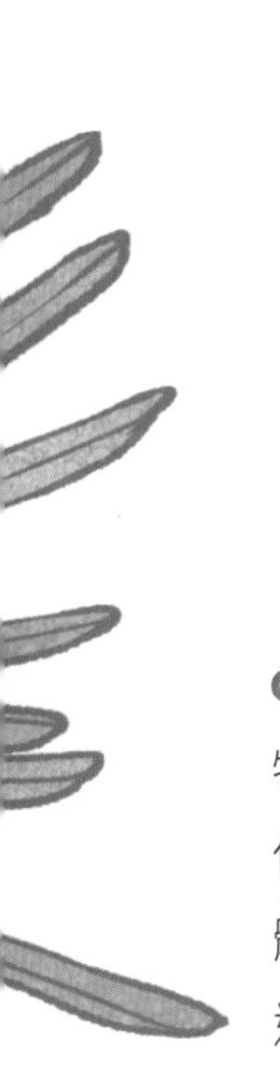

- 大西洋雪松當中有許多倍半萜異構物，因此分子雖然看起來單純許多，但又有一些細微複雜的地方。不過整體而言，這些分子的氣味趨於一致，這也讓大西洋雪松聞起來有種單一的厚實、沉穩感。雖然許多人第一次聞到大西洋雪松時，可能無法接受它的氣味，但與其他精油融合後，氣味就會變得不那麼明顯，算是很優良的定香精油。

- 在元素的判別上，雖然大西洋雪松被歸類在酮類，不過元素特質是以火元素的轉化特性為主。雖然水元素的溶解特性非常強大，但如果缺乏倍半萜烯類的火元素，以及倍半萜醇類的風元素，就較難展現「幫助淋巴排除廢物」的特色；而且這樣的特質，在精神與情緒上，能賦予更多思考層次與彈性空間，幫助梳理與排除負面情緒，給予精神上的抗性與包容力，有助於看清自己內在所懼怕的事物。

- 大西洋雪松特別適合與其他倍半萜類的精油合併使用，同時也與其他單萜類精油有很好的協同效益。

樟樹 / 本樟

Camphora officinarum CT Camphor*

萃取部位：葉片
萃取方法：蒸餾法
主要分子：樟腦
次要分子：1,8-桉油醇、α-萜品醇、龍腦、橙花叔醇、丁香酚
元素分判：以水元素的單萜酮類為主，配合風元素氧化物類的運行，在處理土元素的問題上，顯得非常強勁且迅速。

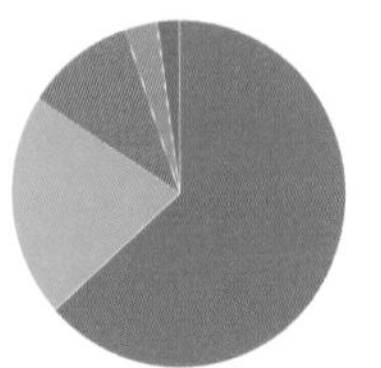

◎樟樹精油具有幾種不同的化學類型，其中以樟腦型、沉香醇型、1,8-桉油醇型三種最常見於市面販售。這裡所稱的樟樹，以樟腦型為主，在植物中文名中，習慣稱之為本樟。萃取樟樹精油時，可能會萃取它的葉片或木材，這裡指向以葉片萃取的精油，一般較少見到木材萃取的精油，因為木材更偏向於只取樟腦成分。木材所萃取的精油中，樟腦的比例最高，可高達80%以上，所以純化的樟腦通常以木材萃取為主。

◎葉片萃取的樟樹精油除了含樟腦外，1,8-桉油醇可說是第二高的比例，約可以佔20至40%左右。所以樟樹在處理呼吸道黏液過多、鼻塞、發炎以及抗感染上，是第一時間能選擇的精油。有時你會看見樟樹葉精油中，含有少量黃樟素成分，這可能是因為蒸餾時混入了枝條與果實。

◎其結構幾乎被水、風元素佔滿，所以在作用方向上，亦能指向促進肌肉回復彈性、強化整體循環，對精神而言也能幫助強化集中；但對於孕婦與小孩而言，這種精油必須要特別小心。

◎樟樹很適合與各種單萜烯、單萜醇、氧化物類的精油一起使用；除此之外，對於火元素過高的人，樟樹與其他水元素或與倍半萜烯類的精油搭配使用，也會有不錯的效果。

* 樟樹學名原為 *Cinnamomum camphora*，原本歸類在肉桂屬當中，如今樟樹正式與肉桂屬分家，而成為樟屬家族一員，本書以最新的樟樹學名為主。

○松紅梅含有特殊倍半萜結構的細籽酮，是一種主結構帶有三個羰基的分子，這種三酮分子讓松紅梅的氣味展現非常特殊；雖然松紅梅含有大量的倍半萜烯類，但是倍半萜烯的氣味感受較低，因此松紅梅的氣味會受到細籽酮的主導。許多人可能對這種味道感到不喜，因為松紅梅的氣味常讓人覺得像是食物發霉的味道。松紅梅在低劑量使用時，氣味還是會帶有甜美的香料與藥草香的特質。

○另外，松紅梅氣味較淡時，也可能會讓人聯想到女性體味，這也代表了這支精油能有似費洛蒙的特性。受倍半萜酮水元素的影響，加上倍半萜烯的火元素，能展現在調整皮膚炎、女性陰道感染，也非常適合更年期水火元素不調時使用。

○雖然松紅梅的作用會聚焦在細籽酮，但它強大的消炎特性，卻與倍半萜烯類有相當大的關係，而且松紅梅那淡淡的香甜氣息，多少來自於這類成分；或者我們可以說，松紅梅因為有這些倍半萜烯，才能展現絕佳的療癒特性。

○以火、水元素為主的松紅梅，非常適合與單萜烯、單萜醇、氧化物與酯類精油搭配，可以強化其消炎與抗感染的能力。

松紅梅

Leptospermum scoparium

萃取部位：**葉**
萃取方法：**蒸餾法**
主要分子：**細籽酮**
次要分子：**β-丁香油烴、葎橙茄烯**
元素分判：**雖然七成都屬於火元素，但受到強大的水元素影響，對轉化與排除不良的土元素具有強大的作用。**

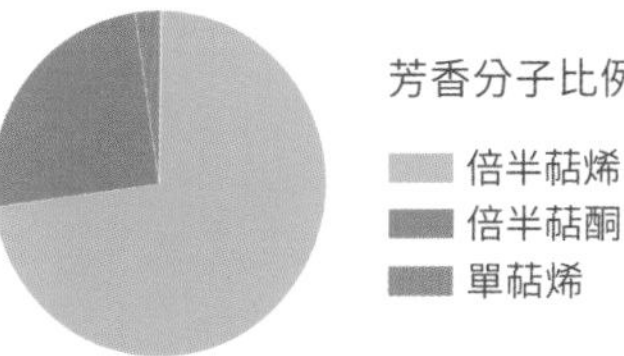

義大利永久花

Helichrysum italicum

萃取部位：**開花的全株**
萃取方法：**蒸餾法**
主要分子：**義大利酮I、義大利酮II、乙酸橙花酯**
次要分子：**α-松油萜、β-丁香油烴、薑黃烯**
元素分判：**具有很強的水元素特性，亦有極高的土元素比例，加上火元素也有次高比例，使整體具有強大的溶解與穩定結構作用。**

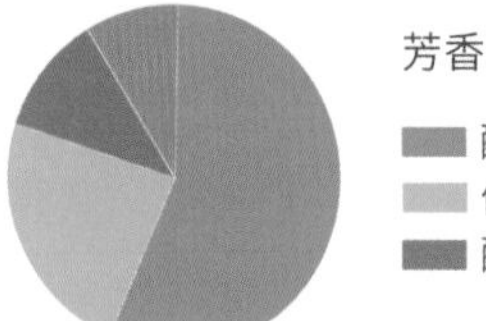

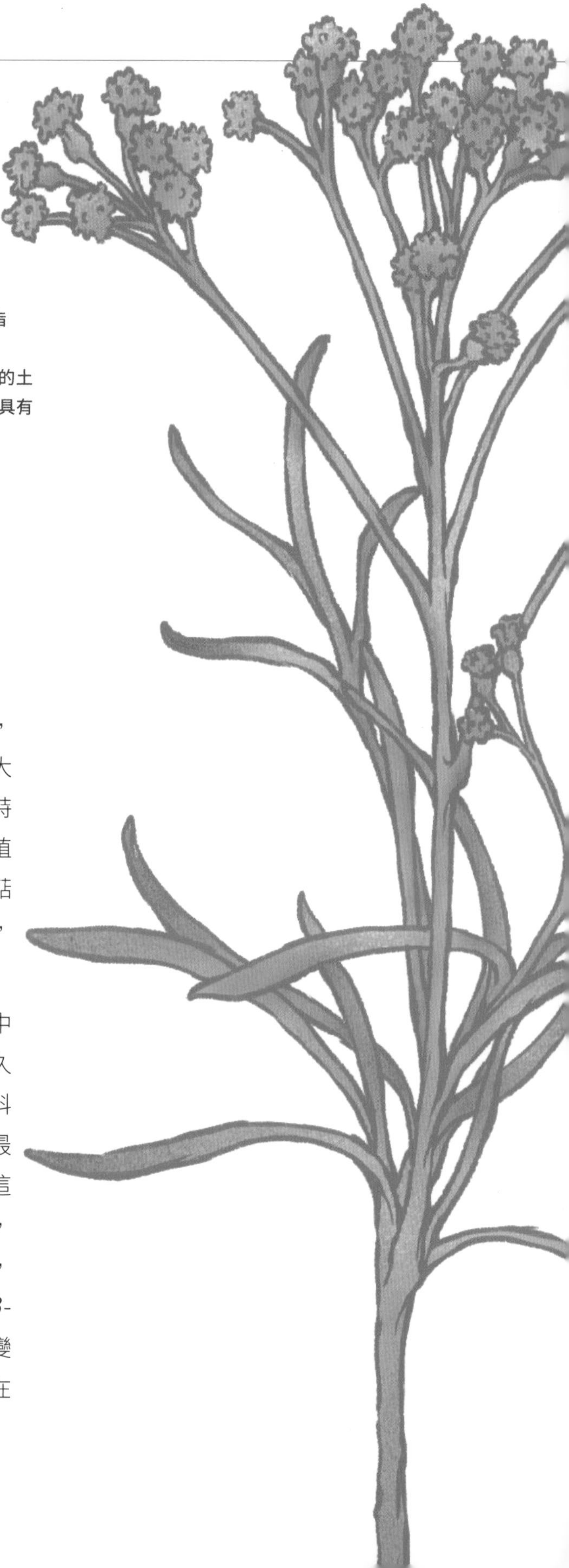

◎蠟菊屬植物目前已開發幾種精油，最為人知的便是義大利永久花。義大利永久花會被高度重視，應是含有特殊的酮類與酯類的緣故。在蠟菊屬植物中，氧化物與其他單萜烯、倍半萜烯類等，算是較為常見的主體結構，與義大利永久花有些差距。

◎義大利酮一類，在義大利永久花中大約存在四個結構，也是義大利永久花中最讓人重視的成分。通常產於科西嘉島的義大利永久花所含成分最高，整體含量約在12至20%之間，這也是被認為有強大袪瘀作用的分子，而且含量不能太低。在不同產區，1,8-桉油醇、α-松油萜、薑黃烯、β-丁香油烴等結構，都會有比例上的變化，有些分子甚至會有極大差異，在氣味呈現上多少有差異性。

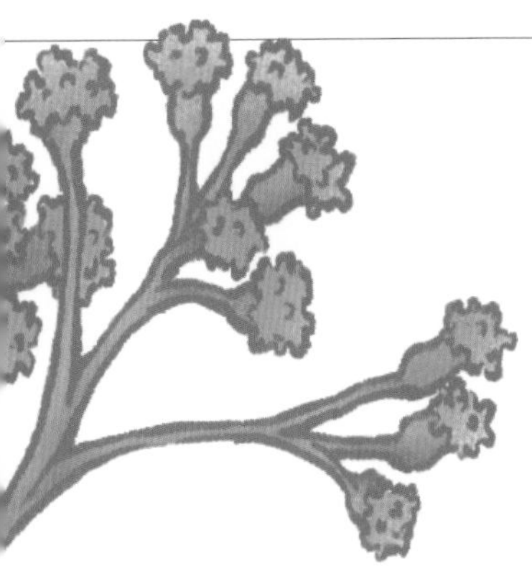

◎乙酸橙花酯（Neryl acetate）與其他橙花酯類，應該才是義大利永久花中最多的成分，約佔40%以上，這個具有安撫與護膚效益的成分，有著酸如莓果的香甜滋味；但受到酮類與其他上述分子的影響，整體就像是咖哩香料混合了覆盆莓一般。義大利永久花也會被稱作咖哩草，正是因為它所散發出的氣味，偏向印度咖哩的香料氣息，甚至有種很特殊的中藥味，讓人感到「藥性」濃重。

◎從義大利永久花的特殊分子、大類結構分析，這款精油不僅對化瘀有很大的幫助，更大的助益是能排除負面情緒、促進淋巴循環與促進細胞組織正常化等；這也讓義大利永久花很適合作為各種跌打損傷的傷藥，以及美容護膚不可缺少的精油。

◎元素比例以土、火元素為主，水元素次之，某些產區則會出現較多的風元素結構。與大西洋雪松一樣，都含有水元素，作用也非常明顯，讓義大利永久花成為水元素精油的成員。雖然土、火元素看似變成了輔助角色，但永久花最大的特性仍然得益於土元素的參與。

◎義大利永久花的安撫特性，不論是在神經、皮膚系統上，還是作用於其他組織的消炎與更新上，都有極大助益；加上火元素的特性以及可能部分存在的風元素，都能協助土元素的穩定與翻新。然而，義大利永久花水元素的溶解特質才是我們重視的，畢竟它對於去瘀與美白有極強大的效果。但撇除去瘀與美白的特性，其他的元素作用，讓義大利永久花益處加成，可說是極佳的皮膚護理精油。但義大利酮控制著氣味導向，且作用上仍會被看成是重要分子，因其作用明顯（尤其是去瘀作用），可見得它的水元素展現，仍然是最主要的部分。

◎在蠟菊屬的精油中，除了義大利永久花以外，還有像是苞葉永久花（*H. bracteiferum*）、露頭永久花（*H. gymnocephalum*）、頭狀永久花（*H. stoechas*）等，這些永久花主要都是以單萜烯類、倍半萜烯類，以及氧化物類為主的結構，與義大利永久花差異較大，購買時注意學名。

◎義大利永久花也很適合與各種精油搭配使用，因此可針對需求來調整元素比例。例如在護膚上，可以與土元素以及溫和的風元素精油一併使用；針對瘀青處理，則可以搭配火元素與水元素的精油。

綠薄荷

Mentha spicata

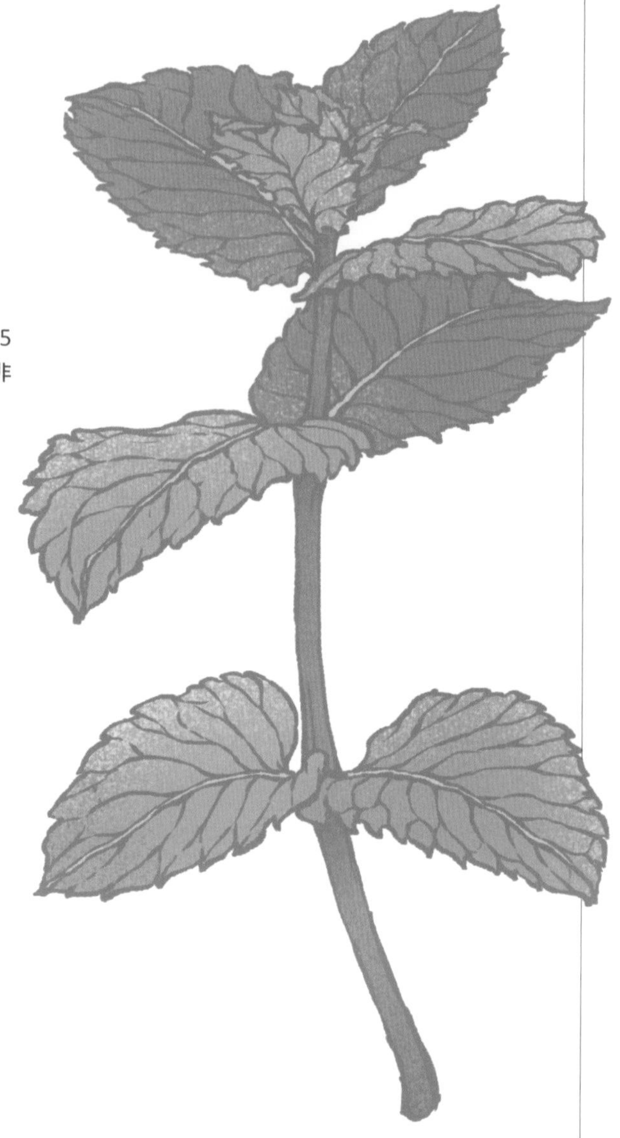

萃取部位：**全株**

萃取方法：**蒸餾法**

主要分子：**左旋香芹酮**

次要分子：**檸檬烯、1,8-桉油醇**

元素分判：**以水元素的單萜酮為主，同時含有約15至20%左右的火元素，在促進與穩定水元素上有非常好的作用。**

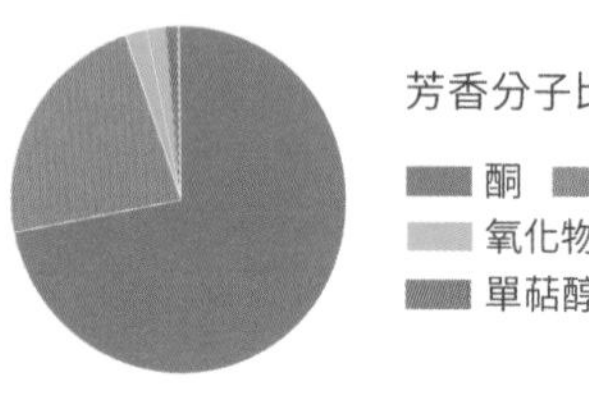

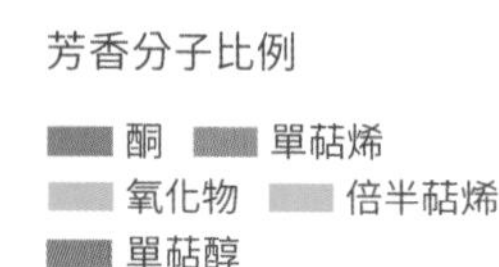

◎雖然帶有認知當中的薄荷香，但是它卻沒有感受上的涼，這是因為綠薄荷結構上主要是以左旋香芹酮為主，可以超過65%。左旋香芹酮的氣味帶有薄荷甜味，以及些許咖哩香料的氣息，所以綠薄荷很適合用於製作料理，同時也是許多薄荷糖中添加的芳香分子。

◎綠薄荷的分子種類較為單純，除了左旋香芹酮外，檸檬烯為第二多的成分，讓綠薄荷氣味帶有柑橘清新感，可作為空間芳香劑。香芹酮可由檸檬烯路徑而來，屬於檸檬烯結構的衍生物，兩種結構都能激勵神經與強化肝臟，以此推論，含左旋香芹酮的綠薄荷，很適合與各類以檸檬烯為主的精油合併使用，在養肝與強化精神上，應該會有很好的幫助。

◎水、火元素為主的綠薄荷，也適合與風元素中的氧化物、單萜醇類一起使用，風元素能催化綠薄荷的效用，強化它在消化與神經系統的作用。

◎ 一般人對鼠尾草精油的印象都是「危險」，這是因為它所含的崖柏酮含量較高，一般會在40至60%之間；但是在外用上，只要符合芳療的稀釋規範，鼠尾草可說是非常棒的精油，可促進代謝與細胞更新，在促進消炎與組織更新上，有不錯的效果。

◎ 它所含的二萜醇類通常低於0.5%，在荷爾蒙的調理上，認為是酮類發揮了對神經系統與內分泌系統的影響；以鼠尾草的成分結構而言，也能促進循環，並達到收斂組織的作用。雖然是水元素的分子，但單萜酮類通常凝鍊的特性較強，崖柏酮更是如此，所以鼠尾草不僅能發揮水元素溶解的特性，在溶解後對身體組織的重建、整頓都有很大的幫助。

◎ 雖然鼠尾草與快樂鼠尾草都能調理女性問題，但這裡並不建議替換使用，主要是因為兩者元素差異太大，應該個別運用在適宜的情況下，以對應元素需求。鼠尾草主要以水元素為主，較針對神經系統的調理，同時風、火元素也能強化水元素的運作，適合水元素缺乏的女性問題。

◎ 鼠尾草很適合與單萜烯、單萜醇、倍半萜醇類的精油調配，可增強鼠尾草的水元素特性。

鼠尾草

Salvia officinalis

萃取部位：**全株**
萃取方法：**蒸餾法**
主要分子：**α-崖柏酮、樟腦**
次要分子：**1,8-桉油醇、綠花白千層醇、樟烯、乙酸龍腦酯、β-丁香油烴、淚杉醇**
元素分判：**以水元素的單萜酮為主，芳香分子亦繁多，第二大類為風元素，讓水元素的特性顯得較張揚。**

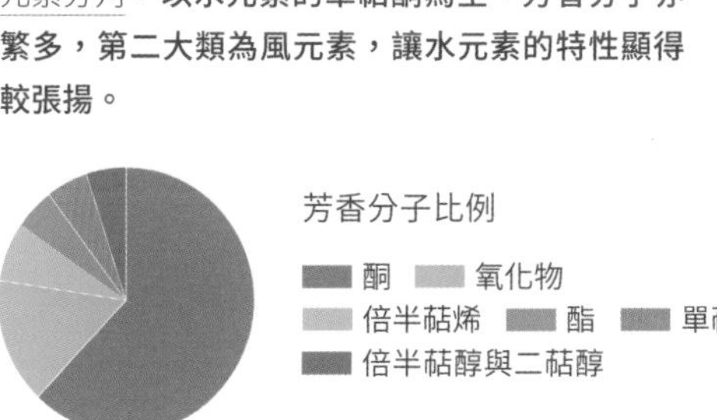

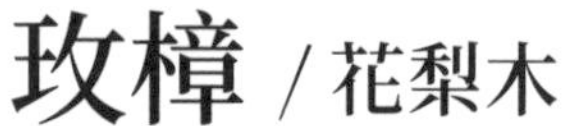

玫樟 / 花梨木

Aniba rosodora（異名 *Aniba rosaeodora*）

萃取部位：**木材、枝葉**

萃取方法：**蒸餾法**

主要分子：**沉香醇**

次要分子：**苯甲酸苄酯、沉香醇氧化物、蛇床烯、癒創木烯**

元素分判：**溫和的風元素佔絕大多數，能展現出清風拂面的特質，非常純粹。雖僅有極少量的土、火元素，也正因為這些土、火元素，讓玫樟的能量特質得以更為純粹且強大。**

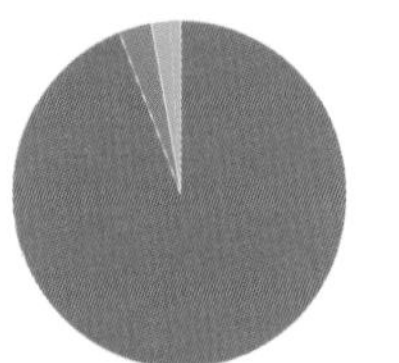

芳香分子比例

單萜醇　酯

氧化物

倍半萜烯

◎產在南美熱帶雨林的玫樟，以往總被稱為花梨木，但花梨木是錯誤的中文譯名。含有非常高的沉香醇（主要以右旋體為主），氣味帶有清爽的白色花香調，又因為倍半萜類的影響，帶有些許木質香。玫樟中可能含有約0.5至3%的苯甲酸苄酯，讓玫樟的花香感更加濃郁。

◎沉香醇的元素特性極具舒適與穩定感，且含有少量的酯類土元素與倍半萜烯火元素，這也讓玫樟在感受上多了溫暖與沉靜的調性，在安穩精神方面有更好的作用，極為適合風元素總是忽強忽弱、先強後弱的人使用。

◎在結構上，玫樟溫和的風元素，因為少量的苯基酯而顯得更為柔和，比起同樣是沉香醇為主的芳樟，更討人喜愛。正因為這份柔和的特質，可以與任何精油搭配（尤其是土元素精油），能更增加土元素的穩定特質。

◎這種植物原生於南美洲的熱帶雨林，目前大多數是以枝葉蒸餾，但不管是枝葉還是木材蒸餾，玫樟的沉香醇都可高達95%以上，只是微量成分會有變化。

◎柔和的玫樟，也很適合與各種精油調配，可降低較刺激的氣味，但這種精油的混摻情況也越來越多，甚至在產地也有幾種相似的樹種，也可能被標示為玫樟的學名，以至於玫樟的成分雖然都以沉香醇為主，但其餘成分的變化極大，有時難以說明真假，購買時應留意。

◎玫瑰草含有豐富的牻牛兒醇，可高達80％以上，味道張揚，帶點火熱潑辣，但也受到乙酸牻牛兒酯與金合歡醇的影響，在中後調性的氣味，能讓人感受到溫暖甜蜜的氣息；這種精油的氣味也算是直接且單純。因為其分子結構相似度高，讓它的作用感受強烈，尤其在局部循環上。

◎玫瑰草的風元素算是非常明顯的，很多人認為它使用起來會讓人覺得熱，因此應該是偏向於火元素的特性，但一定有人感受過玫瑰草先熱後涼的特性（好比大汗淋漓後，身體降溫的舒適感），這恰好是風元素的特性。先熱後涼具收斂的特質，也讓玫瑰草很適合拿來調理肌膚或女性生殖系統的問題，也可運用在免疫系統的強化上。

◎牻牛兒醇為主的玫瑰草，在元素上屬於稍顯強勁的風，但單萜醇類相較起酚、氧化物或芳香醛類，還是顯得溫和許多。只是玫瑰草對於皮膚確實比較刺激，因此在調配上建議與土元素及倍半萜醇或其他單萜醇類（如沉香醇的分子）調和，可降低刺激性。另外，玫瑰草也能與以水元素醛類為主的精油並用（尤其是檸檬醛為主的精油），對抗感染很有幫助。

玫瑰草

Cymbopogon martinii

萃取部位：**葉（鞘）**
萃取方法：**蒸餾法**
主要分子：**牻牛兒醇**
次要分子：**乙酸牻牛兒酯、牻牛兒醛、金合歡醇**
元素分判：**風元素為主，在分子上較為單純且直接，次要的土元素結構能強化穩定風元素的作用。**

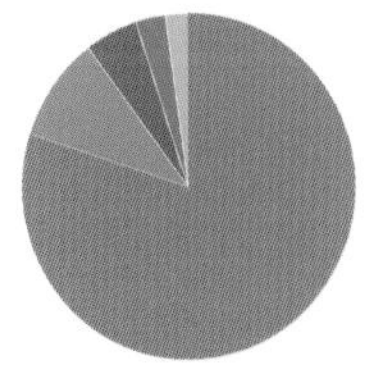

澳洲茶樹

Melaleuca alternifolia

萃取部位：**葉**

萃取方法：**蒸餾法**

主要分子：**萜品烯-4-醇**

次要分子：**α-萜品醇、γ-萜品烯、α-萜品烯、1,8-桉油醇、綠花白千層醇**

元素分判：**以風火元素為主，使得澳洲茶樹激勵特質明顯，現代人缺乏風火元素運作，澳洲茶樹具有強大的推動作用。**

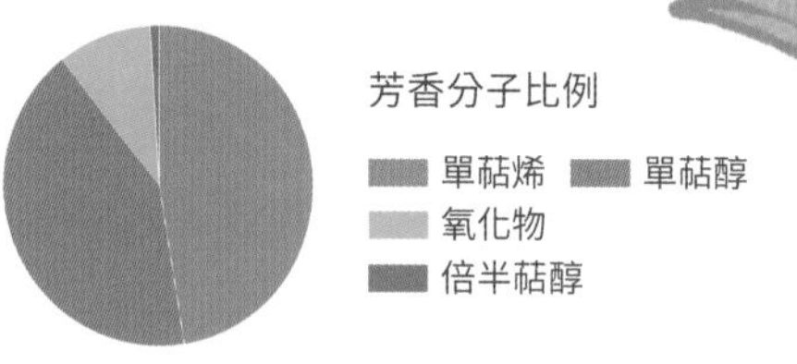

◎在各種澳洲茶樹的研究中，其芳香分子最受矚目的應該是萜品烯-4-醇，這個分子被認為有非常強大的抗細菌、抗病毒作用。但也有一些文獻指出，澳洲茶樹的作用來自於各種分子的協同效益，所以或許必須感謝它的次要分子，尤其像是萜品烯、α-萜品醇、1,8-桉油醇、綠花白千層醇等。在化學分子的結構上，大多數的結構相似性高，相互輔助下在抗感染上的協同效益也就強大。

◎可強化身體的代謝力與精神，對於皮膚時常受傷發炎潰爛，澳洲茶樹特別有用。這可能是因為這類人的皮膚風、火元素不彰，且水元素較高，使得皮膚黏膜不健康所造成，而澳洲茶樹特別能處理這類對應症狀。

◎澳洲茶樹的元素主要以火、風二者為主，這兩者的結合通常都會有非常好的抗感染特性，很適合與氧化物、單萜醇、萜烯酚類的精油合併使用。

◎ 主要受薄荷醇影響，帶來強勁的清涼感，對人體而言不僅能紓緩疼痛、提振精神、促進循環，也具有抗感染的作用。整體作用偏向強勁的感受，但卻帶來理性的情緒。絕大多數分子都是相同結構的衍生物，或是有極高的分子結構相似度，所以氣味上偏向單一的香氣感受。

◎ 我們會把胡椒薄荷的作用集中在薄荷醇上，這是因為薄荷醇在單一分子的情形下，藥用價值即非常高。不過仍然可以發現，胡椒薄荷的其他分子協同也非常重要，畢竟薄荷醇在胡椒薄荷中最高通常不會超過50%；1,8-桉油醇的含量雖然通常低於5%，但會決定薄荷醇的刺激感，而薄荷酮與少量的檸檬烯、乙酸薄荷酯則提升胡椒薄荷清新的柑橘甜味，這也是胡椒薄荷氣味在爽朗中帶有溫柔的緣故。

◎ 與胡椒薄荷相似的薄荷屬植物，還有野薄荷（*M. arvensis*）與薄荷（*M. canadensis*）兩種植物，這兩種植物都含有一定比例的薄荷醇，尤其野薄荷的薄荷醇可以高達80%以上，氣味更為直接強勁，野薄荷也是萃取薄荷醇的主要物種，在使用上需要更為小心；第二種的薄荷主要用於中藥材中。另外，綠薄荷雖然是胡椒薄荷的母本，但兩者結構差異較大，無法比較，不過兩者調和後，對神經系統的激勵與鎮定可以有不錯的效果，對腸胃與肝臟的激勵都有好處。

◎ 胡椒薄荷因為嗆涼的特性，與其他具有激勵、涼爽特性的精油合併使用時，大多都能發揮非常強大的效果。水元素的酮類很適宜與胡椒薄荷調配，能強化精神；與火元素檸檬烯為主的精油混合時，能強化肝臟的代謝；與土元素（如乙酸沉香酯）為主的精油混合時，也能強化放鬆效果。

胡椒薄荷

Mentha piperita

萃取部位：**全株**

萃取方法：**蒸餾法**

主要分子：**薄荷醇**

次要分子：**薄荷酮、乙酸薄荷酯、檸檬烯、1,8-桉油醇**

元素分判：**以風元素為主、水元素為輔。風元素的特質明顯，加上水元素的幫助，讓人感受用高壓水槍洗刷髒污的暢快感。**

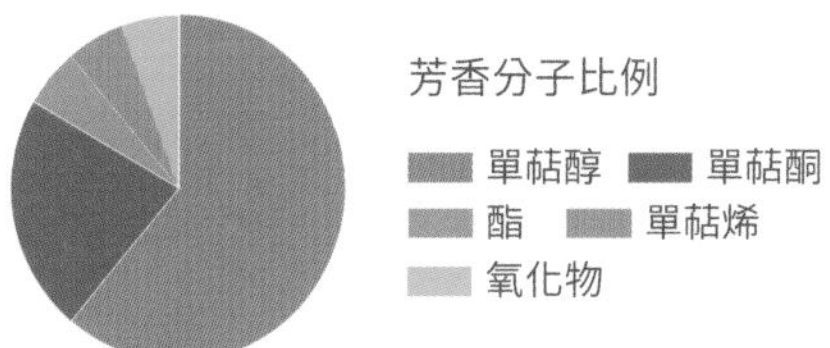

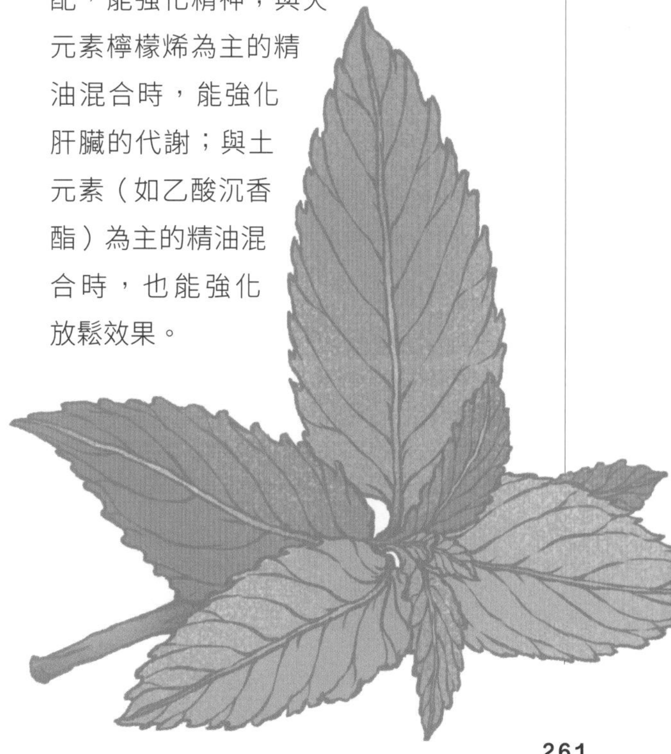

◘ 羅勒屬家族中，通常以酚類與酚醚類為主，甜羅勒的氣味大概可以說是最為甜美、細緻，這是因為它含有較高比例的沉香醇。雖然甜羅勒含有超過60%以上的沉香醇，但受到約10至20%甲基醚蔞葉酚與少量丁香酚的影響，讓它的氣味在青草香中帶有濃郁香料氣息，直接而粗獷。

◘ 甜羅勒的特質偏向激勵與溫暖，直接的氣息能帶來安心感，也帶來感官的愉悅。在作用上，沉香醇與甲基醚丁香酚等芳香分子搭配在一起，能溫和促進循環、放鬆精神，處理精神壓力造成的腸胃不振有很好的作用。

◘ 羅勒屬植物中有幾種不同的精油，其中熱帶羅勒（CT. Methyl chavicol）為甜羅勒同種不同產地的植物，成分以甲基醚蔞葉酚為主，可高達70%，與甜羅勒成分結構差異大，應用方向也不同，必須要注意。

◘ 甜羅勒最主要以各種風元素結構為主，從溫和到強勁可以看出甜羅勒的豐富變化。雖然也含有土、火元素，但甜羅勒屬於協助穩定型的角色；當然也可以從這裡發現，甜羅勒除了與各種酚醚類精油有很好的相合性外，也能與酯類和倍半萜類精油相互搭配。

甜羅勒

Ocimum basilicum

萃取部位：**全株**
萃取方法：**蒸餾法**
主要分子：**沉香醇、甲基醚蔞葉酚**
次要分子：**1,8-桉油醇、丁香酚、甲基醚丁香酚**
元素分判：**風為主元素，並含有火元素特性，可疏導身體火元素無法正常運行的情況，並幫助火元素運行，溫和卻作用強勁。**

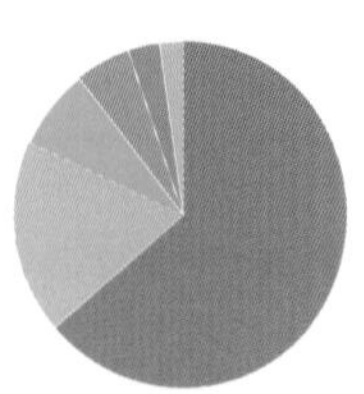

芳香分子比例

單萜醇 酚醚
氧化物 酚
酯 倍半萜烯

甜馬鬱蘭

Origanum majorana

萃取部位：**全株**
萃取方法：**蒸餾法**
主要分子：**萜品烯-4-醇**
次要分子：**乙酸沉香酯、γ-萜品烯、α-萜品醇、乙酸萜品-4-酯**
元素分判：**主要為風元素的結構，同時火元素與土元素也各佔約1/4，偏向安穩但又積極的面向，對火元素混亂有平衡穩定的作用，並協助水元素發揮較好的凝聚特性。**

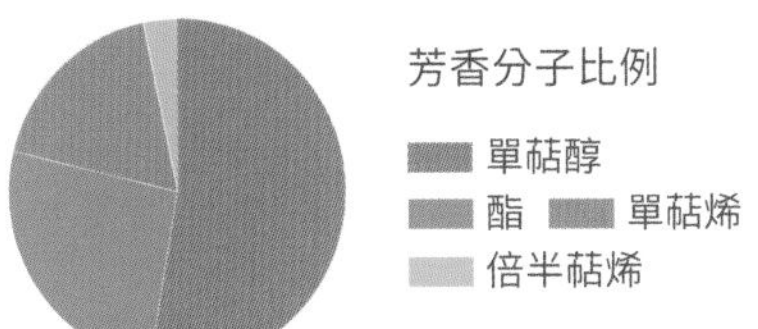

◎萜品烯-4-醇是甜馬鬱蘭的主要分子，有時可能比澳洲茶樹更高，但因為含有酯類比例佔約15至25%，所以甜馬鬱蘭最大的特色，相較而言並不在於抗感染，而是有極佳的鎮靜安撫效果；這不代表甜馬鬱蘭抗感染的能力較弱，只是在作用上，澳洲茶樹更為明確。

◎或許是酯類含量較多，所以在調整自律神經系統上，發揮了強大的作用。對於身體而言，神經系統遍布於全身，因此只要某一區塊的四元素長時間不平衡，這個區域的神經很容易受到影響。尤其是火元素可能過於集中這些區域，卻得不到充分的運行，在無法充分轉化與正常運作的狀態下，最終讓自律神經系統失調。自律神經失調的情況每個人都不同，有些人可能心臟區塊疼痛，有些人可能是在腸胃，也有可能發生在其他部位。這種問題最終可能造成荷爾蒙失調。

◎自律神經系統失調通常是一時性的，而甜馬鬱蘭可將表層的問題解除；如果是比較深層的精神問題，可以與其他倍半萜類的精油搭配使用，兼顧內外身心的安撫。

◎被稱為「馬鬱蘭」（Majoram）的精油有好幾種，但這些被稱為馬鬱蘭的植物，並不能與甜馬鬱蘭相提並論，在作用上也有極大的差異，因此購買時需要注意學名。

◎四元素分布廣且比例均衡，可與各類型精油搭配，但受萜品烯-4-醇影響，可能影響其他精油氣味表現。不過它還是能與各種土元素精油搭配使用，可強化精神安穩性，或與風、火元素的精油搭配，發揮抗感染同時安定情緒的效益。

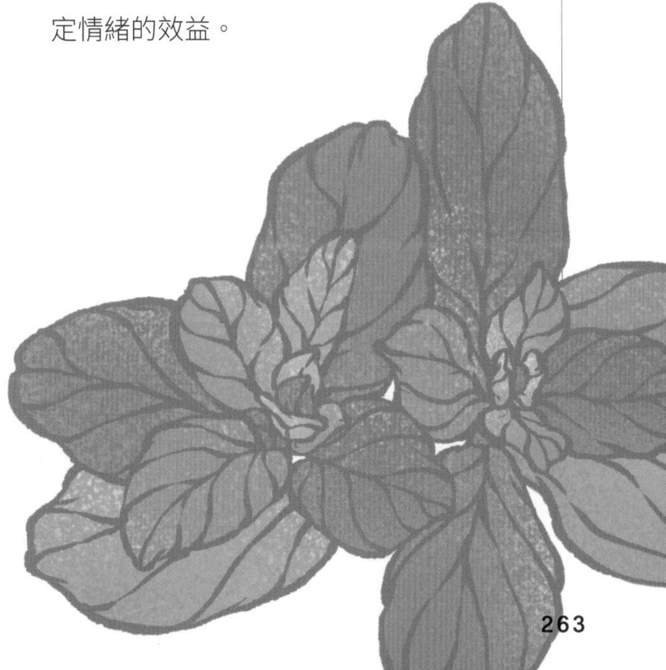

天竺葵

Pelargonium roseum
Pelargonium graveolens
P. × asperum

萃取部位：**葉**
萃取方法：**蒸餾法**
主要分子：**香茅醇、牻牛兒醇**
次要分子：**甲酸香茅酯、甲酸牻牛兒酯、異薄荷酮、玫瑰氧化物**
元素分判：**風、土元素為主，是較為活潑且溫暖的，甚至土元素結構都具有溫暖的特性，但少許的水元素，讓天竺葵明顯「冷」了不少，是熱情中亦有冷靜的性格。**

芳香分子比例

單萜醇 酯
酮 倍半萜烯
氧化物

◎我們常將天竺葵形容為「窮人的玫瑰」，這是因為天竺葵當中，香茅醇與牻牛兒醇的含量與比例和大馬士革玫瑰相當。可是天竺葵並不適合與玫瑰相提並論，因為從整體結構看來，仍存在極大的差異。

◎雖然天竺葵因為香茅醇與牻牛兒醇的緣故，抗感染特性非常明顯，且與玫瑰一樣，調理女性問題都能看到很好的效果；不過天竺葵的分子較為單純，因此氣味上較為單一，也代表天竺葵在作用上直接而爽利。精明幹練是天竺葵的特色，不追求玫瑰的絕代風華。

◎天竺葵與玫瑰草、甜馬鬱蘭都屬於風、土元素結構，但是除了玫瑰草與天竺葵有相仿之處，甜馬鬱蘭與天竺葵的分子差異大，作用上自然不能相提並論。天竺葵是奔放中帶有內斂的特質，與甜馬鬱蘭正巧相反，但兩者仍然可以調配在一起，對抗感染與強化精神穩定性仍有一定幫助；與玫瑰草共用時，也能展現對循環系統的強大幫助，但味道可能會更加粗獷。

◎風、土元素的架構，通常都能與其他精油有良好的協同性，天竺葵自然也不例外。與各類風元素的精油結合時，不僅能強化身體的推動力、代謝力，也能達到有效抗感染與激勵免疫系統的作用。而它收斂的性質，與倍半萜醇、倍半萜烯、單萜烯類精油搭配，也會有很好的效果。

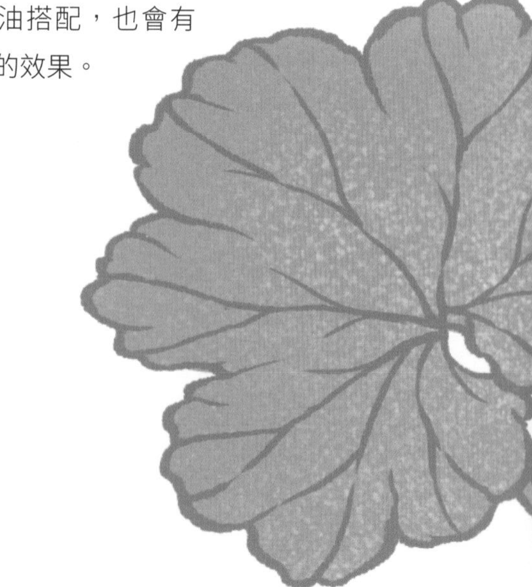

玫瑰天竺葵？波旁天竺葵？

在市面上一定可以看到這兩種天竺葵的存在，也常會將這兩種精油作區分，但二者的成分差異並不大。如果真的要比較，波旁天竺葵的香茅醇含量通常較低，但其他分子種類較為豐富，所以味道較具層次；玫瑰天竺葵的香茅醇通常含量較高，氣味上更接近玫瑰，但香氣的層次感較薄弱，顯得較為單一。

其實這兩種天竺葵使用上並沒有誰優誰劣的區別，大多只是氣味上會認為波旁天竺葵較好較細緻，而玫瑰天竺葵較差較粗劣，但實際作用與氣味差異並不明顯。

不管是玫瑰天竺葵或是波旁天竺葵，它們通常是香葉天竺葵族系（或說亞屬）下的雜交植物，主要有幾種物種，包含了頭花天竺葵（*P. capitatum*）、銼葉天竺葵（*P. radens*）與絨毛天竺葵（*P. tomentosum*）等，它們相互雜交，有許多不同的雜交品種，有些要仔細區分有一定的難度。由於都屬於香葉天竺葵的族系，甚至是同一物種、不同品種的微小差異，有時甚至會發現，兩種其實是同一種天竺葵品種，只是種在不同的地方罷了。

原本波旁天竺葵是指留尼旺島所產的天竺葵精油，如今像是埃及等地區的天竺葵，可能也會被冠上波旁天竺葵此名；但同樣是波旁天竺葵，不同產區的氣味其實還是會有些微不同。因為實際成分差異不大，可以看作產地差異，實在無須糾結「玫瑰」與「波旁」二者的不同。當然，你仍然可以認為，就是波旁天竺葵比較好，畢竟「波旁」兩個字真的顯得特別高級。

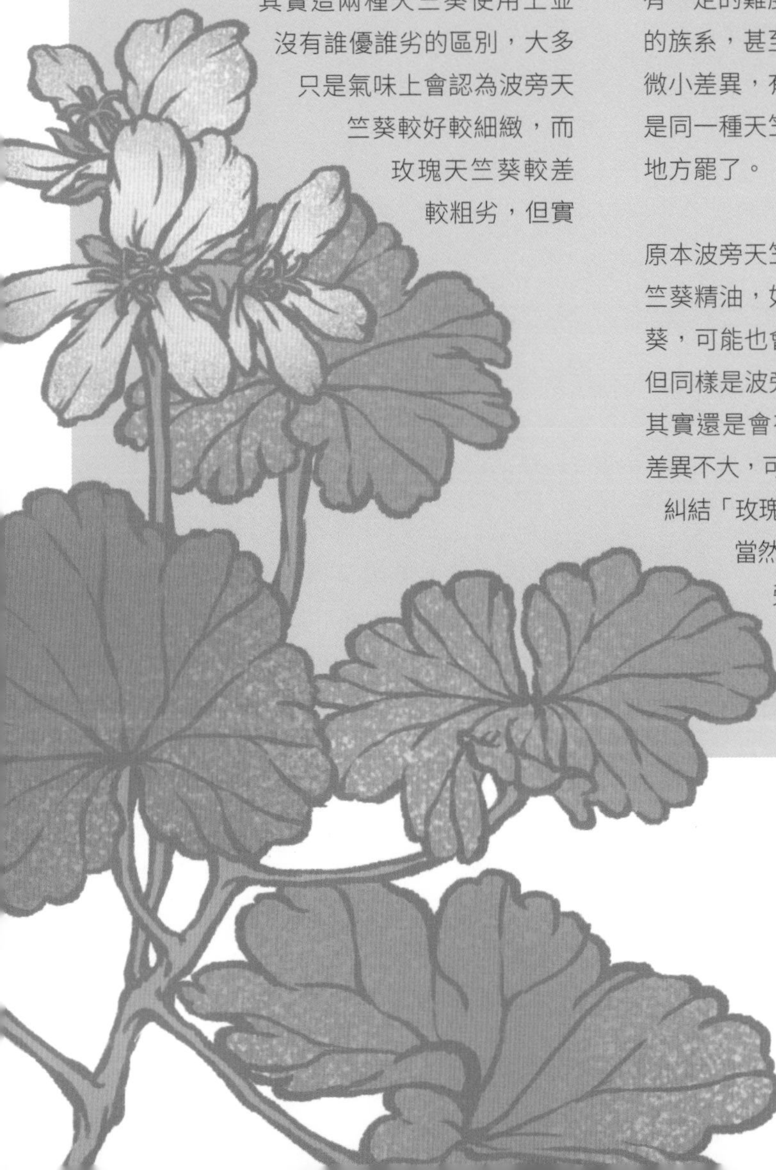

大馬士革玫瑰

Rosa damascena

萃取部位：**花**
萃取方法：**蒸餾法**
主要分子：**牻牛兒醇、香茅醇**
次要分子：**橙花醇、金合歡醇、乙酸牻牛兒酯、長鏈烷類**
影響氣味分子：**甲基醚丁香酚、丁香酚、突厥酮、紫羅蘭酮、玫瑰氧化物、苯乙醇**
元素分判：**以風元素為主，不同特質的風元素集中在玫瑰當中，但少量的水元素與土元素作用仍然強大，使玫瑰在功能上，不但發揮「動」的特質，也能發揮「柔媚」的性徵，可謂風情萬種。**

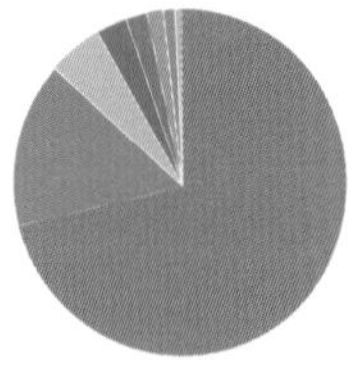

芳香分子比例

單萜醇　烷烴　酚醚
倍半萜醇　芳香醇
酚　酯　氧化物　酮

◎大馬士革玫瑰的萃取方式以蒸餾法、溶劑法最為常見。這裡的介紹以蒸餾法為主，溶劑萃取法與超臨界點萃取法在成分上會有較大的差異，元素也不盡相同，雖然都是同一種玫瑰，但仍建議不要混淆。

◎大馬士革玫瑰精油的成分複雜，光是已知成分就能高達300到400種以上。蒸餾法的大馬士革玫瑰有時又被稱作奧圖玫瑰（Rose Otto），主要成分以香茅醇、牻牛兒醇為主，兩者約可佔比50至70%，因此在結構比例上與天竺葵類似。但大馬士革玫瑰中，含有許多天竺葵沒有的成分，這些成分都是讓大馬士革玫瑰變得更細緻、更甜蜜、更有層次，也更為冶豔的原因。

◎含量僅1至5%的突厥酮，打開玫瑰精油時在遠處就能聞到其氣味，它的味道帶有莓果與金屬調性，是很濃郁的味道；乙酸牻牛兒酯、金合歡醇與橙花醇增添了玫瑰的蜜香；玫瑰氧化物帶來些許的荔枝香；微量的苯乙醇則增添了玫瑰的艷麗感，這些成分可能都只有0.5至8%不等。不僅是這些，丁香酚與甲基醚丁香酚還創造了玫瑰的奔放，而且甲基醚丁香酚能佔據8至12%，也是大馬士革玫瑰散發氣味的重

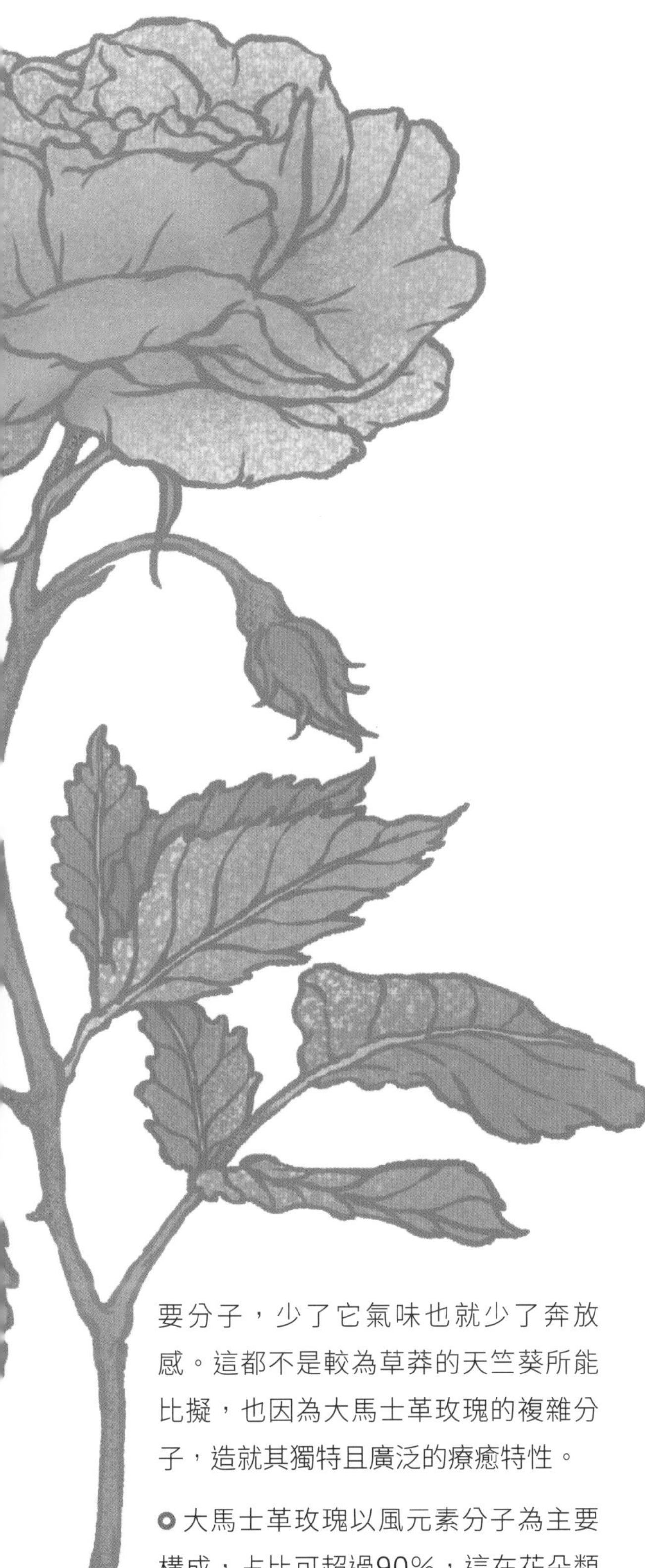

要分子，少了它氣味也就少了奔放感。這都不是較為草莽的天竺葵所能比擬，也因為大馬士革玫瑰的複雜分子，造就其獨特且廣泛的療癒特性。

◘ 大馬士革玫瑰以風元素分子為主要構成，占比可超過90%，這在花朵類精油中是較少見的型態。以單萜醇為主角，其他如酚類、酚醚類、氧化物類、芳香醇類、倍半萜醇類也都屬於不同層次的風元素，這使大馬士革玫瑰的風元素呈現活潑且豐潤的感受，對於處事一成不變的土元素人格而言，大馬士革玫瑰或許能「打動他們的心房」。這也是玫瑰在生理上的作用，可強化各個器官的運作能力，尤其像是心循環、皮膚、生殖系統等，可說是全身性的滋補劑。活化，是玫瑰作為風元素精油最佳的代名詞。

◘ 雖然水元素的倍半萜酮類（包含了突厥酮與紫羅蘭酮）在大馬士革玫瑰當中可能僅有3%，有時甚至不超過1%，但因為這種分子極為強大，即便少量也能發揮作用，增強玫瑰在情緒與生理上的修護力，氣味方面也發揮悠遠、柔美且餘韻無窮的特質。

◘ 除了大馬士革玫瑰外，市面上也常見千葉玫瑰（*R. centifolia*）精油，這種精油以溶劑法萃取，主要以原精型態呈現，含超過60%的苯乙醇，與大馬士革玫瑰原精的成分極為相似，但在細微氣味上，千葉玫瑰的味道較為含蓄。

◘ 與水元素的倍半萜酮類特別搭配，可強化大馬士革玫瑰對於循環與皮膚上的幫助，若再添加土元素，則對於安撫精神有極大的幫助。

岩蘭草

Chrysopogon zizanioides
（異名 *Vetiveria zizanoides*）

萃取部位：**根**
萃取方法：**蒸餾法**
主要分子：**客希醇、岩蘭草醇等異構物**
次要分子：**岩蘭草烯、客希烯、客希酮**
元素分判：**以風、火元素為主，同時含有少量的水元素。其結構以倍半萜類為主，多數為岩蘭草獨有的成分，具穩定、廣納與賦予柔韌彈性的性質。**

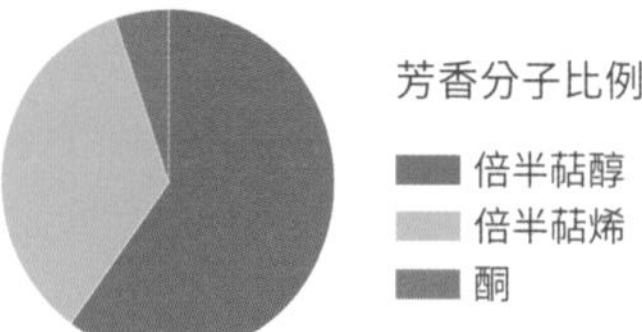

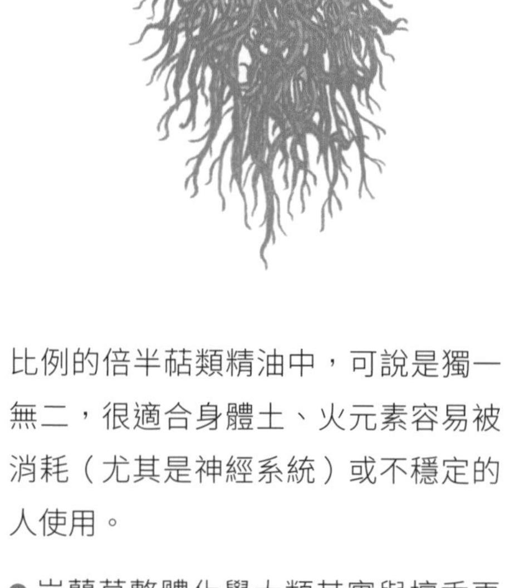

◎岩蘭草的成分非常特殊，所含的倍半萜類幾乎都是獨有結構，主要以客希醇、岩蘭草醇以及多種相似結構、異構物或衍生結構為主，佔比約40至60%。帶有泥土、草根與樹脂的氣味，有些產地的岩蘭草會有較重的濕氣或煙燻感，甚至有微甜的氣息，厚重感也會因為產地而有所差異。

◎除了倍半萜醇外，岩蘭草也有豐富的倍半萜烯與倍半萜酮，很類似大西洋雪松，但岩蘭草是以倍半萜醇類為主角，倍半萜烯與酮類則為配角。獨有的成分讓岩蘭草不僅能為精神帶來安穩，更有蓄積能量的強壯感，增添活力與老神在在的自信。在其他相似比例的倍半萜類精油中，可說是獨一無二，很適合身體土、火元素容易被消耗（尤其是神經系統）或不穩定的人使用。

◎岩蘭草整體化學大類其實與檀香更為類似，但分子完全不同。岩蘭草的元素作用，更偏向給予自身更多的吸收與轉化空間，有著穩固的效益，適合土元素因風元素不穩而耗弱的體質。得益於此，岩蘭草對身體各部位都有滋補效益，因此可依照其他精油的功能性，選擇與岩蘭草搭配使用。

◎ 胡蘿蔔籽的成分大約有60%都是倍半萜醇，又以胡蘿蔔醇為主。胡蘿蔔醇是一種帶有胡蘿蔔特殊辛香氣與些微木質調性的倍半萜醇類，具有抗真菌的作用，也會被用於保養產品中，說明胡蘿蔔籽的親膚與護膚特性。

◎ 雖以風、火元素為主，但作用上卻不是針對免疫系統，而偏向神經、消化與循環系統的補強。能給身體更多的彈性與流動空間，有更充足的排毒能力，也給予皮膚良好的彈性與回復力，很適合與水、土元素精油合併使用。

◎ 某些書籍中的胡蘿蔔籽精油成分，可能會列出細辛腦，雖然含量不高，但這個成分會大量出現在野生胡蘿蔔根中，所以會標註警語*（雖然市面上很難買到野生胡蘿蔔根精油）。若胡蘿蔔籽中含有少量細辛腦，氣味聞起來將有些微但明顯的辣感。

◎ 繖形科植物最大的特色通常在於「排毒」，胡蘿蔔也不例外。這也歸功它的分子協同與元素特質溫和而強勁，對於不良因子長年累積在身體及皮膚導致的暗沉，有絕佳護理作用。

◎ 很適合與火元素、風元素的單萜醇、氧化物類，以及水元素的酮類一起使用。

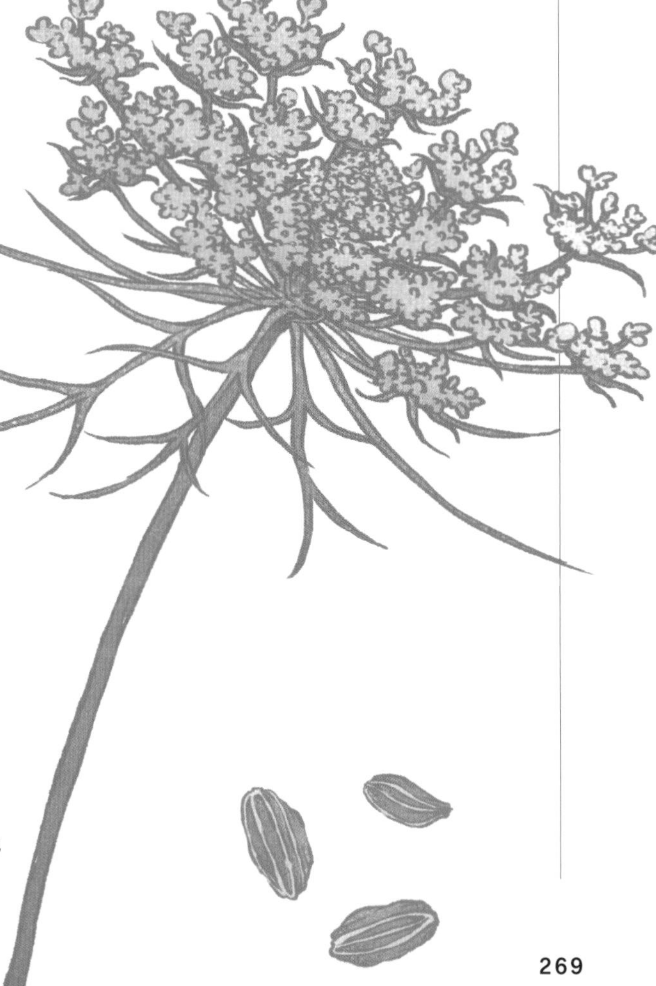

胡蘿蔔籽

Daucus carota

萃取部位：**種子**
萃取方法：**蒸餾法**
主要分子：**胡蘿蔔醇**
次要分子：**沒藥烯、松油萜、胡蘿蔔烯、胡蘿蔔腦**
元素分判：**以風元素與火元素為主，在塑造與維持空間特性上，具有強大的能力。**

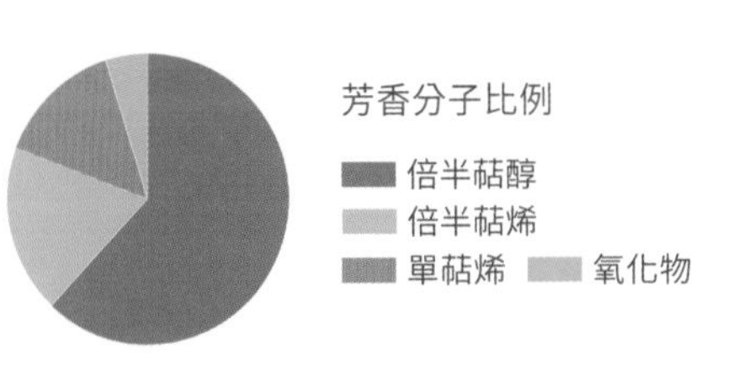

* 細辛腦有毒性與致癌性，高劑量會造成神經系統問題，歐盟也將此成分定義為致癌物（主要為 β-細辛腦）

廣藿香

Pogostemon cablin

萃取部位：**葉**
萃取方法：**蒸餾法**
主要分子：**廣藿香醇**
次要分子：**布藜烯、瘉創木烯、布藜烯氧化物、廣藿香酮**
元素分判：**以風、火元素為主，同時含有少量的水元素，成分組成複雜，也讓廣藿香不僅帶有穩定與轉化的特性，在同類結構當中，作用也較為廣泛。**

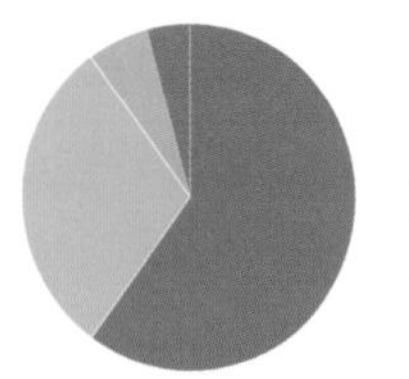

芳香分子比例

倍半萜醇
倍半萜烯
氧化物 酮

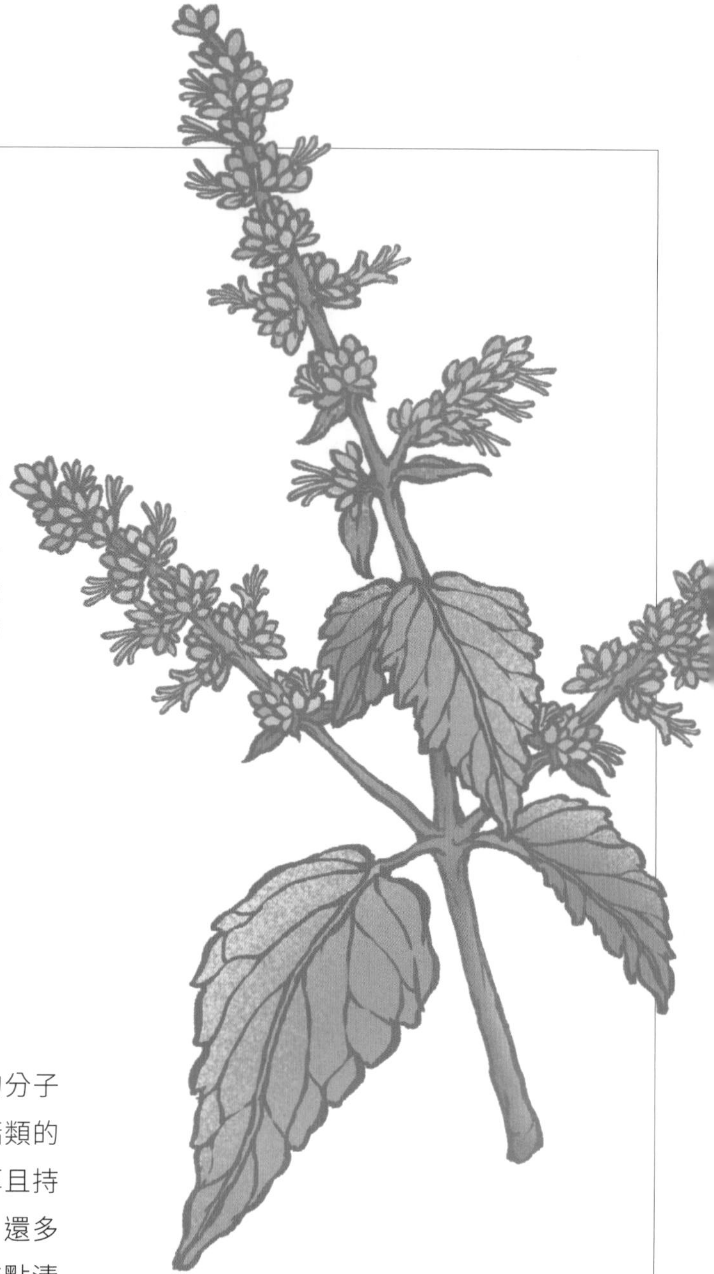

◎廣藿香的氣味很獨特，所含的分子特殊，也是少數含有大量倍半萜類的葉片類精油，讓它的氣味沉而厚且持久，除了帶有草本與中藥感外，還多了木質與泥土的香調，同時還有點清涼似龍腦的味道，這些都使廣藿香的氣味帶有神秘感。

◎在倍半萜醇類的精油中，廣藿香具有收斂的特質，相比其他倍半萜醇精油，這很獨特；或可以成分來推論，廣藿香的收斂特質可能更受倍半萜烯或氧化物類的影響。這個作用不僅能在皮膚上顯現，對於靜脈的收斂也極有好處，對局部充血發炎有緩解作用；在循環上的幫助屬於溫和又能強化血管彈性的精油，適合皮膚與血管土元素不穩定的人長期保養。

◎廣藿香是風、火為主的元素型態，但主要結構為倍半萜類，因此在作用上多了更多的彈性空間與轉化的特性，加上少量卻畫龍點睛的倍半萜酮，讓廣藿香有著「山不轉路轉」的性格，很適合與太剛強的火、風元素並用，降低元素帶來過於強大的能量。

檀香

Santalum album

萃取部位：**木材**
萃取方法：**蒸餾法**
主要分子：**α-檀香醇、β-檀香醇**
次要分子：**檀香烯、佛手柑烯、檀香醛**
元素分判：**以風元素的倍半萜醇為主，並含有火元素具轉化特性的倍半萜烯，空間感的呈現非常穩定。**

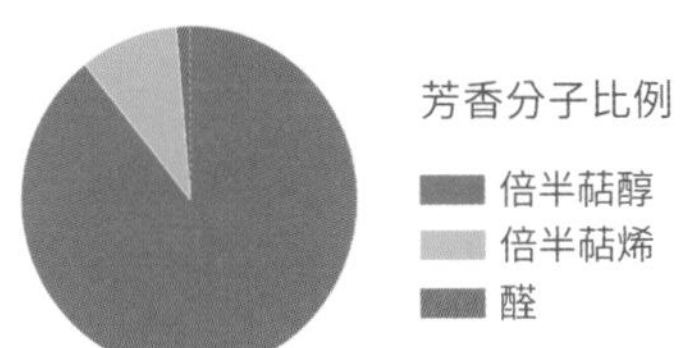

⭘ 檀香的倍半萜醇含量，最高可達85至90%，大多數是獨有的結構，主要的結構為檀香醇類，看似簡單但含有許多異構物，以α-檀香醇、β-檀香醇兩者為主。α-檀香醇的氣味偏向於木粉香，而β-檀香醇則是帶有苦味與些微動物氣息的木質香，且散發出一種純粹的空靈感。

⭘ 不過，近年來檀香所含的倍半萜醇可能低於80%，而其他如倍半萜烯的結構比例就會提高；這通常是因為樹齡過於年輕，讓這類檀香的氣味也會變得較為清淡。

⭘ 在元素特質上，檀香極具抗壓特性，特別能展現理性思考的多面運行，也是帶空間感的風元素中，最能

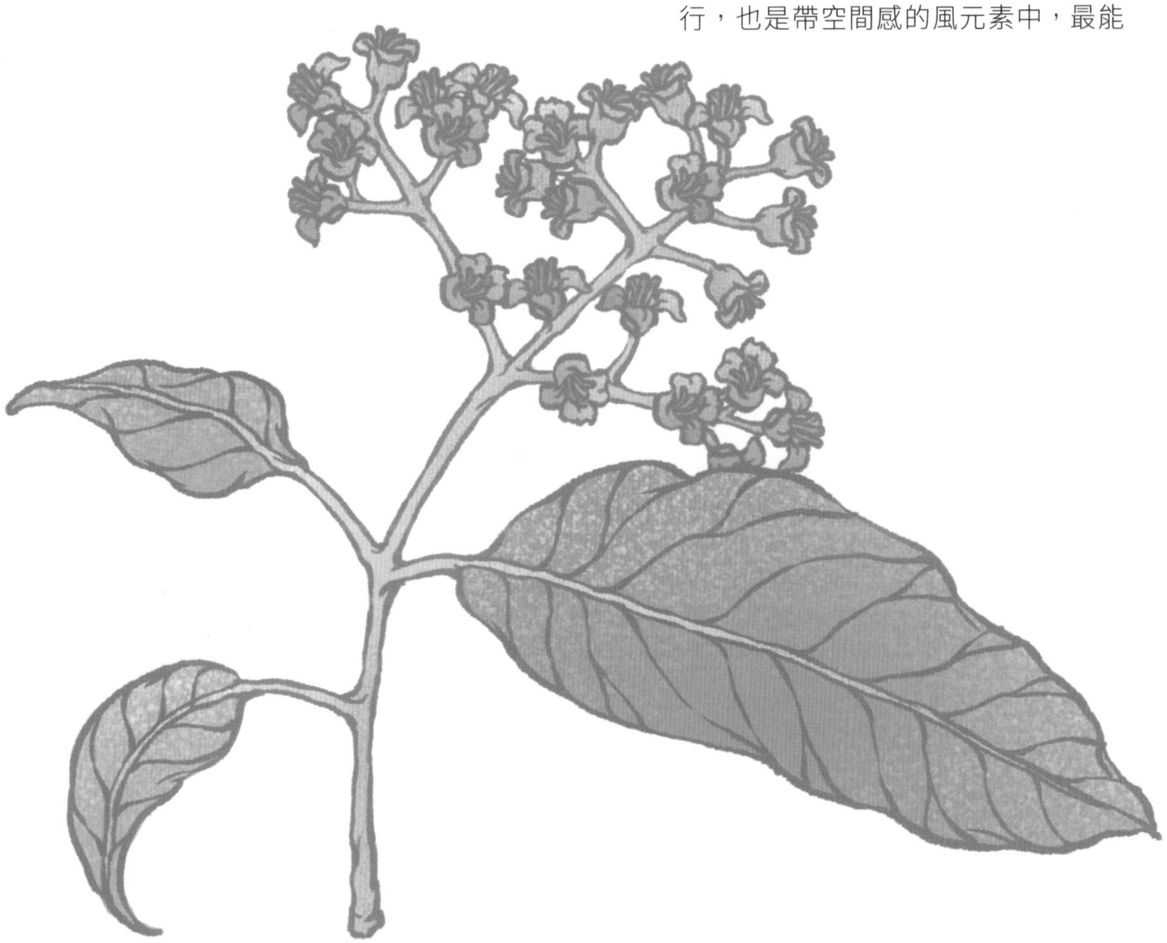

讓人在各種紛擾與雜亂的思考下，獲得平靜、理性的一支精油。但也因為這種特質，檀香若與水元素的精油一起使用，容易因為水元素的沖刷，並受到檀香理性空間的影響，導致一時情緒難以梳理而更加憂鬱，對心事過多、甚至平時過於理性的人而言，要特別注意。

◎檀香有良好的消炎作用，對於各種發炎幾乎都有幫助，尤其是伴隨灼燒疼痛的情況，這正是檀香醇的特點；它是一種可以帶來「清涼感」的風元素，雖然不是讓你馬上感受到清涼，卻能逐步使組織降溫，讓人感到輕鬆的舒暢感。

◎西方人大多認為檀香具有催情作用，這應該是緩解、降低了身體與心理的焦慮與煩躁感後，身體柔軟有彈性，自然也就能展現身體的愉悅；加上檀香醇多少帶有費洛蒙性質，因此不難想像西方人對它的描述。但對東方人而言，這味道真的難以與情慾聯想，因為太神聖、太宗教意象了。

◎目前印度所生產的檀香因為受當地政府的保護，出口量降低，許多檀香可能來自於東南亞或是澳大利亞。另外，現在檀香屬的其他樹種精油也能在市面上找到，主要有澳洲檀香（*S. spicatum*）與新喀里多尼亞檀香（*S. austrocaledonicum*）兩種。前者市面上最為常見，氣味較為輕盈，檀香醇含量較低，且以α-檀香醇為主，但其他倍半萜醇類含量較高，例如香檸檬醇、沒藥醇等，通常比印度檀香高出很多，這也讓澳洲檀香在消炎作用上更顯著；後者市面上較少見，但氣味與印度檀香更近似，較為沉著。

◎沉穩的檀香幾乎可以與各種精油搭配。與土元素搭配時，可用於保養肌膚；與水元素搭配時，能幫助淋巴循環，也能減緩肌肉骨骼缺乏水元素而造成的發炎問題；與火元素搭配時，檀香能發揮收斂的作用；與其他風元素搭配時，檀香安定的力量可讓其他風元素分子速度較緩和，同時增進免疫系統的健康。

比較不同種檀香的優劣有意義嗎？

很多人都喜歡檀香悠遠、沉靜、空靈的木質香調，加上宗教焚香的應用，檀香木總受到許多喜愛薰香的朋友們喜愛。在檀香香粉中，就可分為「老山檀」與「新山檀」，前者指的即是印度檀香，後者就是指澳洲檀香。

檀香精油受到全世界廣大的喜愛，而氣味較為沉著悠遠的印度檀香，更受到大眾吹捧；然而這讓生產澳洲檀香的澳大利亞很不是滋味，總想證明澳洲檀香的成分、氣味與作用不比印度檀香差。

20年前的澳洲檀香沒受到太多人的接納，因為氣味難以與印度檀香聯想在一起，畢竟帶有「檀香」一詞，就容易被比較，甚至覺得澳洲檀香較為劣等。

澳大利亞曾就澳洲檀香的成分，進行多次分析與研究，早年的研究重點會放在α-檀香醇上，因為這是澳洲檀香含量最多的成分，約在40%以上；而β-檀香醇在澳洲檀香中非常少，當時比例大約在15%上下，所以這個成分一開始並沒有受到研究重視。而且，澳洲檀香的檀香醇類總量往往低於70%，不若當時印度檀香隨便都能超過80%——這也是為何澳洲檀香的氣味總是比較上揚。

這幾年來，隨著栽培與萃取技術的進步，也可能是萃取精油的木材樹齡更老了，澳洲檀香的β-檀香醇明顯超過20%以上，這讓澳洲檀香的氣味確實更為醇厚，而β-檀香醇的研究也跟著變多；且澳洲檀香的檀香醇類含量終於可以高達75%以上，與印度檀香之間的氣味差距越來越小。於此同時，印度檀香「可能」被混了澳洲檀香的傳言也更甚囂塵上。

但不管是哪種檀香，雖然彼此有共同的成分，卻也有個別獨特之處，在應用上可選擇自己適合的檀香精油來使用。而且在印度檀香越來越少與混摻疑慮之下，澳洲檀香能穩定供應且有計劃栽培，沒有盜伐與破壞環境的問題，對喜歡檀香獨特氣味的人而言，不啻為另一個良好的選擇。

我們必須知道，兩種檀香本就不是同一物種，雖然都是檀香屬，但生長環境、外在樣貌等都有顯著差異，所以即便都叫檀香，這些差異卻造就兩者「本來就不同」的性格，把它們放在一起比較，其實沒有太大意義。然而相似的物種、相似的成分，很難擺脫被比較的命運，只是這種比較，是否也犯下了「種族歧視」的罪過呢？值得深思。

豆蔻

Elettaria cardamomum

萃取部位：**果實（種子）**
萃取方法：**蒸餾法**
主要分子：**1,8-桉油醇、乙酸萜品酯**
次要分子：**沉香醇、萜品烯-4-醇**
元素分判：**以風元素、土元素為主，有少量的火元素。**
風土結構裡較為少見的組合，土元素使強大的風元素變得溫和，並協助風元素強化身體的火元素，但不會激躁。

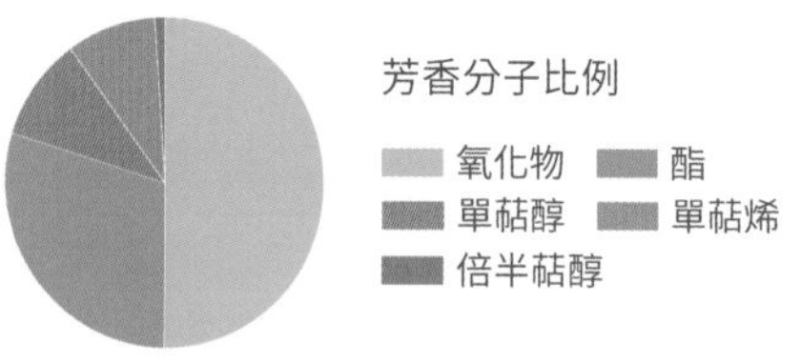

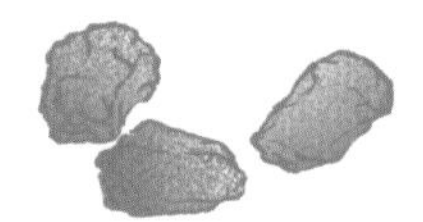

● 豆蔻雖以酯類與氧化物類為主，乙酸萜品酯與萜品烯-4-醇的氣味，也讓它帶有較濃郁的藥草調性，但是它的味道還是帶有薑科辛香調的特質，使豆蔻在應用上與其他以氧化物為主的精油有些不同。

● 大多數氧化物類在處理呼吸系統上有較大幫助，而豆蔻還是較為擅長處理消化問題。不過因為其結構因素，仍舊有益於呼吸系統（尤其是鎮咳作用），而且因為它能促進循環，且有酯類消炎的特質，也能在肌肉骨骼僵硬發炎的配方中發揮用途。

● 豆蔻酯類含量約可佔比25至40%，使氧化物在當中的味道較為溫和，作用顯著卻不過於刺激，特別適合消化系統混亂（水過多、火低弱卻又局部亂竄、悶燒）的情況，通常會用於自身消化能力差卻又吃太多而無法好好消化的情況。

● 通氣與安撫焦躁的內臟組織，是豆蔻的專長。這裡發揮了風元素與土元素的特質，而少許的火元素會帶來一些溫暖感受；當組織器官因所吃的食物過冷而機能下降時，適時補充豆蔻可以讓器官機能再度提升。豆蔻也能調節火元素與水元素的精油，因此在各種需要混合火元素與水元素的精油中，豆蔻是絕佳的調和精油。

● 需要注意的是，豆蔻與肉豆蔻（*Myristica fragrans*）是兩種完全不同的植物，肉豆蔻是以酚醚類為主的精油，在作用上有著極大的差異，不可以搞錯。

◎在各種尤加利精油當中，藍膠尤加利是最為人廣用的，也是萃取1,8-桉油醇的主要植物。1,8-桉油醇廣泛用於各種藥品與食品當中，因此藍膠尤加利精油的生產量龐大。

◎大量的1,8-桉油醇讓人感到刺激嗆鼻，還具有類似薄荷的涼爽感，這是許多人聞到藍膠尤加利的第一印象。

◎幾乎為風元素的藍膠尤加利，總讓人覺得雖然功能強大，但難以親近。它的味道時常讓人聞到後產生「不爽」的心情，明明氣味應該讓人覺得很爽利且振奮——這可能來自它含有微量的纈草醛，讓整體氣味產生了那麼一絲「不愉快」。當然，有些人本來就對1,8-桉油醇那種快意如風的特質不存好感。

◎桉屬植物多含有大量1,8-桉油醇，包含澳洲尤加利（*E. radiata*）、史密斯尤加利（*E. smithii*）、薄荷尤加利（*E. dives*）等。其中澳洲尤加利與史密斯尤加利也是常見精油，作用較溫和，適合幼兒使用，可替代藍膠尤加利。薄荷尤加利目前市售是以酮類為主的CT，1,8-桉油醇的CT反而不多見。

◎以風元素為主，含少許火元素、土元素，甚至是微量水元素，發揮了很重要的協同效益。若希望它變得溫和些，與豆蔻、月桂或真正薰衣草調和是不錯的選擇，可避免聞到氧化物過高的精油時，造成呼吸道刺激而猛烈咳嗽，適合身體土元素較不穩定、趨於衰弱的人使用。

藍膠尤加利

Eucalyptus globulus

萃取部位：**葉**
萃取方法：**蒸餾法**
主要分子：**1,8-桉油醇**
次要分子：**α-松油萜、α-萜品醇、藍膠醇、癒創木烯、乙酸萜品酯**
元素分判：**主要以氧化物的風元素為主，加上單萜烯的火元素，可佔整體比例的80至90%以上，是一種熱風型態（即便一開始使用會讓人感到涼爽）。由於含有少量的酯類，在結構上特別能強化水元素過多的體質。**

芳香分子比例

氧化物 單萜烯 酯
單萜醇 倍半萜醇
倍半萜烯 醛

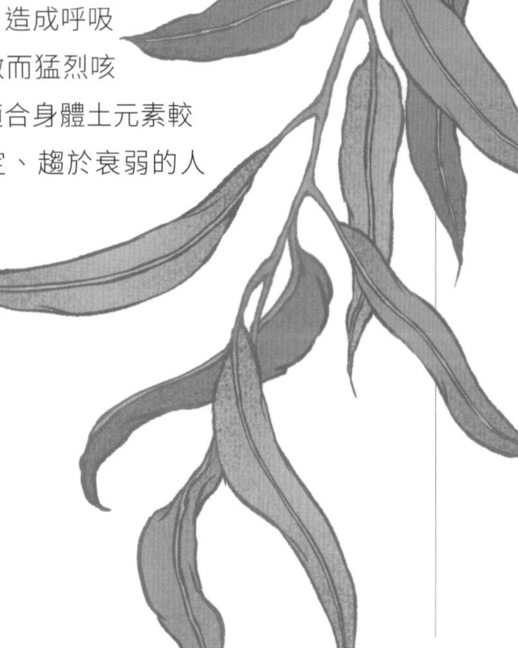

香桃木

Myrtus communis

萃取部位：葉
萃取方法：蒸餾法
主要分子：1,8-桉油醇
次要分子：香桃木醇、乙酸香桃木酯、α-松油萜、沉香醇、甲基醚蔞葉酚
元素分判：以風元素為主，特質類似迷迭香與豆蔻，但香桃木因產地不同，在化學結構上也會有顯著的差異，最大的變化在於其所含的土元素酯類的變化，這會影響到香桃木的應用方向。

芳香分子比例

氧化物
單萜烯　單萜醇
酯　酚醚

◎在各種氧化物類精油中，香桃木也算是較為特殊的。它的成分當中，除了1,8-桉油醇外，還有獨特的香桃木醇與乙酸香桃木酯，這在其他精油中較少見，也讓香桃木的氣味展現出獨特的一面。除了綠色葉片的香調外，香桃木甚至會帶有些許花香、香料與松香調，氣味顯著且層次分明。

◎香桃木主要有三種CT：1,8-桉油醇型、α-松油萜型，以及乙酸香桃木酯型，會隨著產地不同而有極大的變化。一般1,8-桉油醇型、α-松油萜型都會被稱作綠香桃木，而乙酸香桃木酯型則會被稱作紅香桃木。這裡主要探討1,8-桉油醇型的香桃木。

◎從它的結構來看，不難發現香桃木的特性具有溫和抗感染、促進呼吸道健康、緩解組織充血發炎的特性。雖然結構上與豆蔻有類似的地方，但獨特的成分讓香桃木不僅對呼吸道有幫助，對於肌肉骨骼的消炎、皮膚系統的收斂上，作用也特別明顯。

◎由於它的結構特殊，雖然是以1,8-桉油醇為主的精油，卻非常適合與各種土元素為主的精油搭配使用，尤其在護膚上。

● 迷迭香有幾種不同的CT，最主要的CT為：1,8-桉油醇型、樟腦型、馬鞭草酮型，由此可以知道迷迭香的根本元素會在風與水之間變動。這裡所介紹的，雖然是以1,8-桉油醇型為主，但也能總括而論。

● 迷迭香的氣味是典型的藥草香，但也混合了些許花香與木質香，加上它含有香桃木醇，因此非常適合搭配香桃木。

● 長期以來，迷迭香被認為可以增進記憶力，分析元素後發現，迷迭香含有一定比例的風元素、水元素以及火元素，其中以氧化物、單萜烯、單萜醇，以及單萜酮類為主，這不僅能激勵神經系統，同時也促進了循環；而有這類結構的精油，大多有極佳的抗氧化特質，對於腦部運作提供良好的運轉空間──這或許能解釋，為什麼迷迭香被認為能夠促進記憶。

● 另外，雖然迷迭香的作用基本一致，但不同CT的迷迭香，更能針對不同的情況來處理不同問題。1,8-桉油醇型適合上呼吸道，能與各種對呼吸道有作用的精油調配在一起；樟腦型則對於肌肉骨骼發炎很有幫助，且水元素較高，適合與其他水、土元素為主的精油合併使用；馬鞭草酮型迷迭香雖然也以水元素為主，但因為含有馬鞭草酮，使得這種迷迭香較為特殊，它對於化解黏液與更新細胞可能有更大效益，且常用於激勵肝臟，很適合與水元素和其他風、火元素的精油搭配使用。

迷迭香

Salvia rosmarinus
（異名 *Rosmarinus officinalis*）

萃取部位：**全株**
萃取方法：**蒸餾法**
主要分子：**1,8-桉油醇、樟腦**
次要分子：**香桃木醇、松油萜、檜烯、龍腦、丁香油烴氧化物、β-丁香油烴**
影響氣味分子：**馬鞭草酮**
元素分判：**迷迭香的產地不同，其化學結構也有所變動，但仍以風元素、水元素為主，同時受到火元素的影響，在作用上非常激勵，也具有「暢通」身體的特性。**

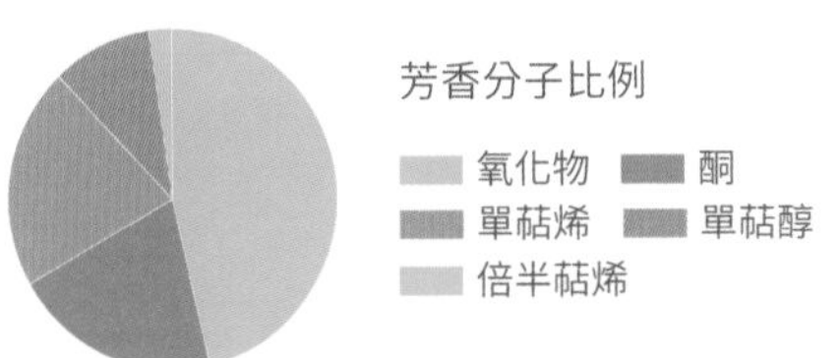

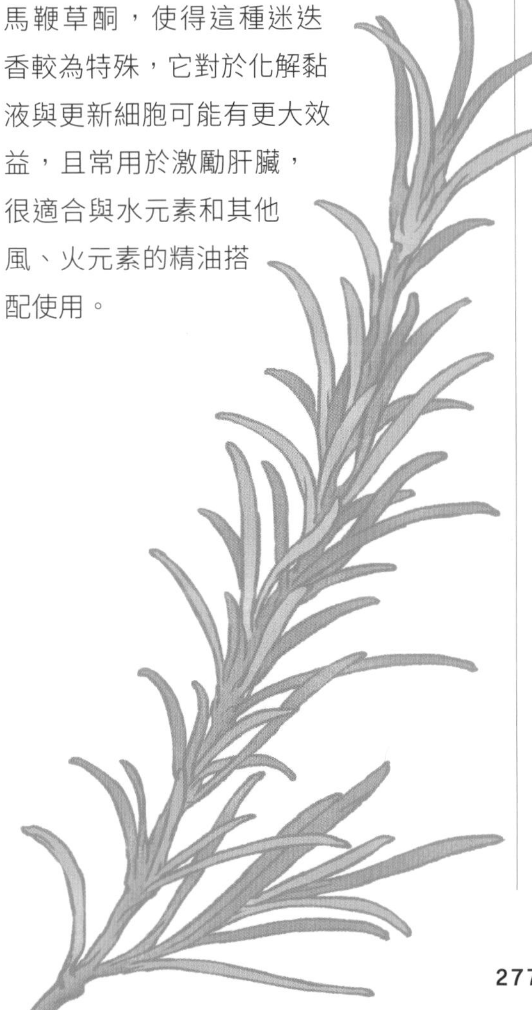

丁香花苞

Syzygium aromaticum
（異名 *Eugenia caryophyllus*）

萃取部位：**花苞**
萃取方法：**蒸餾法**
主要分子：**丁香酚**
次要分子：**乙酸丁香酯、β-丁香油烴**
元素分判：**丁香酚具有強力的風元素特質，介於一般的萜烯酚類與肉桂醛之間，加上土元素的酯類，與少量火元素的倍半萜烯類，可促進身體活力外，也能發揮強大的止痛消炎作用。**

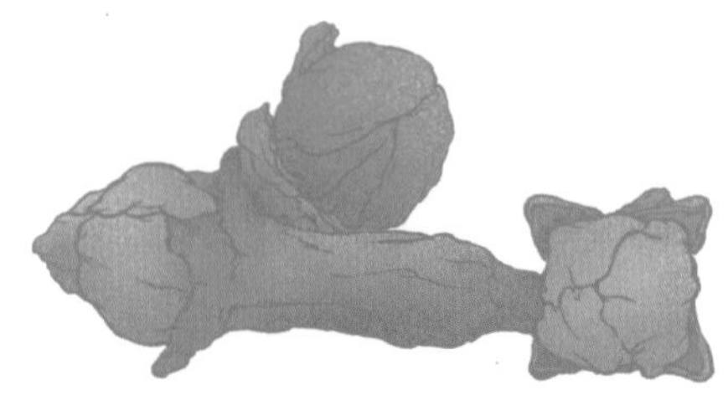

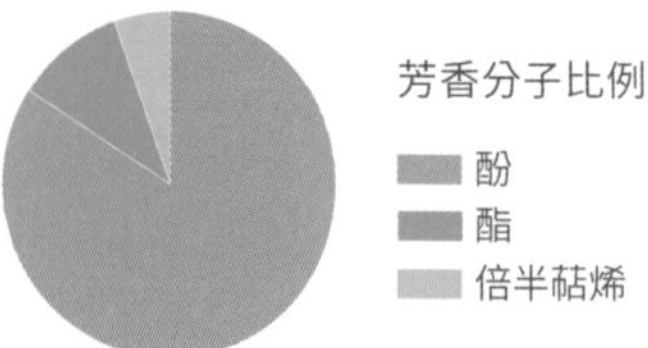

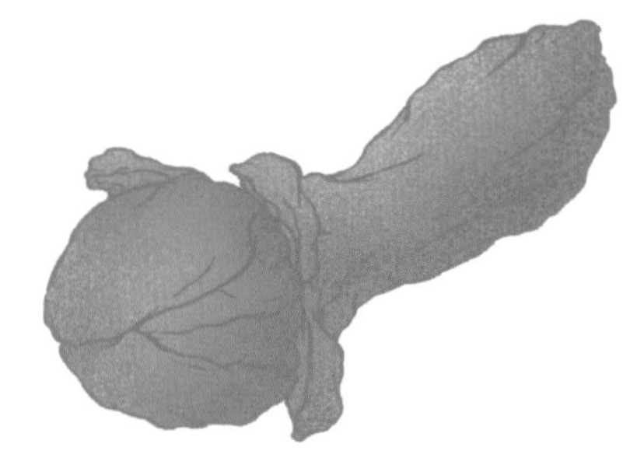

◎丁香花苞的氣味，往往讓人直接聯想到牙科診所，這是因為丁香花苞當中含有高達80%的丁香酚，而丁香酚具有非常強烈的抗感染、麻醉止痛的作用，因此很常使用在牙科手術上。丁香酚的氣味非常強烈，並帶有很特殊的香料氣息，氣味常常讓人想到牙科，因此聞到丁香花苞時，總讓人馬上聯想到躺在牙科診療床上的情景，讓人好生卻步。

◎雖然丁香花苞主要以風元素的酚類為主，但當中也含有少量的土元素與火元素；在應用上，除了展現出酚類強大的特質外，它的消炎止痛能力也受到這些元素的影響。調配複方時，微量加入丁香花苞也能讓花香為主的氣味更突出，同時強化作用。

◎強大的風元素，對於風元素低弱的人而言，也有急速提升的效果，尤其是前期感染階段，免疫系統更需要振奮時。另外，丁香花苞也有促進局部循環的作用，對於受到水元素影響而容易四肢冰冷、活力不足的情況，搭配火元素與其他風元素的精油一起使用，頗有成效。

百里香

Thymus vulgaris

萃取部位：**全株**
萃取方法：**蒸餾法**
主要分子：**百里酚**
次要分子：**對傘花烴、沉香醇、γ-萜品烯、香芹芥酚、龍腦**
元素分判：**受不同CT影響，會帶有溫和到強烈的風、火元素特性。以酚類與單萜烯類為主的百里香，具有強大動能，使其非常活潑外向；若成分含有較高的單萜醇類，會使百里香在作用上趨於沉穩，比起其他酚類較多的百里香，會偏向較為溫和但仍強壯的風元素型態，帶有穩健有活力的特質。**

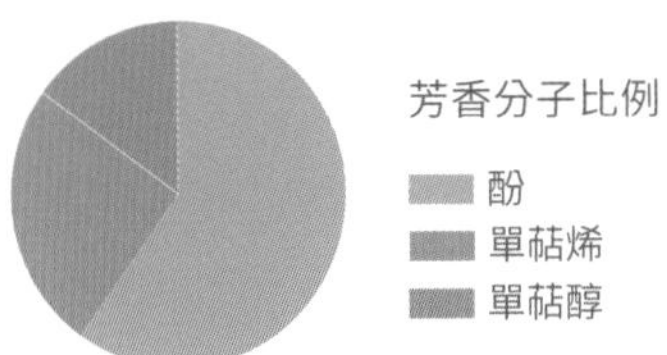

◎百里香有多種CT，市售可見百里酚型、沉香醇型、牻牛兒醇型、崖柏醇型、龍腦型、對傘花烴型、檸檬烯型等，可說是種類繁多。此處介紹主要以百里酚型為主，也是最常見的百里香的化學型態。但不論是哪種型態，百里香主要的特色，就是強大的抗感染能力，以及文獻中認為的抗血脂、抗氧化特性。

◎百里香型態多變，味道當然也有很大的差異，但總是有個屬於自己的百里香韻味，這種韻味即是所含的酚類結構造成的；不論屬於何種化學型態，就算酚類含量很低，你肯定還是能聞得到，那強烈的、屬於百里香的香料氣息。

◎不論哪種百里香，大概都難跳脫出風與火元素的特質，只是強弱的變化不同。百里酚型的百里香就是一種非常強勁的風、火元素精油，與各種抗感染能力高的精油都能夠搭配。除此之外，百里香在補充活力、動能上也很有幫助，能即時強化能量，也能在運動後促進循環與代謝並緩解疼痛，是運動員不可缺少的精油。

◎百里香精油因為有較強勁的風元素，通常用於抗感染，也能與其他風、火元素的精油一起搭配。若想降低百里香的刺激，除了可以利用沉香醇外，也能應用酯類；但這些可能都會降低百里香的作用，尤其是以酚類為主的百里香，在調配上要注意比例適宜性。

中國肉桂

Cinnamomum cassia

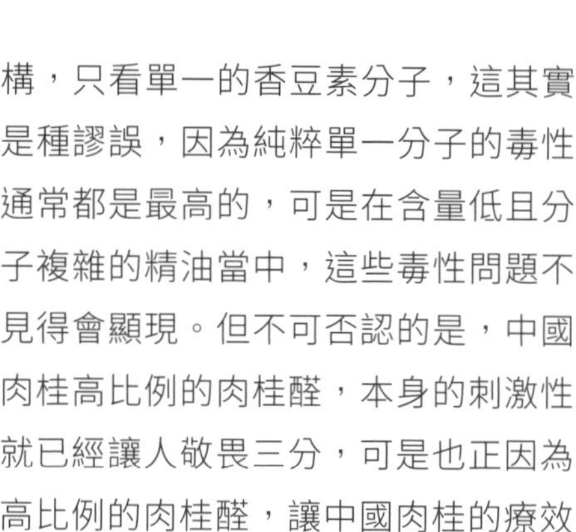

萃取部位：**樹皮**
萃取方法：**蒸餾法**
主要分子：**肉桂醛、香豆素**
次要分子：**α-蓽澄茄烯、乙酸肉桂酯**
元素分判：**風元素的肉桂醛與香豆素結合，使得中國肉桂具有強大的推動力，同時帶有水元素特質，使它如同「煮水」一般，能快速激發身體的火元素，使不動的身體整個活化。**

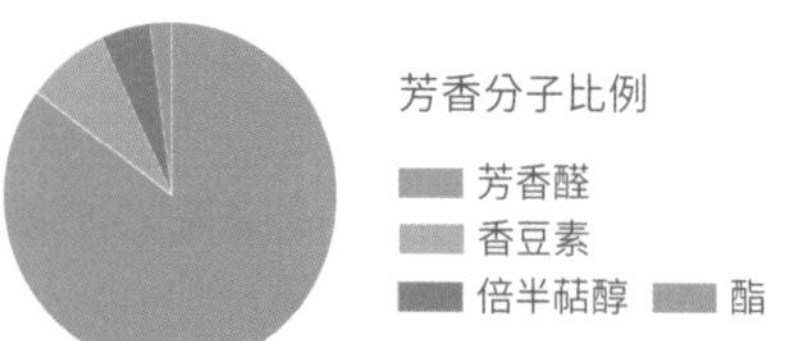

◎中國肉桂含有超過80%的肉桂醛，而肉桂醛在精油四象限中又是個比較獨特的存在。這種分子強勁到讓人覺得很像是火元素，因為它會讓人產生強烈的局部發紅、發熱現象。不過，這其實都來自於強烈的風元素特性，致使身體火元素急速增強。

◎中國肉桂的氣味強勁，但又帶有香甜的感受，除了肉桂醛本身氣味就偏甜外，也受到香豆素的影響。正也因為香豆素的緣故，許多人會認為中國肉桂比較危險，這是因為香豆素在某些動物實驗中具有致癌作用，但動物實驗不等同人體實驗，因此這部分必須存疑；且若不論劑量、頻率、用法，以及精油中其他複雜的分子結構，只看單一的香豆素分子，這其實是種謬誤，因為純粹單一分子的毒性通常都是最高的，可是在含量低且分子複雜的精油當中，這些毒性問題不見得會顯現。但不可否認的是，中國肉桂高比例的肉桂醛，本身的刺激性就已經讓人敬畏三分，可是也正因為高比例的肉桂醛，讓中國肉桂的療效非常突出。

◎因為肉桂醛含量高，中國肉桂在抗感染上一直有很好的作用，加上它的香豆素可使血液順暢流動，這正是強勁的風元素推動力，以及水元素的溶解特性所致，這讓中國肉桂對於促進血液循環有著極大的幫助，尤其對於末梢循環不良的人而言。

◎從結構來看，中國肉桂除了適合與風、火元素的精油調配使用外，其實也能與水、土元素搭配使用，尤其是水元素的酮類，與某些內酯與香豆素類精油，能幫助身體迅速代謝。若再加上火元素倍半萜烯類的輔助，對於身體累積過多的廢物，會帶來迅速強勁的沖刷感。不過在運用上，必須要注意身體的承受度。

◎圓葉當歸是一種很特殊的精油，因為很少有精油的結構主要以內酯與香豆素為主，而且還可以超過50%以上。結構中有與當歸一樣的分子：藁本內酯，也讓圓葉當歸的氣味，帶有典型濃郁的當歸香，很容易讓人馬上聯想到中藥補湯。

◎除了內酯結構外，圓葉當歸也含有水茴香萜這種單萜烯，加上香豆素類的作用，讓圓葉當歸在利水、排毒上有著很好的效果。在傳統應用上，圓葉當歸不僅排毒也能補血養身，這可能是內酯與水茴香萜的協同。雖然圓葉當歸主要的分子是內酯類，但它也含有香豆素類，尤其含有頗高的呋南香豆素類，容易造成光敏性，使用時需要特別注意避開日照。

◎含有多種內酯與香豆素類，這些成分會偏向較多的水元素特性，尤其是它所含的內酯類成分；也因此圓葉當歸可說是水、火元素豐富的精油，很適合體內過多無用土元素的人進行轉化與排出。配合其他火元素、水元素與風元素精油，可再強化排毒能力。值得注意的是，圓葉當歸雖然排毒力強，但高劑量與長時間使用反而可能讓身體虛耗，加上氣味較濃重，還是少量使用、適當即可。

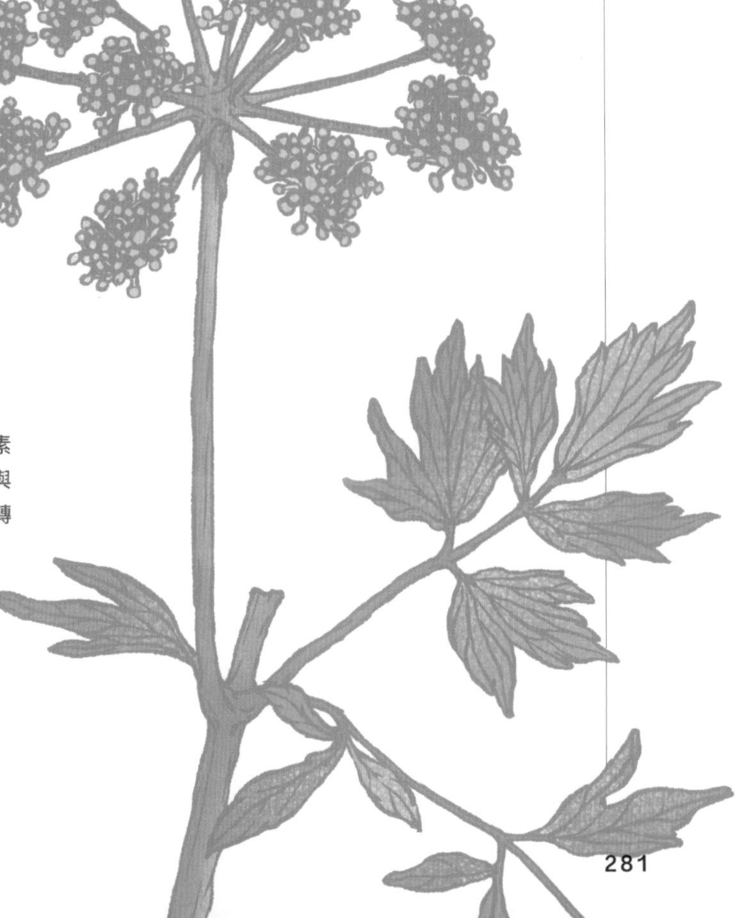

圓葉當歸

Levisticum officinale

萃取部位：**葉**
萃取方法：**蒸餾法**
主要分子：**丁基酞內酯、藁本內酯**
次要分子：**水茴香萜、β- 欖香烯、香柑油內酯**
元素分判：**有豐富的內酯、香豆素與呋喃香豆素類，在元素上具有風、水二元素的特性，溶解與排出的效果特別明顯，加上火元素的激勵與轉化，排毒作用強悍。**

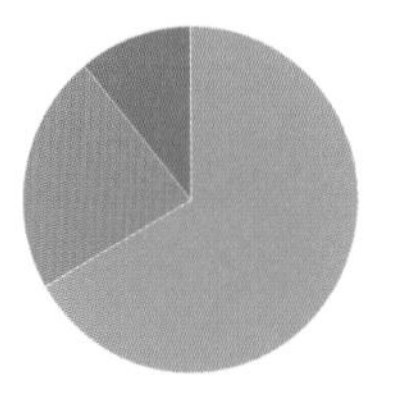

芳香分子比例
- 內酯與香豆素
- 單萜烯
- 倍半萜醇

安息香

Styrax benzoin

萃取部位：**樹脂**
萃取方法：**溶劑法**
主要分子：**苯甲酸松柏酯、安息香酸**
次要分子：**肉桂酸、苯甲酸苄酯**
影響氣味分子：**香草醛**
元素分判：**以土元素為主，並含有大量酸類，是非常強烈的土、風結構，不僅能穩定精神，同時具有強大的黏膜抗感染與癒合能力，但整體來說並不好駕馭。**

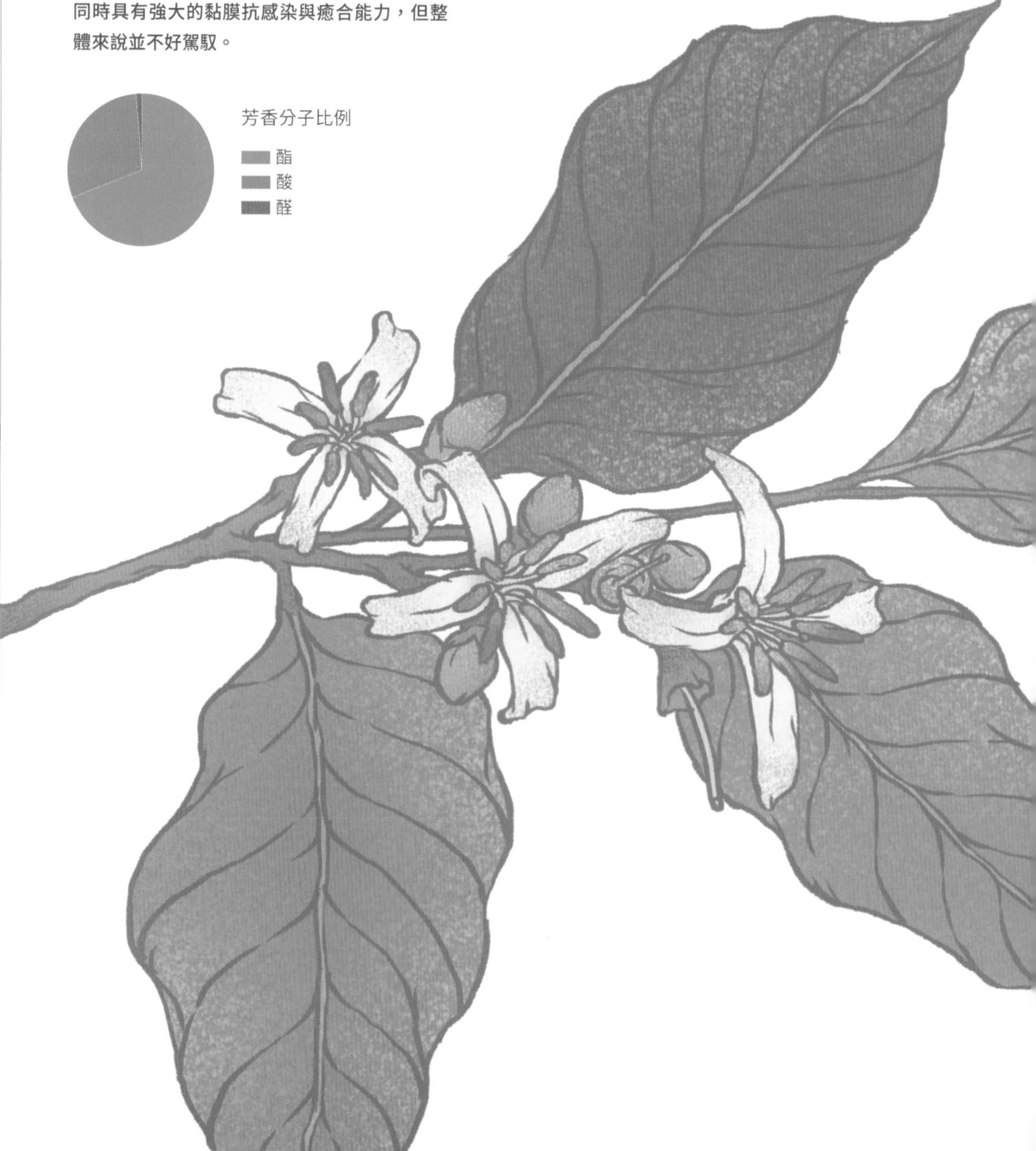

◘ 安息香屬精油主要來源有暹羅安息香（*S. tonkinensis*）以及產於印尼與爪哇地區的黏脂安息香（*S. benzoin*），它們的化學結構有些差異，但都以苯基酯為主；因為這類精油其實是樹脂直接以溶劑溶解，當中除了含有許多三萜以上的大分子外，

也含有許多酸類成分，有時酸類甚至可以高達40%，因此可以將其歸類在酸類結構中。

◎安息香的氣味濃郁而甜膩，且帶有股咳嗽糖漿的藥水味，這與它所含的苯甲酸類結構有很大的關係，而類似香草的甜味，則來自含量約1%的香草素。除此之外，安息香精油還含有許多三萜類結構，但這類結構已不能算是芳香分子了；三萜結構在皮膚黏膜護理上，通常都有很好的效果。

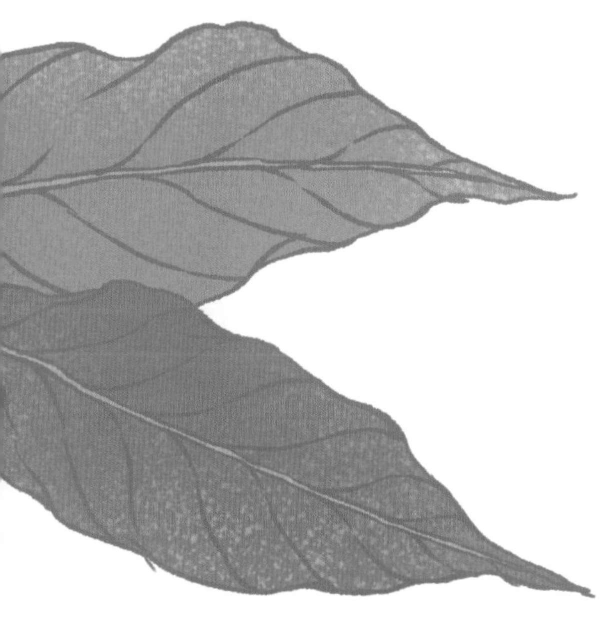

◎一直以來，安息香都被當作呼吸道與皮膚修護用油，酸類的抗感染與防腐能力，加上酯類的鎮定效益，對身體組織黏膜發炎與修護都有非常大的幫助。受到香草醛的影響，會有更多讓人感到溫暖卻又平靜愉悅的感覺。

◎酸類結構很難在精油當中出現，即便含有部分酸類，也很少有超過3%的比例，安息香算是較為特殊的精油，因為它的酸類可在10至40%不等。而從元素來看，確實也是特殊的，它不僅有土元素的沉靜，也有風元素的活潑——而且酸類還是特別活潑的風元素，活潑到讓人感覺沒有方向。想想你家哈士奇犬那不受控、把你拖去玩泥巴的模樣吧！是否會有種既生氣又無奈的感覺？

◎安息香中的酸類就是如此「風」狂，還好有強力的土元素，讓安息香屬於「安靜」的精油，不會有「二哈」的聯想，更多的反而是精油帶來的安撫特質。只是使用上還是要特別注意，因為它的苯基酯與酸類都比較強烈，可能造成刺激；但不論如何，在消炎這件事上，安息香中的酸類與苯基酯類，確實發揮了不小的作用。

◎由於酯類氣味較強烈，建議可以與一些清爽風元素（如單萜醇類）搭配，除了能夠強化抗菌效果外，也能讓它的組織修護能力更加穩定。

歐白芷根

Angelica archangelica

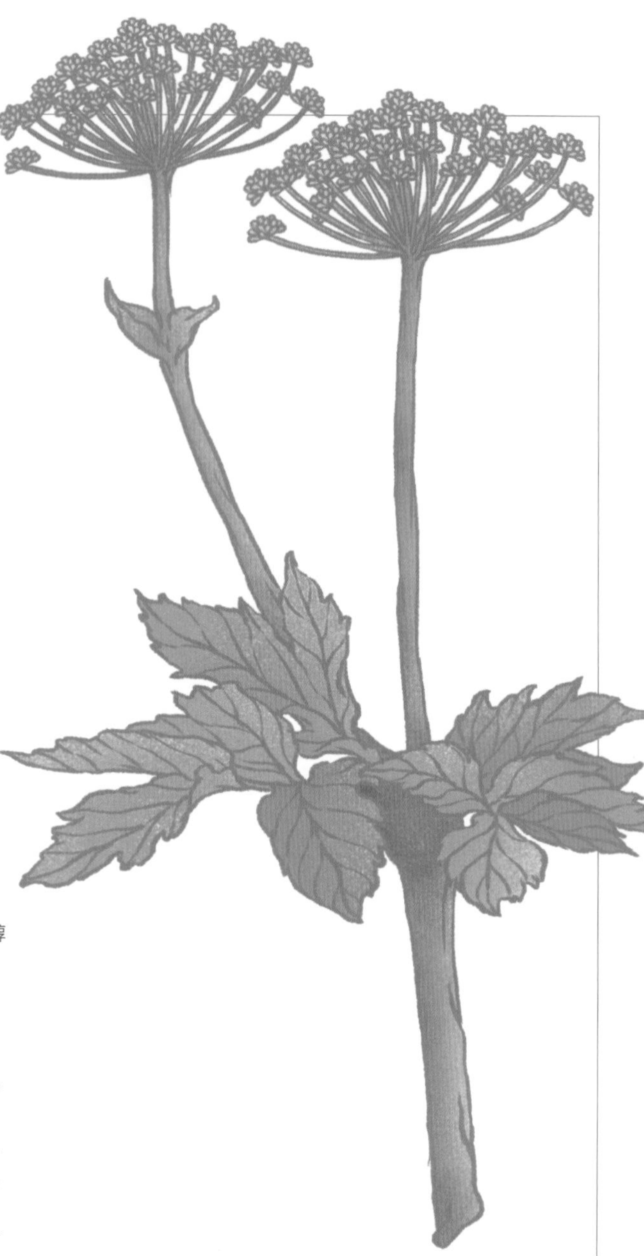

萃取部位：**根**
萃取方法：**蒸餾法**
主要分子：**α-松油萜、δ-3-蒈烯**
次要分子：**α-水茴香萜、對傘花烴、檸檬烯、檜烯**
影響氣味分子：**歐白芷內酯、補骨脂素等其他類似結構**
元素分判：**以火元素為主，單萜烯種類高達15種以上，具有強大的動能。微量元素當中，以水、風元素的內酯與香豆素類能發揮極大作用，改善體內水元素缺乏且沾黏（主要針對神經與循環系統）的型態。**

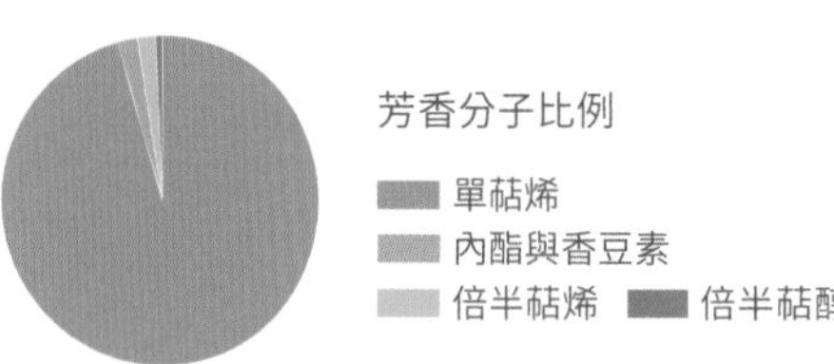

◎歐白芷的種子與全株都能生產精油，但我們最常用的還是根部，在氣味展現上，有著松脂香與香料氣息的融合。根部精油含有高比例的單萜烯類，主要的單萜烯類與松柏科幾種針葉類的精油，有很相似的地方，例如歐洲赤松、絲柏等，都含有大量的α-松油萜；最大的差異是在單萜烯與內酯香豆素類的成分比例變化，且松柏科的植物不會含有內酯香豆素類。

◎根部精油一直以來都是很補氣、很抗壓的，在歐白芷根上也具有這類強大的特質。這歸功於它高比例且種類多的單萜烯類，而內酯與香豆素雖然含量僅約2至4%，卻左右了歐白芷根的療癒特色，這些成分讓歐白芷根有著放鬆的特性；需要補氣又想好好休息時，歐白芷會是一個不錯的選擇。

◎火元素雖然佔了大多數，但受到內酯與香豆素的影響，讓歐白芷根很像是一杯熱騰騰的養生茶，在情緒緊張時，不僅補強了精神肉體，也讓人有舒心的感受。但歐白芷根可能會有光毒性問題，在使用上仍需要注意。

◉ 乳香精油主要有兩種，分別是卡氏乳香（*B. carterii*），與神聖乳香（*B. sacra*）。兩者差異在於：神聖乳香屬於單萜烯類，酯類與二萜類的含量較低；卡氏乳香含有較高的脂肪族酯類和特殊的二萜醇類。這裡主要介紹產於東非的卡氏乳香精油。

◉ 乳香精油可能是不同種的乳香樹脂混合蒸餾，易出現產地相同但成分差異極大的情況，主要結構為單萜烯類和酯類，能協助組織消炎、預防感染、安定情緒、提升精神抗性。含有獨特二萜類的因香醇（Incensole）、乙酸因香酯（Incensyl acetate），使乳香具有特殊樹脂香氣，也是乳香重要的療癒分子；檸檬烯與特殊的乙酸辛酯使整體氣味偏柑橘調性。

◉ 近年乳香被吹捧成為萬能精油，加上宗教意象鮮明，頗受大眾喜愛；但乳香的元素結構平平無奇，只是獨特的二萜類與酯類增加了乳香的沉靜與神秘感。

◉ 結構以火、土元素為主，在神經、皮膚與肌肉骨骼問題表現較佳。適合與火、水元素精油搭配，尤其是單萜烯類和酮類，能進一步發揮乳香效用。與酯類或倍半萜類合用，可強化皮膚修護、傷口癒合的特性。

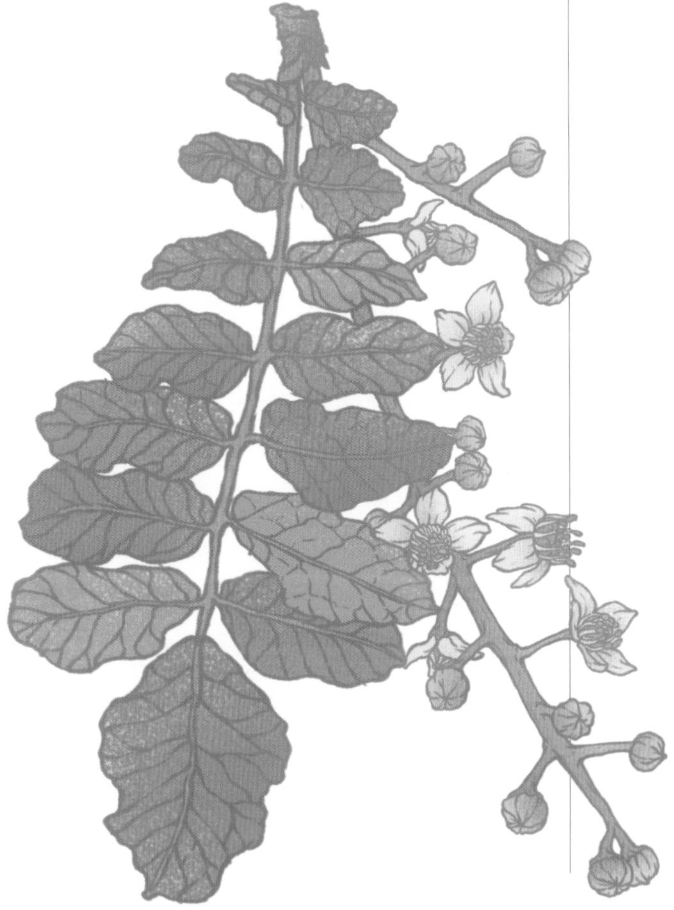

乳香

Boswellia carterii

萃取部位：**樹脂**

萃取方法：**蒸餾法**

主要分子：**松油萜、檸檬烯、乙酸辛酯**

次要分子：**辛醇、水茴香萜、因香醇、乙酸因香酯**

元素分判：**以火元素為主，土元素為輔，受氣候與產地影響，分子變化大，但仍以單萜烯與酯類為主，並受到些微的風元素醇類影響，使其感受不僅輕盈，還有沉著感。**

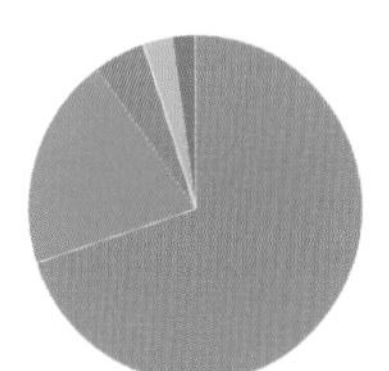

芳香分子比例

單萜烯　酯
脂肪族醇與單萜醇
倍半萜烯
倍半萜醇與二萜醇

檸檬

Citrus limon

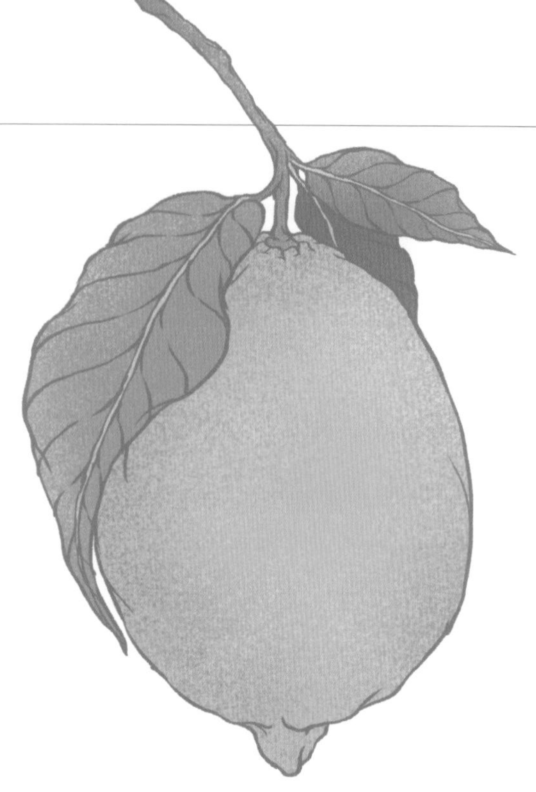

萃取部位：**果皮**

萃取方法：**壓榨法**

主要分子：**檸檬烯**

次要分子：**β-松油萜、γ-萜品烯、α-萜品醇、萜品烯-4-醇、檸檬醛、β-沒藥烯、佛手柑素**

元素分判：**以單萜烯火元素為主，但氣味受單萜醇、醛、香豆素類等比例不同的影響，會有酸澀到酸甜的不同展現。整體而言，風、水元素的參與，使檸檬在「溶解力」的展現有較快速的作用。**

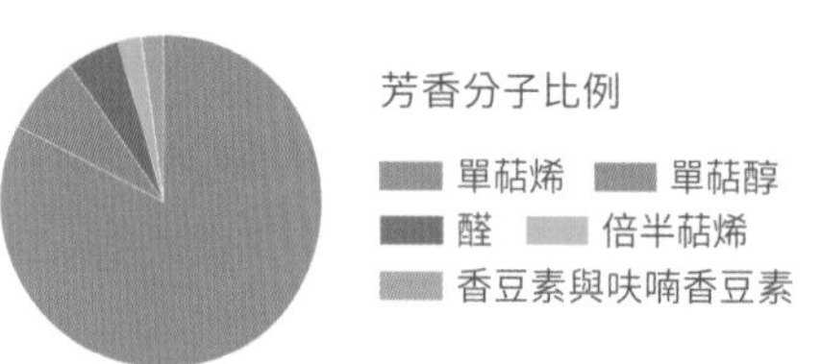

柑橘類果皮精油大多會含有80至95%的單萜烯類，而其中又以檸檬烯為大宗。檸檬的單萜烯類大約在85至90%之間，雖然大多數分子還是以檸檬烯為主，但因為檸檬烯的味道清淡，很容易就被檸檬所含的醛類以及其他分子蓋過；而檸檬在柑橘果皮家族中，芳香分子的種類也確實比較豐富，且氣味明顯強烈許多。

在作用上，檸檬整體功效看似以檸檬烯為主導（柑橘類精油一般都是如此），針對腸胃、精神壓力有很好的釋放作用，帶來輕快、陽光的感受。

少量的醛、醇與香豆素類，讓輕盈火元素的檸檬烯稍微沉降下來，有點像是高空彈跳，讓人覺得檸檬不僅是有活力的，更多的是一種機靈的、使人哭笑不得的、五味雜陳的心情；正如同我們常被檸檬的酸味搞得五官扭曲，那酸澀感好比嫉妒且糾結的情緒，被硬生生展現出來。

檸檬能促進身體代謝力，並且有收斂特性，因此「排毒用油」必然少不了檸檬。我們可以看到以單萜烯類為主的火元素精油，常被應用在排毒方面，真能說出有強烈作用的，除了檸檬，還有像是絲柏、杜松、葡萄柚等；但檸檬精油的排毒效果卻是更被認可的，這當然與它所含的水元素有相當大的關係。而檸檬也很適合與醛類以及倍半萜烯類的精油一起使用，可強化身體的轉化效益與排出速率。

橘子

Citrus reticulata

萃取部位：**果皮**
萃取方法：**壓榨法**
主要分子：**檸檬烯**
次要分子：**γ-萜品烯、沉香醇、檸檬醛、中國橘醛、鄰氨基苯甲酸甲酯**
元素分判：**幾乎以火元素為主，其餘元素微乎其微，但受到強大的鄰氨基苯甲酸甲酯的影響，會帶來一種愉悅卻和樂的氛圍。**

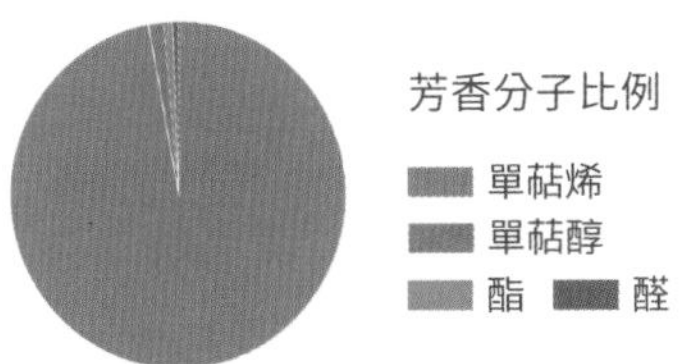

- 在市面上可以分為綠橘與紅橘兩種，一般所使用的是紅橘。兩者最大的差別在於：綠橘精油有較多的川陳皮素（Tangeretin，一種類黃酮素，僅存在壓榨法中），檸檬烯含量較少，味道稍偏酸澀，不若紅橘的憨甜。另外，與橘子常混為一談的柑（*Citrus* x *tangerina*），是橘與橙的雜交種，在氣味與成分上也與橘相差無幾，所以市場上常作為一類視之。
- 雖然橘子精油主要是以檸檬烯為主，但所含的γ-萜品烯含量在15-25%之間，這個分子會讓橘子的氣味帶有些許草味；而橘子的柑橘甜香，則來自於只有0.2至0.5%的α-中國橘醛（α-Sinensal）以及約0.2至0.8%的鄰氨基苯甲酸甲酯。雖然橘子也含有呋喃香豆素，但含量通常低於0.02%（甚至驗不出來），因此一般在稀釋劑量下，不會造成光敏問題。
- 雖然橘子精油的單萜烯最高可以達97%，與甜橙很類似，但是甜橙的檸檬烯較高，且鄰氨基苯甲酸甲酯更微量，氣味上較橘子輕盈。在作用上，橘子精油能更好的安撫並促進消化，尤其對於嬰幼兒而言，不但能在生病時給予精神上的支持，幫助回復活力，也能安撫因環境而受驚的精神狀態，這正多虧了那「一點」鄰氨基苯甲酸甲酯的輔助特性。
- 柑橘類精油的火元素結構，一般都偏向溫暖且溫柔，因此不容易影響到睡眠，甚至有時能幫助睡眠。橘子精油可與各種元素的精油搭配，很適合處理水元素的問題，像是精神上因水元素而混亂的人，這類精油可幫助降低水元素帶來的困擾；此時可以添加單萜醇、倍半萜醇、酯或一丁點酚醚類，就會有不錯的效果。

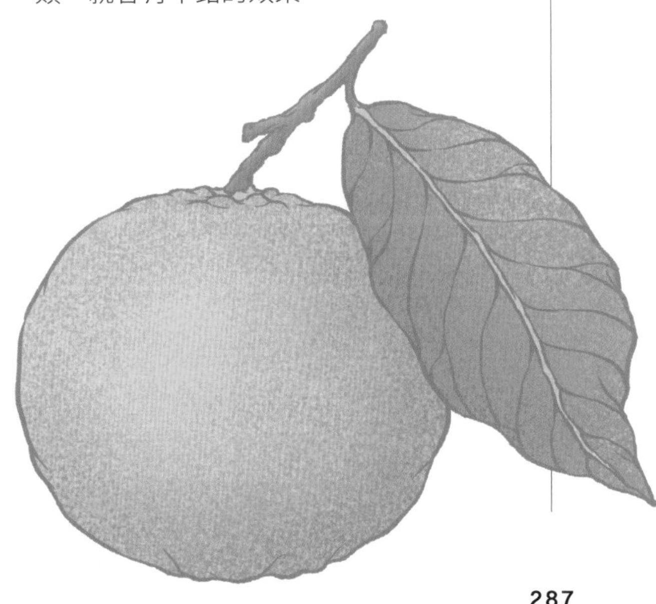

絲柏

Cupressus sempervirens

萃取部位：枝葉
萃取方法：蒸餾法
主要分子：α-松油萜、δ-3-蒈烯
次要分子：月桂烯、萜品烯、檸檬烯、乙酸萜品酯、乙酸龍腦酯、雪松醇、大根老鸛草烯D、淚衫醇
元素分判：以火元素為主，結構雖然只含有少量的風元素與土元素，但足以影響絲柏在使用上趨於安定又集中、動中帶靜的肅穆特質，但整體而言仍是振奮且陽剛。

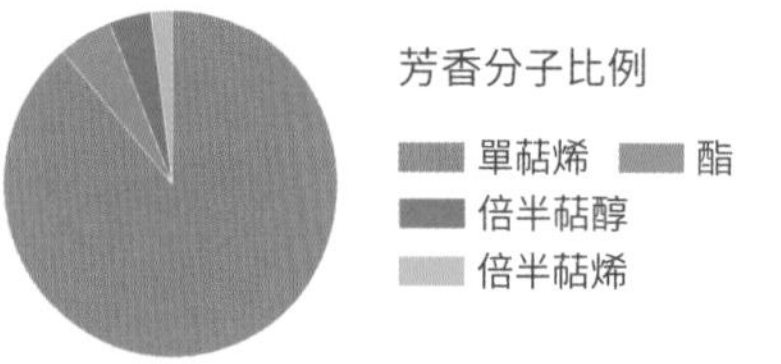

◎絲柏的氣味是一種介於森林、松香與木質香之間的精油，其氣味陽剛且肅穆，這當中受到α-松油萜、δ-3-蒈烯，以及雪松醇的影響較大。如果絲柏在蒸餾時用到的木質莖部較多，那麼雪松醇與其他倍半萜類的含量也會明顯增加。

◎使用絲柏精油時，豐富的單萜烯類激勵身體的特性明顯，而且收斂效果極佳，具有這種特質的精油中，不難發現除了單萜烯類外，雪松醇及二萜醇類的存在也能說明這點；少許倍半萜醇與二萜醇類加上大量的單萜烯類時，收斂組織的特性似乎會特別明顯，這類作用也能在像是中國崖柏（*Platycladus orientalis*）、臺灣扁柏（*Chamaecyparis obtusa* var. *formosana*）中發現，因為這類精油都含有大量的單萜烯與倍半萜醇類。另外，絲柏所含的二萜醇類有類似雌激素的效益，因此絲柏也時常用於對應女性問題。

◎以火元素為主的絲柏，含有大量的α-松油萜，它展現出來的是激勵身心的特質；只是我們能發現，雖然只有少量的土元素與風元素，卻能使絲柏的氣味收斂集中，因此絲柏很適合與酯類及倍半萜醇類的精油一起使用。

◘ 主要有枝葉與漿果兩種不同的精油，兩者最大的差異在於杜松枝葉可能會含有較高的倍半萜類，而杜松漿果以單萜烯類為主。一般使用的是杜松漿果，因此這裡會偏向杜松漿果的介紹。

◘ 另外，杜松有一種變種：高地杜松（*J. communis* var. *montana*），這種高地杜松可能含有較多的酯類，氣味更為怡人。杜松也會因為產地不同，分子比例有相當的差異性，但不論是哪一種，都是以 α-松油萜這個成分比例最高。

◘ 杜松被視為排水利尿的精油，去水腫的能力強，因此會把關鍵的成分 α-松油萜拿來說明，也因 α-松油萜激勵腎臟的特性，被認為對腎臟疾病患者有害。但許多精油的 α-松油萜含量都很豐富，卻沒有這樣的警語，會有這樣子的疑慮，還是直接使用植物，而非使用精油。

◘ 如果跟絲柏相比，雖然都是α-松油萜為主的成分，但杜松會含有較多的檜烯，而絲柏以δ-3-蒈烯較多；這或許能說明，同樣有利尿功能，杜松的作用為何更為強烈。

◘ 元素結構主要為火元素，除了單萜烯外，倍半萜烯的火元素特性發揮很大的作用，讓身體能迅速「燃燒轉化」，而少量的風元素屬於單萜醇類，在強化身體上也能給予幫助。

◘ 杜松精油也因為含有萜品烯-4-醇，對抗感染有不小的幫助，很適合與澳洲茶樹、甜馬鬱蘭、肉豆蔻、真正薰衣草等精油合併使用。

杜松漿果

Juniperus communis

萃取部位：**漿果**
萃取方法：**蒸餾法**
主要分子：**α-松油萜**
次要分子：**β-月桂烯、 β-松油萜、檜烯、檸檬烯、大根老鸛草烯D、杜松烯、萜品烯-4-醇**
元素分判：**以火元素的單萜烯為主，倍半萜烯為輔。結構上與絲柏類似，二者差距在於杜松漿果的火元素更具「轉化」特性，且更為激勵，杜松漿果的作用也顯得更為強烈。**

芳香分子比例

- 單萜烯
- 倍半萜醇
- 單萜醇

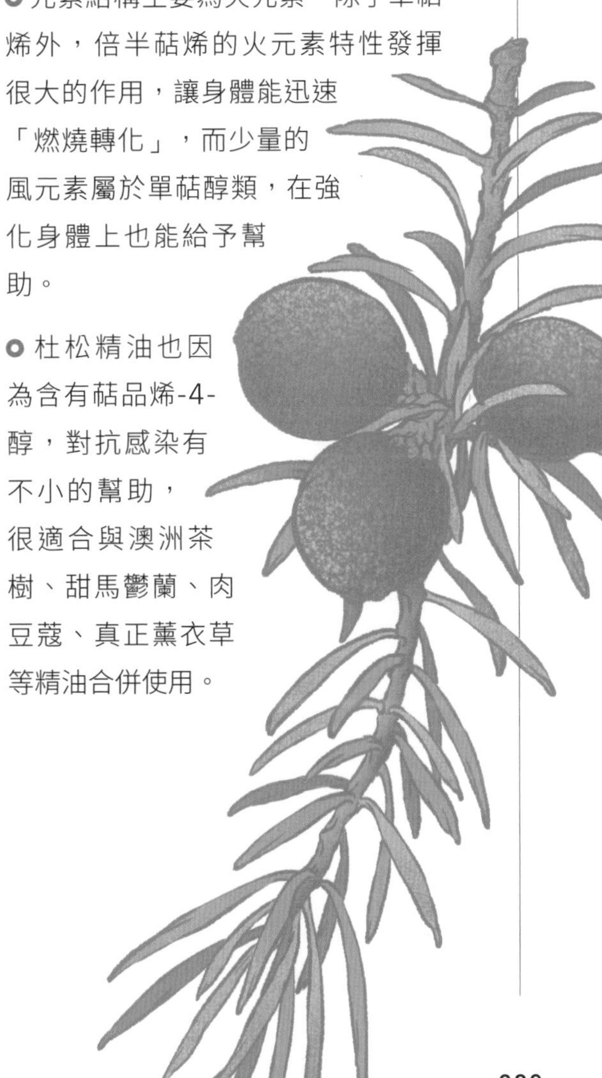

歐洲赤松

Pinus sylvestris

萃取部位：針葉
萃取方法：蒸餾法
主要分子：α-松油萜、β-松油萜
次要分子：樟烯、月桂烯、檸檬烯、反式-松香芹醇、β-丁香油烴、乙酸龍腦酯
元素分判：火元素激勵特性滿滿，其餘微量屬於風元素與土元素，但難以撼動火元素的狂妄。

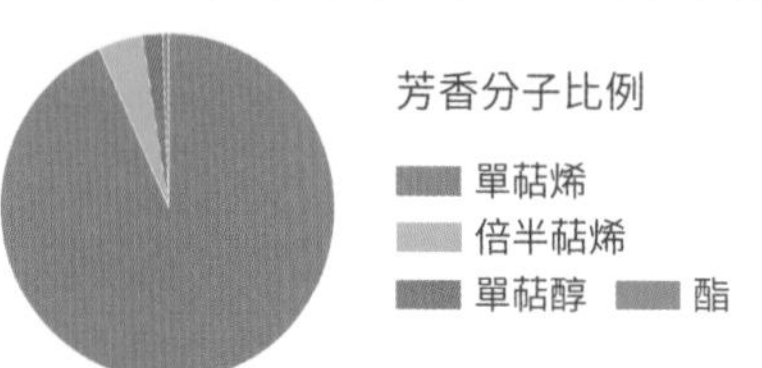

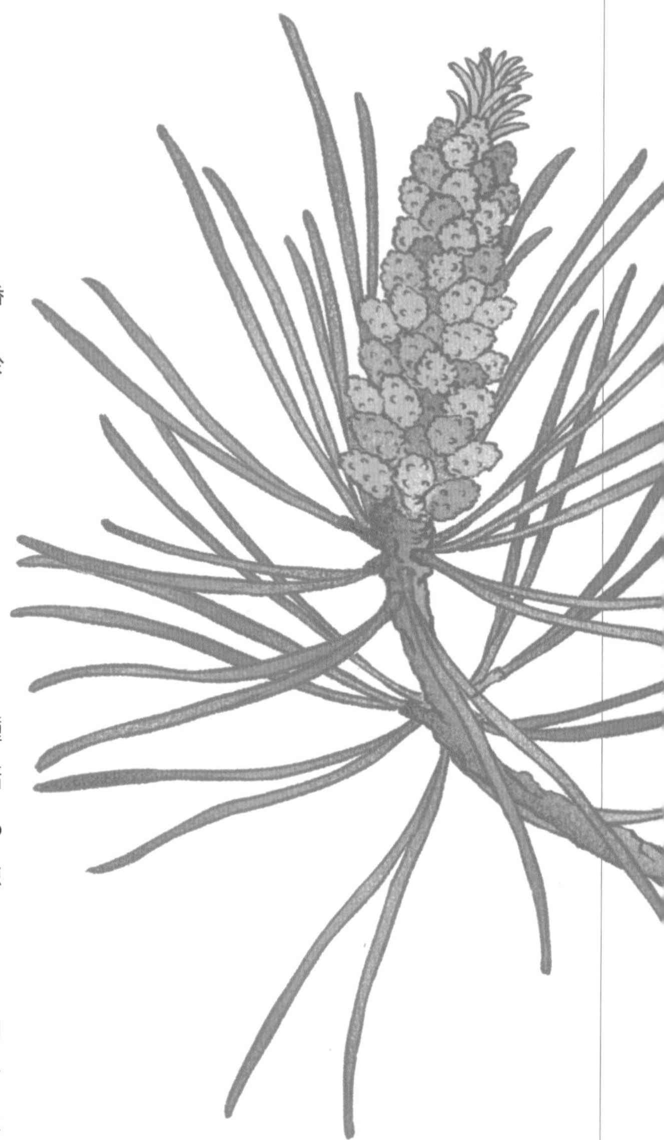

歐洲赤松含有非常多的單萜烯種類，但最主要的成分還是以α-松油萜（約60%上下）與β-松油萜（約20%上下）為主，氣味上非常粗獷且有強壯的感受，是典型的松香味。

松油萜具有非常多樣的藥理特性，常用於肌肉骨骼的發炎疼痛處理，同時對於提升精神的抗壓性有強大的幫助。但也正因為火元素的激勵特質特別強大，對於土元素長期處於不佳狀態的人而言，其實是需要慎用的，以避免自身精神與體力被迅速掏空。

松科植物一般都能產生精油，目前市面上也有許多松科精油的存在，但大多數的成分都很類似，也就是以松油萜為主。但松科植物會因為區域差異，不僅會有α-、β-兩種結構的比例差，甚至在分子旋性上也可能有所差異；這也造就了不同地區的松科植物存在功效上的些微不同。

很適合與含有較多酯類（尤其是乙酸龍腦酯）的精油合併使用，可以降低它的強勁特性；若與風元素使用，則建議和倍半萜醇搭配；如果要強化歐洲赤松的特質，那麼與酚類結構的精油並用，會有更強烈的感受。

◎黑胡椒是常見的香料之一，果實中含有胡椒鹼（Piperine），因此會讓人感到辛辣而發汗。但是蒸餾法的黑胡椒精油中不會有此成分，除非是超臨界點萃取法的精油，在使用時需注意刺激性。

◎蒸餾法的黑胡椒精油氣味清爽，除了帶有辛香味外，也會聞到松香與木質香調。在市面上可以買到各種以「顏色」命名的胡椒精油，但只有黑胡椒與綠胡椒精油是同一種植物，兩者最大差別在於綠胡椒含有較高的單萜烯類（可高達80%以上），氣味更加清爽且偏向草本調性。

◎在黑胡椒的成分中，單萜烯與倍半萜烯的結合，可說是消炎與止痛中非常具有指標性的協同作用，又具備強壯身心的特性。尤其黑胡椒精油中含豐富的β-丁香油烴，與松油萜在一起時，消炎能力確實非常強勁，特別針對因組織感染或消化不良造成的腫脹發炎。

◎以火元素為主的黑胡椒，還真不輸給歐洲赤松的激勵特質，但不同的是，黑胡椒有較多比例的倍半萜烯，「轉化」是黑胡椒的特色，而不是全力衝刺於激勵身體；加上少許倍半萜醇這種穩定的風元素，黑胡椒更有著藏納能量的性質，不僅能引動身體的火元素，同時也能幫助蓄養能量。當然，依循這樣的特性，建議與倍半萜醇類的精油合併使用。

◎除此之外，黑胡椒也很適合與水元素的精油一起使用，那些許的溫熱感，有時能讓水元素精油發揮更好的價值。

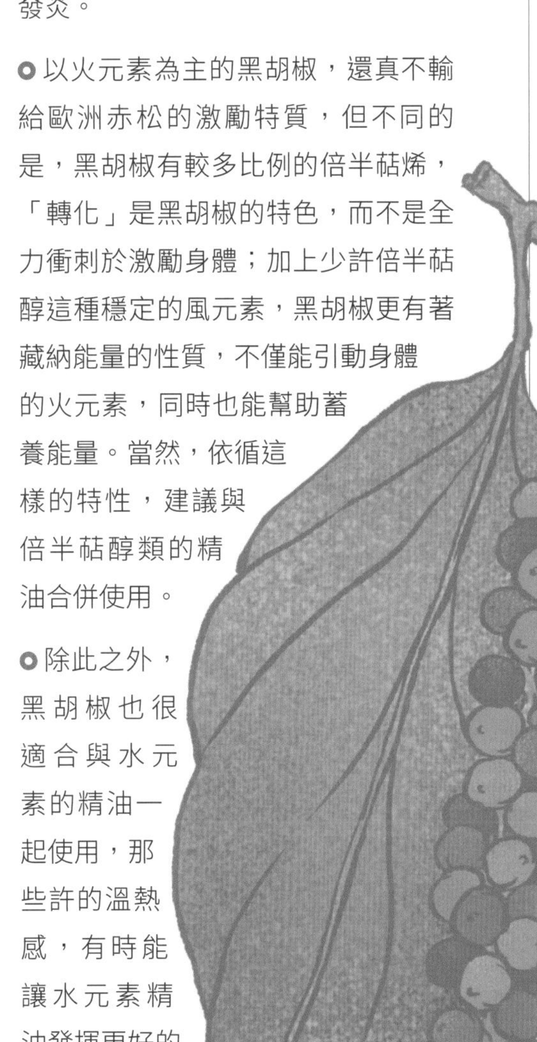

黑胡椒

Piper nigrum

萃取部位：**果實**
萃取方法：**蒸餾法**
主要分子：**β-丁香油烴、α-松油萜、β-松油萜**
次要分子：**檸檬烯、丁香油烴氧化物、α-杜松醇、α-古巴烯、β-沒藥烯**
元素分判：**火元素的單萜烯與倍半萜烯比例相等，加上部分的風元素，可展現強而穩的火元素特質。**

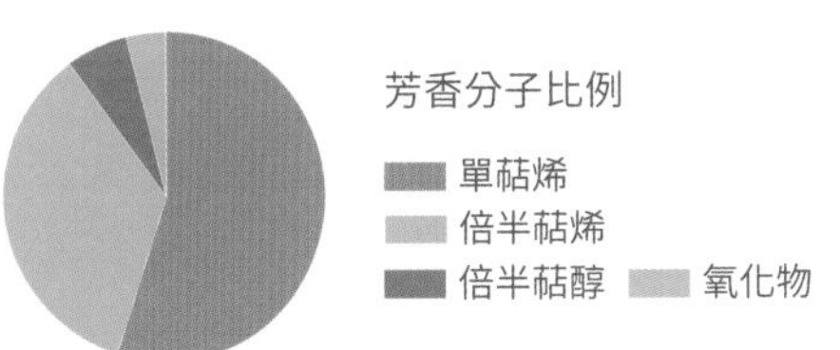

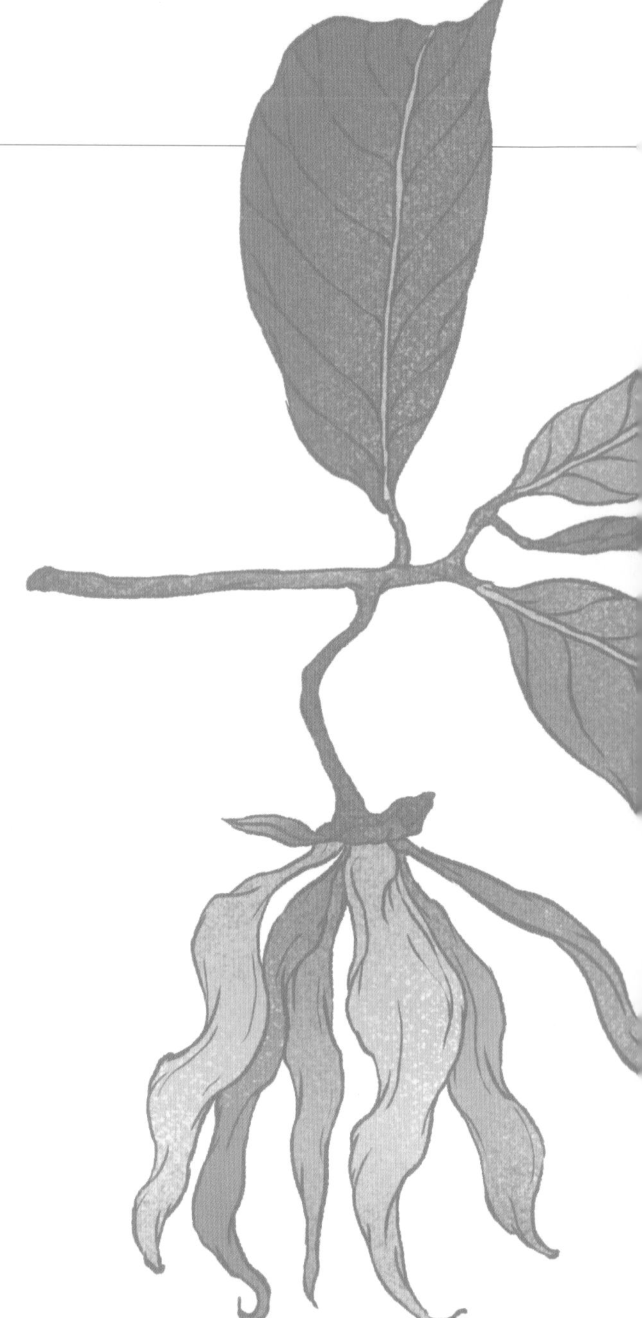

依蘭依蘭

Cananga odorata

萃取部位：**花**

萃取方法：**蒸餾法**

主要分子：**大根老鸛草烯D、反式-α-金合歡烯、乙酸苄酯、苯甲酸苄酯**

次要分子：**β-丁香油烴、沉香醇、乙酸牻牛兒酯、杜松醇、依蘭油醇**

影響氣味分子：**對甲酚甲醚**

元素分判：**以火、風、土元素為主，受土元素影響極大，且其他元素也非常活潑激動，所以整體作用看似偏向寧靜，卻又具有激勵特質與轉化力。**

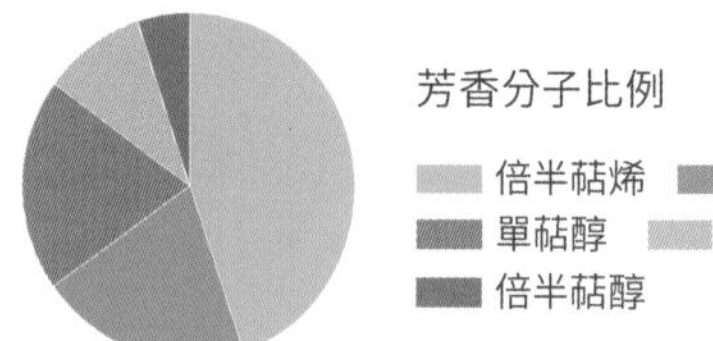

◎許多人將依蘭依蘭稱為「窮人的茉莉」，實際上，除了乙酸苄酯、苯甲酸苄酯、沉香醇等分子與茉莉類似外，兩者結構可說是天差地遠。尤其依蘭依蘭還含有酚醚類結構，使它的香氣展現更多了香料感，加上它的倍半萜類，整體調性除了花香，還有草香與些許木質香調。其作用方向也與茉莉不太相同，把它稱作窮人的茉莉實在太貶低依蘭依蘭了。

◎依蘭依蘭在市面上可以買到不同品級的精油，分為特級、一級、二級與三級。這些等級主要是因為分段蒸餾所產生，在成分比例上有差異性。特級依蘭含較高的苯基酯類，一級與二級會有較多的單萜醇類，三級則含有

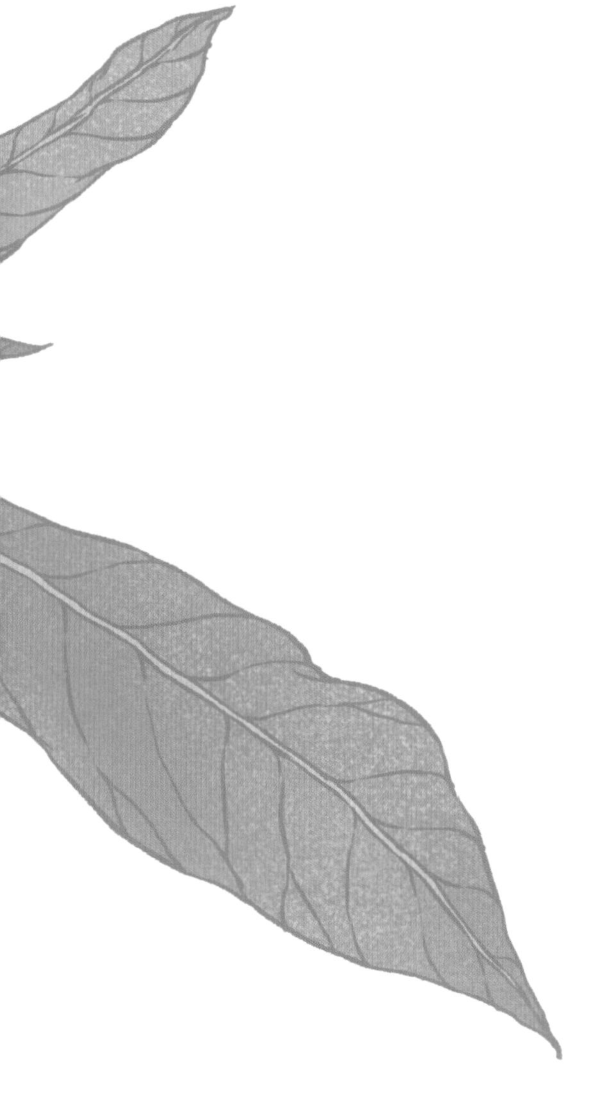

較多的倍半萜烯類。蒸餾收取時間將決定依蘭依蘭的等級分類；如果不採取分段蒸餾，所獲得的精油則被稱為完全依蘭，分子也將是最完整的。

◎ 這裡介紹的依蘭依蘭以完全依蘭為主，它的成分比例也是最平均的，主要是倍半萜烯，約佔40%，其他部分由酯類、單萜醇類與醚類組成，還有少數倍半萜醇類。這樣的結構，使依蘭依蘭在放鬆焦躁精神與糾結的平滑肌上發揮非常大的效益，許多精神與肌肉造成的疼痛都能被緩解。對於難搞的偏頭痛，比只含有酯類的精油效果更好，因為醚類與倍半萜類發揮了作用，可以迅速緩解因神經不正常放電導致的偏頭痛。很適合水元素易混亂、伴隨風元素不平衡，卡關於局部不通暢的人使用。

◎ 目前市面上，還可以見到大葉依蘭（*Cananga odorata* var. *macrophylla*），這是屬於依蘭依蘭的一個變種，主要分子結構也是倍半萜烯類，氣味較為清淡樸實，但總會被當作劣等依蘭來看待。

◎ 多層次的依蘭依蘭，很適合以微量添加的型態與各種元素的精油調和，尤其是酯類與倍半萜烯類的精油，能增強消炎止痛特性，但不適宜加入太多，以免造成效果不明確、或是降低原本的效益。

薑

Zingiber officinale

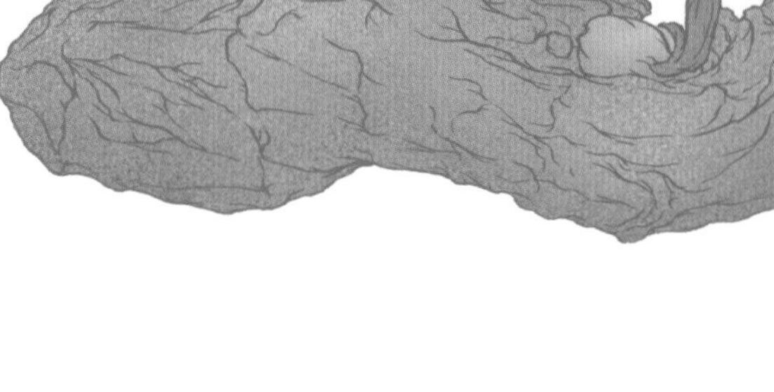

萃取部位：**根莖**

萃取方法：**蒸餾法 / 超臨界點法**

主要分子：**薑烯**

次要分子：**檸檬烯、沒藥烯、樟烯、松油萜、1,8-桉油醇、沉香醇**

影響氣味分子：**薑酮（與其他微量酚類化合物）、檸檬醛**

元素分判：**以火元素為主，同時包含少量風元素與水元素，有著較多吸收與轉化的力量。**

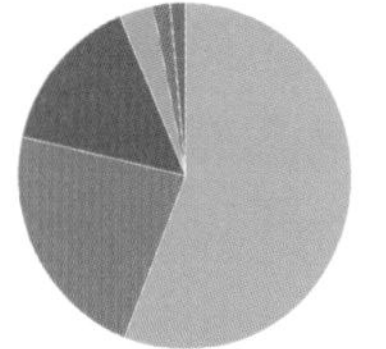

芳香分子比例

倍半萜烯　單萜烯　醛　氧化物　單萜醇　酮

◎分子結構複雜，倍半萜烯高達22種以上，單萜烯也有5種以上，醛類會因薑採收時間而極具變化。嫩薑單萜烯與醛類含量較高，可超過60%，聞起來相對清爽通透，辛香中帶有果香，但厚度不足；老薑則是倍半萜烯比例高，可超過50%，且有豐富的微量成分，聞起來較為深沉，帶泥土與辛辣味。

◎多是以蒸餾法為主，氣味較為輕盈，不含有薑辣素（gingerols）。薑辣素其實是幾種成分的合稱，包含了[8]-生薑醇、[10]-生薑醇、[12]-生薑醇。除此之外，薑酚（shogaol）、薑二酮（gingerdione）等，有時也會被含括在薑辣素中。這些都屬於酚類化合物，分子大，不會出現在蒸餾法的精油中，但存在於超臨界點萃取法的精油。

◎蒸餾法的精油會含有薑酮（zingerone）這種酚類化合物，是薑合成薑辣素的重要成分，也是聞起來有些辛辣感的因素。這個分子的刺激性較小，但生理活性大，不僅影響氣味，也影響生理療效，諸如止吐、降血壓、降溫、促進循環等。

◎雖然最主要為火元素，但部分水元素也給予流動與溶解性，能幫助腸胃吸收不佳的問題；在腸胃水元素不足時，可以與醛類的精油搭配使用。其他像是筋骨僵硬、循環不佳也很適合使用，可提升體內火元素轉化速率。如果搭配氧化物類、酚類及單萜醇類的精油使用，可促進循環、強化代謝、抗感染，以及活絡筋骨。

◎甜茴香的氣味對許多人並不陌生，因為它有著八角味，這是受到洋茴香腦的影響，後調性又會帶有甜味，很難不與甜點聯想在一起。當然，這是對西方人而言，對於華人來說，可能第一時間想到的，還是各種滷味、紅燒肉的味道。

◎雖然壓倒性的酚醚類為其氣味與療癒特性來源，但受到酮類、單萜烯類與微量香豆素的影響，對於精神不僅有放鬆作用，也能重新啟動神經系統的運作，同時促進身體活力，使身體得以重獲清明。

◎茴香還有一種變種：苦茴香（*Foeniculum vulgare var. amara*）。與甜茴香最大的不同，在於苦茴香的茴香酮（fenchone，又稱葑酮）含量較高，可至40%以上，而甜茴香通常在10%以下。這是一種單萜酮類，由於芳療對單萜酮類都特別警惕，因此茴香酮高的苦茴香成了禁忌用油，但問題出現在對酮類毒性的誤區。實際上茴香酮會被應用在香料上，它的毒性在研究中 LD50 大於 2000mg / kg，可能具有中等程度的基因毒性，但並未有任何死亡或中毒的相關報告，因此從數據上而言，低濃度使用並不會造成危害。因此，苦茴香真的危險嗎？這仍是劑量問題。

◎與酯類精油搭配時，能有效放鬆肌肉與神經，而且對女性生殖系統有所幫助，不僅可以調整雌激素，也能緩解子宮痙攣。若搭配酮類與單萜烯類精油，則能促進淋巴循環，也能達到整體機能活絡的效果。

甜茴香

Foeniculum vulgare

萃取部位：**種子**
萃取方法：**蒸餾法**
主要分子：**反式洋茴香腦**
次要分子：**茴香酮、檸檬烯、1,8-桉油醇、松油萜、甲基醚蔞葉酚、順式洋茴香腦、香豆素**
元素分判：**結構看似簡單，但卻蘊含火、風、水三種元素，活潑動感，感受敏銳且反應迅捷。**

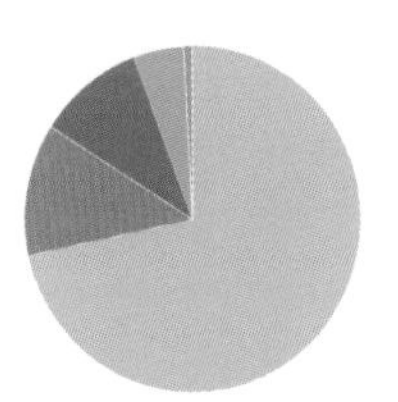

5

實際症狀
解說與應用

本章節所介紹的各種症狀解析，以元素與精油化學的觀點出發，除了知識理論上的建構，也來自於芳療臨床的觀察與經驗，在面對身體問題時，提出依循方向與建議。

這些建議並不是絕對，因為個別體質的不同與變化，會造成方向不同；同時，這裡不提供配方與使用方式，僅提供精油選用參考。在閱讀這一章時，建議先學習好生理解剖學、精油的應用等知識理論，以及四元素的身心理論與精油的化學型態。

chemistry of
essential oils

本章節主要針對生理疾病與問題的四元素特質作講解，透過對身心狀況的四元素分析、對精油化學成分的理解，作為處理疾病的參考方向，進一步活用並理解精油化學與協同概念。

神經系統

憂鬱症

── 一提到憂鬱症，往往想到的精油就是安撫情緒的酯類精油，或是具有振奮精神特性的精油，作為主要療癒方針。但是我們會發現，不是所有憂鬱症患者都適合使用酯類或是精神振奮的精油，有些狀況使用反而會越來越糟！這是因為，雖然都是憂鬱症，但發病的原因以及每個人的狀況都不同。

── 在前面的章節提過神經系統與土元素穩定的關係，可以知道屬於土元素的酯類在芳療的應用上，多屬於能鎮定安撫的分子，因此確實能夠發揮該有的作用，但只能說這仍是從表面症狀去做的選擇。

── 憂鬱症的症狀，會因為個人的生活狀態、基因體質、人際關係、飲食營養、人際互動等情形，造成某些人特別容易或特別不容易得到憂鬱症。尤其體質、生活與人際這三個問題，又是最容易交互影響。

── 先天的基因與後天的經驗，影響到個人習慣的養成，而習慣的累積是因為環境影響到我們的思考與行為。患有憂鬱症的人，在生活中非常容易抓取負面訊息，因此往往病癒後還是容易復發，需要長期對抗。另外，即便一個人不會刻意抓取負面訊息，但若環境中充斥太多負面訊息，會造成被動強迫接收而無法選擇，久而久之就容易患上憂鬱症，這種狀況通常只要改善環境狀態，就較為容易解決。

── 在芳香療法中，許多精油都有很好的抗憂鬱作用，例如真正薰衣草、橙花、香檸檬、迷迭香、檸檬等精油。若從化學型態來看，不難發現這類精油很多都含有較多的單萜烯類與酯類；從此處可判定，除了鎮定安撫精神外，實際上讓自己的身體充滿活力，是對抗憂鬱症上很重要的事情，所以屬於土元素的酯類，以及火元素的單萜烯類，就成為一時之選。

—— 但是，這兩種結構確實不見得能作為所有人都適宜的類別。對於情緒容易不穩、無法控制的人，可能就會需要水元素的酮類或醛類幫助情緒穩定，不斷使用酯類或單萜烯類精油，可能就沒有這麼好的幫助。

—— 值得注意的是，若你的憂鬱症成因，可能是處於一種壓抑的空間型態，且過分用理智壓抑情感，那麼使用倍半萜醇類的精油就要特別注意（例如檀香），這有可能讓你感受到更為抑鬱的情緒。這類人比較適合舒展輕盈的風元素，以及水、火元素並用，像是醛類、單萜烯類、氧化物類都是比較好的選擇。

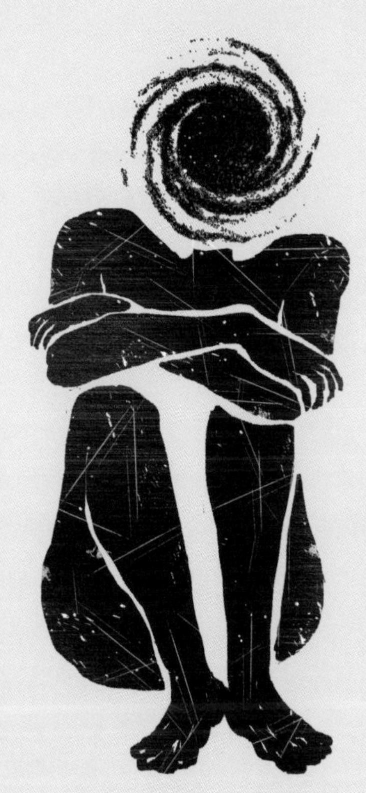

常見的憂鬱症表現與應對

容易隱藏心事	表現因素 /	慣性不表露自己的情緒，造成負面情緒累積
	元素大類 /	水元素-酮類、醛類．火元素-倍半萜烯類
	建議精油 /	香蜂草、鼠尾草、檸檬香茅、大西洋雪松
過於理性、忽略感性	表現因素 /	凡事用理性層面思考，忽略情緒造成的身體問題
	元素大類 /	水元素-醛類．風元素-酚類、酚醚類、氧化物類
	建議精油 /	山雞椒、冬季香薄荷、甜茴香
情緒容易失控	表現因素 /	容易處於恐懼、焦躁的情境，無法適當控制自己的情緒
	元素大類 /	土元素-酯類．水元素-酮類 風元素-倍半萜醇類．火元素-倍半萜烯類
	建議精油 /	真正薰衣草、香檸檬、廣藿香、桂花、大西洋雪松、檀香、德國洋甘菊、沒藥
無精打采，失去生活動力	表現因素 /	壓力使身體缺乏動力
	元素大類 /	風元素-酚類、單萜醇類、氧化物類．火元素-單萜烯類
	建議精油 /	百里酚百里香、澳洲尤加利、玫瑰草、天竺葵、檸檬、甜橙
不願面對即將來臨的事情、行動力不足	表現因素 /	過度擔憂、害怕，心裡無法承受或不願面對
	元素大類 /	水元素-醛類．風元素-酚類、芳香醛類、香豆素類 火元素-單萜烯類
	建議精油 /	檸檬香茅、百里酚百里香、丁香花苞、肉桂、香檸檬、萊姆、歐洲赤松
總是覺得自己不夠好、自我容易受到打擊	表現因素 /	經驗累積下，容易抓住一小點缺點而無限放大，總是希望別人能給予更多的鼓勵
	元素大類 /	水元素-酮類、醛類．風元素-倍半萜醇類 火元素-單萜烯類、倍半萜烯類
	建議精油 /	香蜂草、頭狀薰衣草、廣藿香、絲柏、杜松漿果、大西洋雪松、胡蘿蔔籽、甜橙

失眠

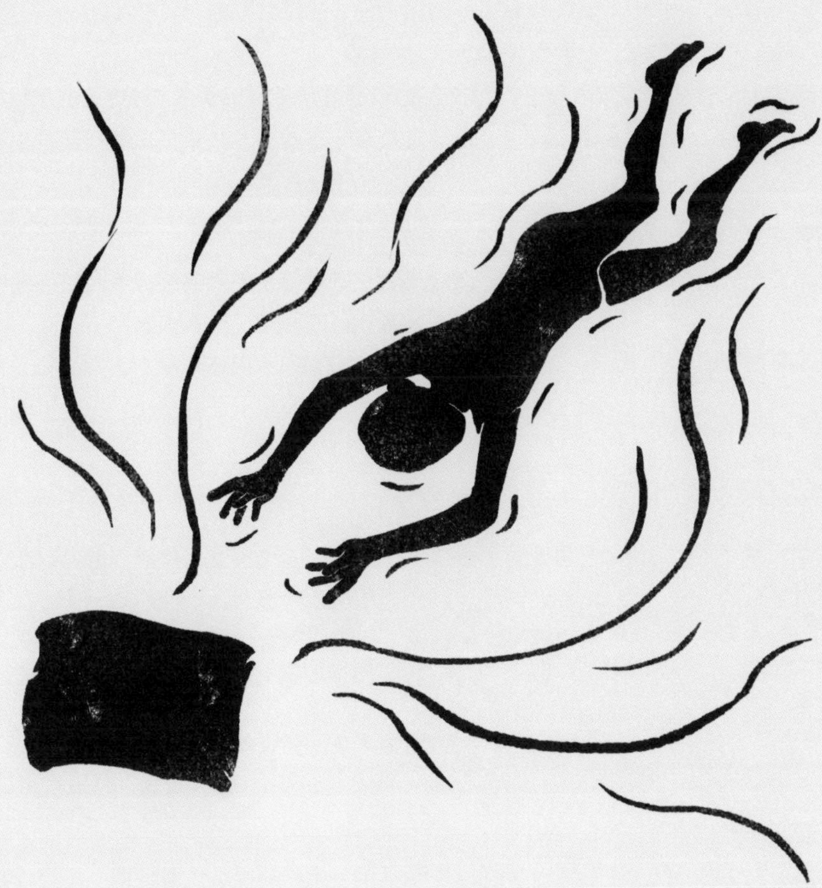

── 失眠通常都是壓力造成的，當然也可能因為憂鬱症或自己長期作息不正常累積而來。另外，失眠的原因也有可能是睡眠驅動力累積不足導致，這也許代表你白日的活動力不足，體力與腦力的活動量都沒有得到相當的消耗。這類情況想用精油解決是比較困難的。

── 一般在處理失眠的問題時，大多都會給予酯類、或是具有安撫作用的單萜醇類精油，因此真正薰衣草是常用的助眠精油。另外，與之結構相似的精油也能作為參考，例如香檸檬、快樂鼠尾草、苦橙葉、檸檬薄荷（*Mentha citrata*）等。

── 然而，可能因為某些緣故（例如長時期處於低血壓），使用這些精油反而造成失眠變嚴重，因此必須清楚個案狀況再使用精油。

常見的失眠狀況與應對

壓力大、想太多	表現因素／一時壓力造成的睡眠問題 元素大類／土元素-酯類 風元素-單萜醇類（以沉香醇為主）、倍半萜醇 建議精油／真正薰衣草、香檸檬、快樂鼠尾草、苦橙葉、檸檬薄荷、花梨木、羅馬洋甘菊、橙花、檀香
腦神經衰弱	表現因素／過度用腦、無法停止思考而造成身體累卻睡不著 元素大類／水元素-酮類．風元素-氧化物類 火元素-單萜烯類、酚醚類 建議精油／鼠尾草、頭狀薰衣草、大西洋雪松、肉豆蔻、桉油醇迷迭香、甜橙
作息失常	表現因素／熬夜，或是原本的作息就日夜顛倒而難以改善 元素大類／火元素-單萜烯類、倍半萜烯類 建議精油／葡萄柚、甜橙、穗甘松、纈草
感到不安	表現因素／因為換環境或是突發狀況使情緒過激，無法入睡 元素大類／土元素-酯類．風元素-單萜醇類、倍半萜醇類 火元素-倍半萜烯類 建議精油／真正薰衣草、羅馬洋甘菊、香檸檬、玫樟（花梨木）、玫瑰、茉莉、穗甘松、纈草

——若是長期失眠，可能還需要檢視自己的飲食、運動與工作狀態，因此要改善睡眠問題，單一使用精油的效果有限。有些人多夢易醒，可能也代表著你的身體正承受內外交迫的壓力，因此適當運動、戶外活動、靜坐冥想，都有助於抒發情緒與集中散亂的精神，使睡眠品質變好，因此建議不要過度依賴精油，或期待精油功效能立即解決問題。

精神委靡

—— 在非情緒主導因素下，人不斷思考、失眠、工作過度、缺乏運動以及營養不足時，容易造成精神委靡。此時通常屬於風元素與火元素大類的精油（尤其像是酚類、單萜烯類）可暫時強化精神狀態，如百里酚百里香、歐洲赤松、黑雲杉（*Picea mariana*）等精油；而酚醚類精油可幫助身體放鬆但精神集中，如甜茴香、肉豆蔻、龍艾（*Artemisia dracunculus*）。水元素在這也可以運用，但不可過多，其中像是樟樹、牛膝草（*Hyssopus officinalis*）、樟腦迷迭香等精油，在配方中少量添加，有助緩和精神委靡的情況。

過動症

—— 注意力欠缺過動症（Attention Deficit / Hyperactivity Disorder，英文縮寫：ADHD，中文簡稱「過動症」）通常會有注意力無法集中、活動過度、行為衝動等症狀，這種狀況被認為與先天遺傳和後天飲食有很大的關係。雖然過動看似應該使用較為安撫鎮靜的酯類作處理，但更要聚焦的是「注意力不足」，因此酯類精油不見得是最合適的大類。

—— 在這個情況之下，除了使用酯類以外，風元素的穩定可能極為重要。要穩定風元素，可選用能安撫精神的單萜醇類，以及穩定風元素力量的倍半萜醇類，尤其倍半萜醇類可作為主要精油。但水元素也很重要，它有幫助凝聚的作用，可是水元素的精油在配方中不宜過多，因為水元素的分子在絕大多數下，少量使用即有功效，過多反而會造成較強的刺激性，帶來反效果。除了像真正薰衣草、香檸檬這類以土、風元素為主的精油外，你還可以選擇岩蘭草、檀香、玫樟，或是少量的樟腦迷迭香等精油來幫助患者。

—— 另外，上述這些精油，如果能配合單萜烯類作為協助運作的配角，也能幫助神經系統的強化與集中，其中以檸檬烯、月桂烯、羅勒烯含量較多的精油最為適合。

內分泌系統

甲狀腺亢進

── 甲狀腺亢進在元素上可以看作是風元素過度的問題。然而造成風元素過度的情況，卻可能出自於水元素的積滯與土元素的堵塞，使風元素成為無法宣洩且壓抑的能量，也造成火元素過激。因此在處理這方面的問題時，土元素與溫和風元素的精油通常頗為重要，例如甜馬鬱蘭、檀香、天竺葵、真正薰衣草、香檸檬。

── 另外，倍半萜烯類的沒藥（*Commiphora myrrha*），通常對於病症的幫助也非常有用，能夠促使水、火元素過度的能量轉化。水元素的醛類通常被認為可能會強化甲狀腺的機能，但少量適當的與其他安撫精油搭配，也能達到緩解效果（例如與酯類精油搭配）。倍半萜酮類精油對於情緒心理層面的舒緩有益，可協助甲狀腺亢進人士排解內在累積的負面情緒，對症狀也有助益。

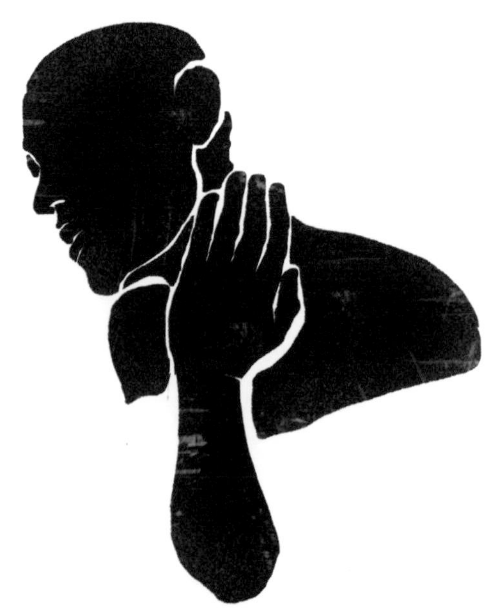

糖尿病

—— 糖尿病類型可分為 I 型與 II 型，I 型糖尿病本身是先天基因的問題，因此處理上較為麻煩，在這裡先不討論；而 II 型糖尿病患者，通常是生活中的飲食、作息不佳，導致後天累積問題而形成。

—— 大多數人都是 II 型糖尿病患者，造成糖尿病的因素，與長期精緻飲食、攝取大量反式脂肪酸和糖類有很大的關係，因此這問題很大原因是出自營養（土元素）攝取不良，造成風元素與水元素不平衡的狀態。此時的風元素運行可能容易出問題，造成身體的火元素也無法適當與正常轉化能量，並導致身體水元素無法正常運作。

—— 在精油中，慣以風元素與火元素的精油作調整，促使激勵。單萜醇類的天竺葵、酚類的百里酚百里香、芳香醛類的肉桂皮（肉桂醛為主），以及單萜烯類的歐洲赤松（松油萜為主），都對 II 型糖尿病的人具有良好的幫助。

—— 糖尿病患者需要改善飲食，同時也要注意適當的運動，以強化四肢風、火元素的運作，避免病情日趨嚴重。

多囊性卵巢症候群

—— 許多人在對應這部分的問題時，最先想到的精油往往會是貞潔樹（*Vitex agnus-castus*），這當然是認為貞潔樹具有平衡荷爾蒙的特性。除此之外，許多人也會應用花香類的精油，但實際上，這些方式不見得能達到良好的調理作用。

—— 多囊性卵巢症候群其中一個因素，是因女性體內雄性激素過多導致，除了與體質有關，同時也會與飲食、生活作息和情緒等息息相關，問題處理主要在改善個案的體質狀態。

—— 以火元素為主的單萜烯類、倍半萜烯類，或是風元素為主的單萜醇類、倍半萜醇類，以及具有類似荷爾蒙作用的二萜醇類，可能具有較佳的作用，這是因為此類個案問題，通常存在著水、土元素不平衡的狀況。因此在精油建議上，絲柏、黑雲杉、貞潔樹、玫瑰、橙花、廣藿香、檀香等，都是可以參考選用的精油。

—— 女性內分泌問題，除了與基因有關，很大一部分是受到環境與家庭、人際交流的影響，這些都是長期逐漸累積的問題，一旦形成病灶，便很難調理。這類問題通常需要時刻調整，也因此需要注意自己的體質變化，並且改變搭配對應的精油應用。

—— 內分泌相關問題與神經系統一樣，都是長期累積而來，等到發病時會發現各種狀況同時出現，在調整上屬於長期抗戰，並且需要隨時調整配方。當你發現自己難以調整內分泌問題時，尋求專業醫療幫助並長期追蹤，可能會比使用精油更可靠；芳香療法能作為輔助療法，長期改善你的情緒與精神狀態，協助改善內分泌問題。

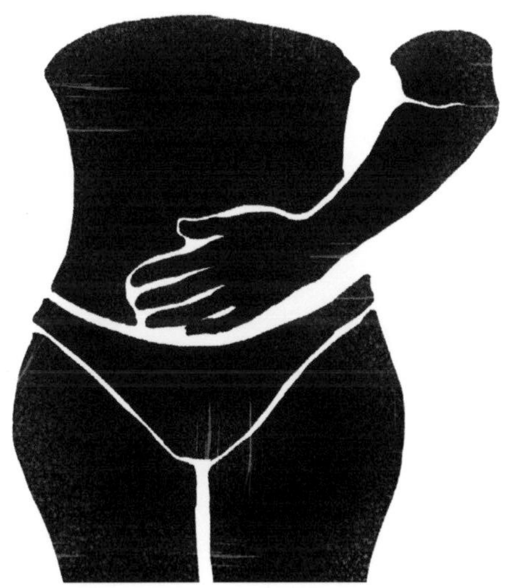

免疫系統

免疫系統低弱

——造成免疫系統低下的狀況很多，例如大病初癒、缺乏營養、缺少運動、反覆感染、身體機能老化、季節環境、先天體質因素等。

——許多精油都能提升免疫力，例如澳洲茶樹、百里香、天竺葵、肉桂等精油。不難發現這類精油的分子大類（單萜醇、酚類、芳香醛類）在元素上都屬於風元素；許多單萜烯類（尤其是松油萜一類）也能提升免疫系統，若能搭配使用這類風元素精油，往往會有更好的效果。以下針對幾種免疫系統低弱的狀態，給予適宜參考：

免疫系統低弱的表現與應對

季節問題	表現因素／通常冬季寒冷會使循環變差、行動遲緩；或是忽冷忽熱，會使身體風元素降低，使免疫力趨弱 元素大類／風元素-酚類、芳香醛類、單萜醇類（牻牛兒醇為主） 火元素-單萜烯類 建議精油／百里酚百里香、野馬鬱蘭、丁香花苞、肉桂、玫瑰草、黑胡椒、歐洲赤松、葡萄柚
大病初癒	表現因素／急性病症、重大外傷等因素，都會使身體衰弱、免疫力變差 元素大類／風元素-單萜醇類．火元素-單萜烯類 建議精油／玫樟（花梨木）、芳樟、芫荽、葡萄柚、檸檬、甜橙、乳香、黑雲杉
身體老化	表現因素／隨年齡增加，免疫力也會逐漸衰弱 元素大類／風元素-單萜醇類．火元素-單萜烯類 建議精油／玫樟（花梨木）、芳樟、澳洲茶樹、甜橙、歐洲赤松、絲柏

—— 面對免疫力下降，需要注意保持睡眠充足、不要熬夜、適當不過度的運動、充分且均衡的營養（或額外補充維生素等）、保持情緒穩定，以及注意肝臟的健康情況。

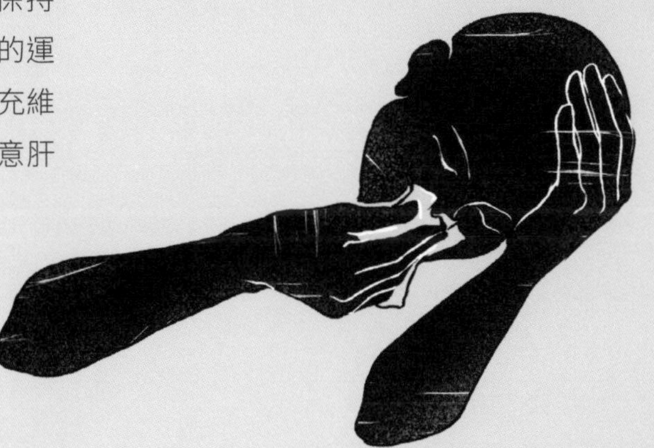

過敏

—— 過敏的症狀如皮膚蕁麻疹、花粉症等，會造成皮膚紅腫、搔癢、發炎，或是不斷打噴嚏、流鼻水等症狀。有些過敏反應甚至會造成黏膜紅腫發炎，或是全身性的免疫過激，嚴重可能會休克或死亡。

—— 造成過敏反應的問題不一，通常與體質、環境有絕大的關係。隨著年齡增大，身體逐漸老化後代謝能力變差，也會使我們在某些情境下容易過敏。

—— 容易過敏的體質，通常是水元素或火元素運作不良導致。一般會用土元素的酯類或倍半萜烯類（母菊天藍烴）作為安撫用油，再搭配較為穩定的倍半萜醇類輔助，因此真正薰衣草以及含母菊天藍烴的德國洋甘菊，可以說是最常用於處理過敏症狀的第一線精油。

—— 體質問題可能會比想像中複雜，因此體質也需要重新分判。例如易水腫的體質，建議用單萜烯類（尤其是松針一類）作為長期調理精油；屬於水元素易積滯、且火元素也旺的體質，在調理上則建議使用風、火元素的氧化物類（如穗花薰衣草）、土元素的酯類（如香檸檬），以及水元素的酮類（如鼠尾草）等，作為調整體質與避免過敏的精油配方。

自體免疫疾病

—— 這是一種自身免疫系統攻擊體內正常細胞的狀況，發生這種情形通常與遺傳有關，但是後天影響也佔了極大因素，例如身體反覆發炎的情況，也很有可能發展成自體免疫疾病。紅斑性狼瘡、多發性硬化症、牛皮癬、類風濕性關節炎等，都是常見的自體免疫疾病。

—— 這類疾病在元素判定上，可以歸類於風元素過度運作的情形，但風元素的過度，可能也代表著土元素不穩、水元素低弱、火元素過旺；因此在調整這類問題的時候，利用土元素與水元素的精油（如真正薰衣草、永久花、香蜂草等），長期而言會有不錯的幫助。

—— 風元素中唯一建議使用的只有倍半萜醇類含量較高的精油，單萜醇類雖然也有穩定作用，不過通常必須挑選以沉香醇為主的精油；因為沉香醇在單萜醇類中，可說是最為溫和的分子，不容易造成免疫系統的刺激。雖然火元素可能因激勵特質對病情有負面影響，但有些也有良好幫助（尤其是倍半萜烯類精油），但比例上建議放低，避免過於激勵或刺激組織，造成反效果。

各類感染問題

—— 感染一直是身體每天要去面對的戰爭。根據不同病原體，大致將其分為：細菌、真菌、病毒、寄生蟲四大類型。一般而言，所有精油都有不同程度的抗感染作用，然而具有最廣泛作用且較為強效的，當屬於風元素的大類；其中又以酚類、芳香醛類最強。水元素的大類通常也會具有良好的抗感染作用，尤其在醛類與單萜醇類合併使用時。

以下針對微生物感染的情形，提出相對應的建議：

微生物感染的表現與應對

真菌感染	大類建議／水元素-酮、醛・風元素-酚、單萜醇、芳香醛 火元素-單萜烯 建議精油／頭狀薰衣草、萬壽菊、檸檬香桃木、野馬鬱蘭、澳洲茶樹、玫瑰草、肉桂、檸檬
細菌感染	大類建議／水元素-醛、內酯・風元素-酚、芳香醛、單萜醇 建議精油／檸檬香茅、土木香、百里酚百里香、丁香花苞、肉桂、澳洲茶樹、甜馬鬱蘭、沉香醇百里香
病毒感染	大類建議／水元素-醛・風元素-酚、芳香醛、單萜醇、氧化物 火元素-單萜烯、酚醚 建議精油／檸檬香桃木、丁香花苞、肉桂、澳洲茶樹、桉油樟、月桂、桉油醇迷迭香、檸檬、甜橙、八角茴香

—— 雖然精油抗感染的文獻報告已經越來越多，但是感染原因會因不同病菌而有所不同，且劑量與使用頻率等問題，對非專業人士而言不好拿捏，實驗報告也不能當作醫學臨床實證。因此並不建議一般人將精油作為感染治療的主要方式，而該將精油作為紓緩症狀的用途。症狀如果加劇，必須尋求正當的醫療管道，精油建議使用於一般預防或輕症處理即可。

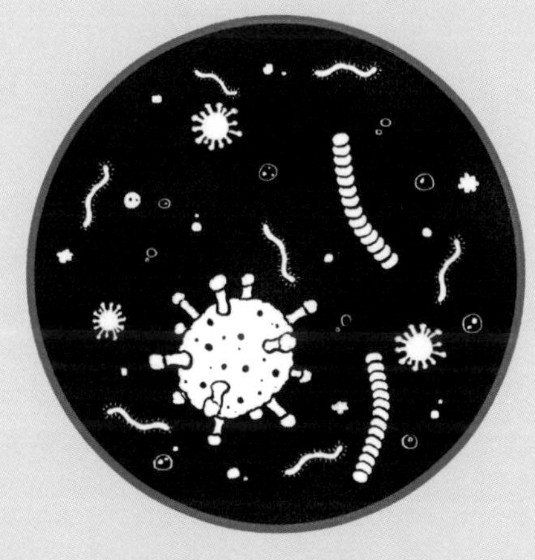

皮膚系統

面皰

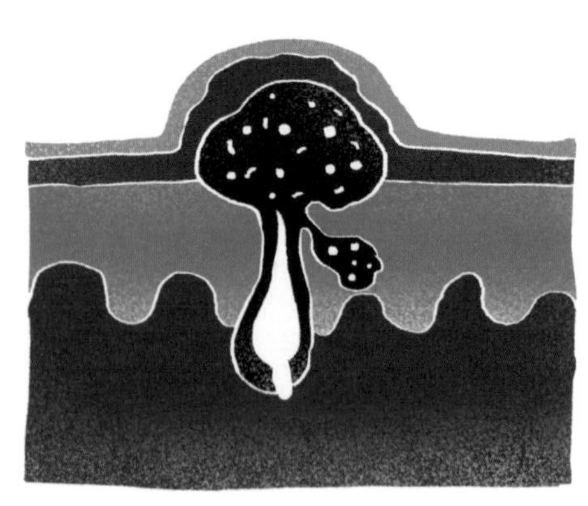

—— 相信每個人或多或少都長過面皰（俗稱青春痘），面皰的形成是因為皮脂堵塞了毛孔，此時毛孔因細菌滋生又無法正常代謝而發炎。造成面皰主要的原因可能是壓力、荷爾蒙不平衡、飲食不當、清潔不當、作息混亂、體質問題等因素。

—— 許多人面對面皰處理，第一個想到的就是澳洲茶樹。除了澳洲茶樹有抗菌的作用外，在消炎上確實也有效果，但是澳洲茶樹在某些針對面皰處理的實驗當中，並沒有比較優秀。

—— 臉部容易出油的人比較容易有青春痘的問題，這可能是因為熬夜、作息不正常、精神焦慮緊張、清潔過度等，刺激皮脂分泌更旺盛。這些問題顯現在皮膚上是缺乏水元素的，以至於身體為了保護皮膚而產生更多的油脂；也因此在思考元素的對應上，土元素的穩定與水元素的保持，就會成為重要的方向。永久花是處理這方面問題的佼佼者，主要是因為它含有高量的酯類以及特殊的酮類；雖然一般並不會使用永久花直接處理面皰，但它對於長期調理與預防可以起到非常好的作用。

—— 除此之外，還需要考慮的是，如何讓毛囊分泌油脂能順暢不堵塞。這裡除了使用水元素的精油外，火元素與風元素也很重要，因為火元素能強化皮膚代謝，風元素則能活化皮膚組織。若是以風、火元素為主的精油，大概可以應用在角質較厚、皮脂容易堵塞毛孔的膚質，這種膚質就很適合甜橙、橙花、胡蘿蔔籽、玫瑰、白千層（*Melaleuca leucadendra*）、桉油醇迷迭香等精油來調配處理。

—— 處理青春痘時，最常見的還有真正薰衣草。它含有較高的土元素與風元素，這對皮膚較不缺水元素的人而言，可說是極為有效的精油；除此之外，具有相似結構的苦橙葉、香檸檬也具有相當大的幫助。

蕁麻疹

—— 關於蕁麻疹，亦可參考本章免疫系統過敏一節。

—— 蕁麻疹通常會在皮膚上起大片的丘疹，伴隨痛癢紅腫，在處理上可以分為急性處理與日常養護。急性處理建議使用土元素的酯類，如真正薰衣草、羅馬洋甘菊等精油；日常養護則針對免疫系統的平衡，可使用風元素中的倍半萜醇，如檀香、岩蘭草，或單萜醇類具有安定作用的沉香醇，如玫樟、墨西哥沉香（*Bursera delpechiana*）等，這些精油對於穩定體質的風元素，可達到一定的幫助。

—— 如果是易發蕁麻疹體質，可能跟免疫系統有關，含天藍烴類精油可以達到安撫的效果，例如德國洋甘菊、澳洲藍絲柏（*Callitris intratropica*）等。

神經性皮膚炎

—— 顧名思義，這是因為神經系統的問題所造成的皮膚發炎，與過敏有相當大的關係，也與壓力有相當大的關係，因此針對這樣的問題，土元素的酯類可以提供一定的幫助。另外，可能也要平衡水元素的狀態，因為神經性皮膚炎好發在壓力大、精神容易壓抑或是緊張的人身上，這類人水元素可能有較不平衡的狀態，因此含檸檬醛的精油有時會有意想不到的效果，檸檬香茅、山雞椒、香蜂草都是處理這方面問題的佼佼者；此外，倍半萜醇類與上述醛類精油合併使用，也有強化作用。

濕疹

—— 濕疹是一種皮膚炎常有的狀態，容易在許多症狀中發生，例如異位性皮膚炎、脂漏性皮膚炎等，都可能造成濕疹。濕疹可分為急性、慢性兩種，通常急性症狀會產生丘疹、紅斑、體液與膿水流出，並且伴隨搔癢狀況；若反復發作，就可能產生慢性發炎，並且逐漸在患部產生色素沉澱。

—— 造成濕疹發作可能也與飲食有關，因此會造成過敏的食物必須注意。在使用精油上，對於正在發炎的皮膚，選用土元素的酯類，尤其像是含乙酸沉香酯的真正薰衣草，或是乳香與羅馬洋甘菊中的脂肪族酯類，都可以暫緩發炎搔癢的狀態；長期調理則使用含天藍烴類的精油，如德國洋甘菊、摩洛哥藍艾菊等。另外，風元素的倍半萜醇也具有穩定發炎的作用，廣藿香、檀香等都是不錯的選擇。

—— 使用精油在濕疹的皮膚上，基底最好選擇凝膠，植物油有可能造成更刺激的過敏反應＊，但若使用水性凝膠，精油的計量就應該降低，以免造成精油刺激性的問題。

＊註：關於「植物油是否適合使用於皮膚」的問題，存在許多因素。在一些理論中，脂肪酸可能會刺激免疫系統，引起發炎反應加劇，因此多數芳療書籍會對發炎的皮膚做出警示；但許多數據也顯示，某些特定植物油反而能在抗濕疹上取得效果，例如紫蘇油與仙人掌油，都在小鼠實驗中改善了發炎、搔癢及皮損的狀況。

呼吸系統

呼吸道感染

—— 呼吸道感染問題或許可被歸類於免疫系統當中，然而呼吸道容易受感染的因素，可能還是在於呼吸道本身較脆弱，而脆弱的原因則有很多。

—— 呼吸系統與風元素有最直接的關係，畢竟這邊是氣體交換的場所，然而土元素與水元素的不穩定，會造成風元素無法在呼吸道內順暢運行，例如痰液過多或呼吸道過度乾燥，讓呼吸道的黏液無法順利排出，這時病菌很容易在土元素與水元素不穩定時感染呼吸道。

—— 我們大致上可以有這樣的認知：對於呼吸道的精油應用，大多數會選用含1,8-桉油醇，或是富含松油萜、檜烯（sabinene）、樟烯的單萜烯類精油。這些精油主要是以風元素與火元素為主，可見得最主要處理的問題還是在風、火兩個元素之上——這是因為呼吸道在一般狀態下，水、土結構是相對穩定的，只是暫時趨弱或部分受到破壞。所以，受到感染時重點在於「如何抗微生物」，尤其火元素能強化呼吸道的水、土元素運作，因此具有激勵性質的單萜烯類，通常都是很重要的呼吸道保養用油。

—— 1,8-桉油醇除了能幫助抗感染，也能收乾呼吸道過多的黏液，這個成分對於身體而言，有如烘乾機的效果，因此在呼吸道感染上，可謂第一線使用精油，且在排痰上也具有一定的作用。但過度使用1,8-桉油醇不見得是好事，因為它有可能使黏膜過度乾燥，反而造成劇烈咳嗽，甚至可能使乾化的黏液覆蓋於呼吸道纖毛上，阻礙纖毛運動，反倒讓黏液無法順利排出。因此對於下呼吸道問題（尤其痰卡比較深）的人而言，使用上要多留意。

—— 而針對一些慢性病患，加入含水元素的精油可能好用些，包含某些酮類與內酯類，例如含有松樟酮的牛膝草，或是含有土木香內酯的土木香（*Inula graveolens*），都有很好的幫助。尤其土木香主要含有龍腦與乙酸龍腦酯，以及少量的內酯類，在幫助穩定結構與通暢呼吸道上，也具有重要意義。

—— 慢性病患在處理上要注意四元素本身的變化，讓精油能針對狀況去使用；例如強烈的咳嗽狀態，就不能使用強烈的風元素精油（例如酚、氧化物一類），此時改用土元素的酯類暫時穩定，通常會有較好的效果。

鼻竇炎

—— 鼻竇炎基本上常是感染因素造成，如果反覆發作，則有可能從急性症狀轉變為慢性，慢性鼻竇炎需要另外處理。鼻竇炎可以使用含豐富1,8-桉油醇或單萜烯類的精油來處理；如果是過敏所造成的，使用土元素的母菊天藍烴類精油會有很不錯的幫助。

—— 慢性鼻竇炎的處理，不能總是使用1,8-桉油醇與單萜烯類，應改變模式，採用水元素的酮類精油。頭狀薰衣草是處理慢性鼻竇炎可以考慮的一支精油，它能讓鼻竇中過多的黏液被排出，另外可搭配風元素、火元素的精油，例如胡椒薄荷、白松香（*Ferula galbaniflua*）。

消化系統

便秘

—— 便秘可分為飲食問題與心因性，前者可靠調整飲食與增加飲水來改善，但後者較為麻煩。

—— 處理便秘問題時，常會使用單萜烯類（檸檬烯）、酚醚類兩大類精油，這是因為消化系統需要強大的火元素運行，然而小腸的蠕動如果過於緩慢容易使糞便堆積，食物的消化會受到阻礙，也因此火元素與風元素的精油能夠幫助促進腸道的蠕動。

—— 但是，腸道的火元素如果過度激動，可能會使腸道的水元素不足，使糞便過度乾燥，這時除了補充水分外，使用水元素醛類精油，也有很不錯的作用；尤其檸檬醛能幫助軟化「腹部情緒」，對於情緒所造成的便秘有幫助。這類狀況很容易在精神持續亢奮、環境轉變較大（如旅遊）時發生，土元素精油也能協助精神放鬆、幫助順利排便。

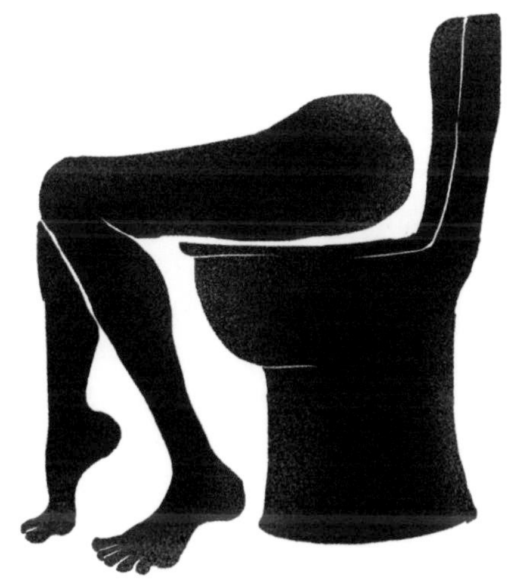

腹瀉

—— 腹瀉可以分為飲食過當、感染型腹瀉以及心因性腹瀉。飲食過當往往是造成腹瀉很重要的因素，這也與個人體質、攝取過量食物以及不恰當或不易消化吸收的食物有關。通常要解決這類問題，使用火元素的單萜烯類，尤其以檸檬烯為主的柑橘類果皮精油最佳。

—— 感染型腹瀉（腸胃炎）在處理上，可使用抗感染的風元素大類精油，例如酚類、單萜醇類、氧化物類等，同時也可以與火元素的單萜烯類搭配。若拉肚子過於嚴重，除了應該先行就醫，基於以上兩種元素之外，可以再加入土元素的酯類作為安撫。

—— 心因性的腹瀉可能是腹部神經過度緊張，使得火元素失衡，造成腸道突然快速蠕動，此時使用水元素的醛類或酮類，基本上能達到安撫（降溫）腹部神經的作用。其中，含香芹酮的綠薄荷、含檸檬醛的山雞椒，可說是處理心因腹瀉的佼佼者。

—— 若時常腹瀉，可能要考慮長期使用倍半萜烯類調理。蒸餾法的薑精油具有穩定火元素作用，可加入水元素精油中，作為長期溫和處理的精油。

消化道潰瘍

—— 會產生消化道潰瘍，除了壓力以外，還有飲食不正常所造成，這使得消化道黏膜因刺激而變薄或發炎，使病菌有機可乘，近一步發展成潰瘍問題；因此想解決潰瘍狀況，不能只使用抗感染的精油。

—— 潰瘍會造成土元素不穩定，此時使用土元素精油作用較佳，同時搭配火元素中的倍半萜烯類，能夠幫助轉化不恰當的能量聚集，進而幫助消炎。針對消化道潰瘍，羅馬洋甘菊、德國洋甘菊可以搭配使用，同時能加入真正薰衣草、薑、澳洲茶樹等精油，也可以達到安撫與抗感染的作用。

肝功能失調

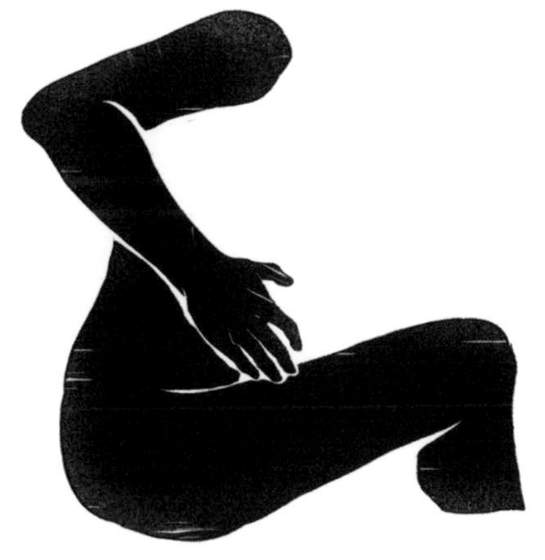

—— 肝臟是身體重要的器官，它不僅協助我們消化食物，還能轉化與儲藏養分，更具有解毒與處理免疫的功用，肝也是人體最後老化的器官。現代人因壓力、作息不正常、飲食不良等因素，讓肝臟負擔加重，造成膽汁分泌不足或過於濃稠、肝指數異常、脂肪肝、肝炎、肝硬化等問題，值得注意。

—— 處理肝臟問題時，常會使用檸檬烯一類的精油，這是因為檸檬烯被認為能促進穀胱甘肽生成的緣故；某些內酯與香豆素類，例如芹菜籽（*Apium graveolens*）、圓葉當歸等精油，也被認為對肝臟解毒有作用，可針對肝臟負擔大而精神委靡、臉色不佳的人群。

—— 以元素而論，肝臟處理各種元素轉換，這裡火元素仍舊需要發揮功能，因此火元素的穩定與旺盛對於肝臟是很重要的。可以看到檸檬烯本身具有激勵的作用，但是水、風元素的內酯與香豆素類又有什麼作用？

—— 內酯與香豆素類，通常在肝臟運作過度時，能幫助肝臟「降溫」，同時也利於將累積的毒素排出。除了這些結構外，風元素本身對於疏通肝臟有極佳幫助，尤其酚類精油有很好的抗氧化作用，適量使用下，酚類對肝臟的保護具有極大意義；除此之外，含有薄荷醇與薄荷酮的胡椒薄荷，對於肝臟養護上也提供了疏肝解鬱的效果，這來自於它結構上風元素與水元素的搭配。

—— 然而，若肝臟工作過度，仍不斷使用火元素（主要為單萜烯類）或風元素的結構大類，可能適得其反；某些肝臟疾病患者，需要的反而是休養生息，使用土元素精油比較合適（如苦橙葉、檸檬薄荷等），再搭配少量的水元素精油，除了休養肝臟外，也能促進正常肝臟細胞的生長。

—— 精油分子必須透過肝臟代謝，因此養肝不能只是靠精油，在肝臟代謝已然跟不上身體攝入的物質時，反而會使精油的使用適得其反，發生「養肝不成變爆肝」的窘境了。

牙齦發炎

—— 口腔是消化道的第一關，負責咀嚼食物以及混合口水使澱粉分解，讓食物容易吞嚥。咀嚼過程中，牙齒扮演重要的角色，所以牙齒與牙齦的土元素是否穩定與能否不受侵害，成為保養中最主要的事。然而食物殘渣可能會卡在牙縫與牙齦間，若沒有適當清潔，可能造成齲齒與牙齦發炎等問題。

—— 食物殘渣的累積讓細菌有了繁衍溫床，會損害牙齒與牙齦，因此持續且適當清潔有助於牙齒與牙齦的健康。如果受到細菌感染，通常以具抗菌與消炎雙重作用的精油處理，風元素精油是常見處理口腔問題的精油。可以發現，丁香酚具有抗菌、消炎、抗氧化的作用，而且還有麻醉止痛特性，因此丁香花苞常用於牙齦發炎；但口腔黏膜可能也會被精油刺激，因此也常拿澳洲茶樹、竹葉花椒（*Zanthoxylum armatum*）這類以單萜醇為主的精油來處理。另外，胡椒薄荷精油（或是薄荷醇）是牙膏中常見的成分，它除了讓口氣清新外，也具有幫助口腔殺菌與消炎的作用。

—— 牙齒的問題並不容易使用精油處理，如果牙齦發炎的狀況一直持續，建議仍需就醫。

淋巴循環系統

靜脈曲張

—— 靜脈曲張的問題好發於腿部，這是因為靜脈血液滯留，讓靜脈瓣膜無法順利開合，造成局部性發炎。另外，痔瘡也算是靜脈曲張的一種，這是因為肛門黏膜與周圍靜脈因不當施力，造成肛門周圍的脫垂與靜脈曲張。會發生這種問題除了體質外，主要還是因為久站或久坐、缺乏運動，因此可以把問題歸咎於風元素運行不彰，導致靜脈的土元素不穩。

—— 通常處理靜脈曲張會使用單萜烯與單萜醇類的精油，單萜烯類中以富含松油萜、檜烯、δ-3-蒈烯（δ-3-carene）的針葉類精油最為出色；而單萜醇類則以牻牛兒醇、薄荷醇一類的精油為主，因此可以混合這兩種大類結構來使用，例如絲柏、天竺葵、胡椒薄荷等。另外，富含倍半萜醇類且搭配倍半萜烯類的精油也會有效果，例如廣藿香。

—— 孕婦若要預防下肢靜脈曲張，可以選擇使用甜橙與橙花兩種精油，這兩種精油屬於較為溫和的火元素與風元素，對於孕婦的下肢強化作用溫和，也較不會影響胎兒。

心悸

—— 心悸發生的原因不一，可能包含了先天性心律不整、後天心臟疾病、神經性問題、藥物副作用、新陳代謝異常、飲食問題等。先把問題二分為器質性與心因性兩種比較簡單。

—— 心臟跳動需要強大的能量，動能得靠火元素供應風元素的推動，同時，動力強大的心臟在結構上也需要扎實的土元素；而器質性的心悸問題，往往出自於心臟土元素的不穩定，這類問題光靠精油較難解決，嚴重者可能需要做外科手術。對於本身心臟較弱者，若問題不是太嚴重，可以選擇橙花；橙花的結構以溫和的單萜醇為主，同時也含有單萜烯與酯類，微量分子頗為豐富，具有溫和滋補的效果。

—— 而心因性問題通常是因為精神壓力造成，多半是自律神經失調的問題，因此在解決這類問題時，還是可以選擇具穩定作用的酯類，真正薰衣草、香檸檬、苦橙葉都是處理心悸不錯的精油。

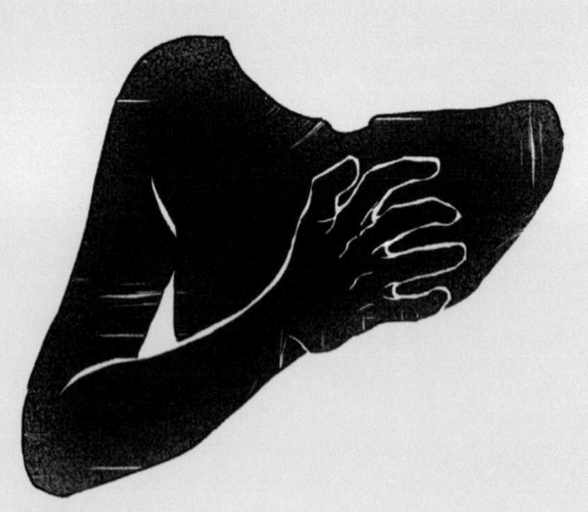

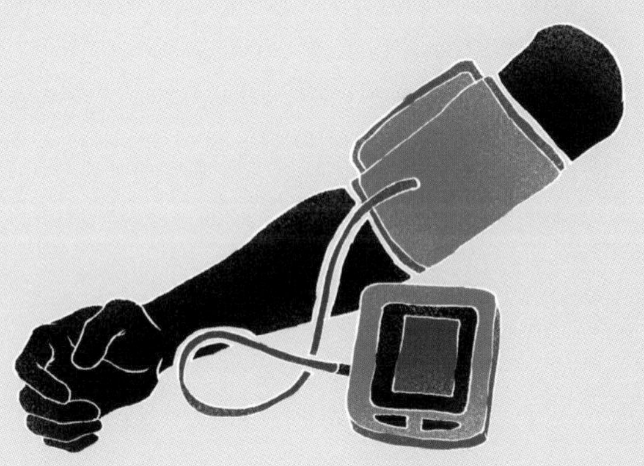

高血壓

—— 高血壓主要是精神壓力、血液濃稠、血管栓塞、腎臟過濾機能不佳等問題所造成，因此在使用精油時，必須要知道自己屬於何種狀況。

—— 許多精油都有降血壓的作用，例如精神壓力過大所造成的問題，使用酯類與倍半萜醇類精油來處理會有不錯的效果。而酚醚類對神經系統也有一定的放鬆特性，但這種分子主要是風、火元素，因此在使用上必須斟酌元素體質是否適合，否則容易適得其反。

—— 若是肌肉緊繃所造成的高血壓情形，醛類中的檸檬醛本身具有放鬆肌肉的作用，像是檸檬香茅、山雞椒就有良好幫助。但酮類對於這類狀況可能會提升血壓，因此要注意精神壓力造成的高血壓狀態，必須避免使用酮類精油（主要是單萜酮類），且應避免單萜酮、氧化物、單萜烯類與酚類四者合併使用。

—— 一旦發現是循環系統堵塞的問題，就得使用能幫助淨化血液的精油。含有酮類的大西洋雪松、永久花等，具有長期調理的作用，同時內酯與香豆素類也有強大幫助；而屬於風元素的沉香醇與甲基醚蔞葉酚，本身能溫和促進循環、放鬆肌肉，也有一定助益，因此，具有兩種分子結構的甜羅勒能幫助這類狀態降低血壓。

末梢循環不良

── 末梢循環不佳，容易導致手腳冰冷，這可能是本身體質問題，但絕大多數或許是缺乏運動造成。總歸原因，是身體的風元素難以在末端運行，因此適當且持續的運動，能夠改善末梢循環的問題。

── 精油當中，能夠促進循環的風元素大類，如酚類、肉桂醛、牻牛兒醇都是不錯的選擇，單萜烯類通常也能輔助這類結構運作。你也可以發現，含有上述結構的精油，例如百里香、肉桂、玫瑰草、甜橙、紅橘、歐洲赤松等，通常都能幫助末梢循環問題獲得改善。

橘皮組織

── 橘皮組織是皮下脂肪結締組織強度與張力均度不等造成的，好發於女性大腿與臀部。隨著年齡上升、雌激素下降，身體的橘皮組織會越發明顯，主要是因為水、風元素分布不均所造成。要解決橘皮組織的發生，主要仍是得靠運動來代謝這些堆積的脂肪組織。

── 在精油的運用上，可搭配運動與使用含酮類較多的精油（如鼠尾草、大西洋雪松）幫助脂肪代謝，並促進淋巴回收體液；同時可以利用幫助循環的酚類、肉桂醛等精油（與末梢循環不良相同）來促進循環。

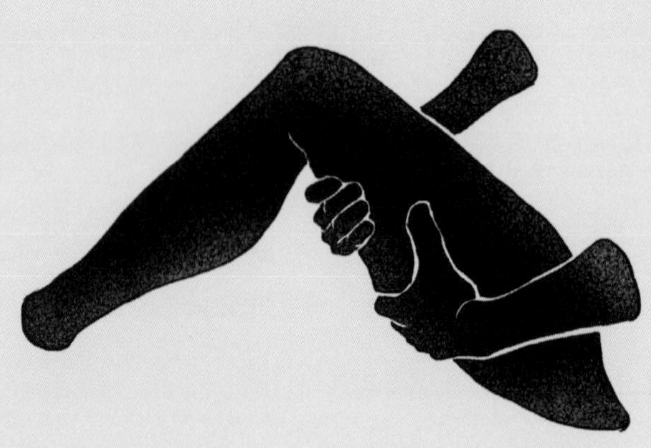

肌肉骨骼系統

肌肉僵硬

—— 精神壓力大、久站久坐、缺乏運動都會使肌肉失去彈性，造成緊繃僵硬的狀態；但是如果運動過度，也有可能造成肌肉僵硬的問題，因此還是要強調「適當運動」的重要性。對於肌肉僵硬的情況，四元素的結構中都能提供相對應的幫助。

造成肌肉僵硬的情況與建議

	元素分判	分子大類	建議分子
精神壓力	風元素過度集中於大腦，其他部位則受阻滯或低弱	單萜醇	薄荷醇
		氧化物	1,8-桉油醇
缺乏運動而全身無力	風、火元素無法被身體帶動，導致肌肉活力降低、減少，水元素容易積滯，土元素卻無法被妥善利用	單萜烯	松油萜
		單萜醇	牻牛兒醇、龍腦
		氧化物	1,8-桉油醇
		酮	樟腦
		酚	百里酚、香芹芥酚
		芳香醛	肉桂醛
肌肉僵硬造成的疼痛	風元素不足，以至於水元素無法正常運作；肌肉的土元素無法活動伸展而產生僵硬，也使火元素無法徹底轉化	酯類	乙酸龍腦酯、乙酸萜品酯、水楊酸甲酯
		氧化物	1,8-桉油醇
		單萜醇	薄荷醇、龍腦
		酮	樟腦
		酚	百里酚、香芹芥酚、丁香酚
		單萜烯	松油萜、樟烯
		倍半萜烯	β-丁香油烴、薑烯
運動過度造成肌肉撕裂傷	風元素與火元素運行過度，造成水元素在肌肉骨骼系統無法發揮正常作用，使土元素過於乾燥	醛	檸檬醛、香茅醛
		酮	樟腦

關節炎

—— 關節炎主要有四大類：退化性關節炎、痛風性關節炎、僵直性脊椎炎、類風濕性關節炎。這四類關節炎的成因各有不同，因此在處理上要個別看待。

關節發炎的症狀、元素分判與建議

元素分判		分子大類	建議分子
退化性關節炎	逐漸失去的土元素與水元素	酯	乙酸龍腦酯、水楊酸甲酯
		醛	檸檬醛、香茅醛
		酮	樟腦
		單萜烯	松油萜
痛風性關節炎	通常是飲食造成身體在關節處累積結石，是不良的土元素累積，導致水、風元素無法發揮作用，進而牽動部位的火元素過度激動	酯	乙酸龍腦酯、乙酸萜品酯
		醛	檸檬醛
		酮	樟腦
		單萜醇	牻牛兒醇
		酚	百里酚、香芹芥酚
		單萜烯	檸檬烯、松油萜
		氧化物	1,8-桉油醇
僵直性脊椎炎	風元素混亂，生理上可能與基因或細菌感染有關	倍半萜醇	檀香醇、沒藥醇
		酯	乙酸沉香酯、乙酸龍腦酯
		單萜烯	松油萜
		倍半萜烯	β-丁香油烴、母菊天藍烴
類風濕性關節炎	風元素對應自體免疫運作異常，土元素被破壞	倍半萜烯	β-丁香油烴、葎草烯、天藍烴
		酯	乙酸萜品酯
		單萜醇	α-萜品醇
		倍半萜醇	沒藥醇、廣藿香醇

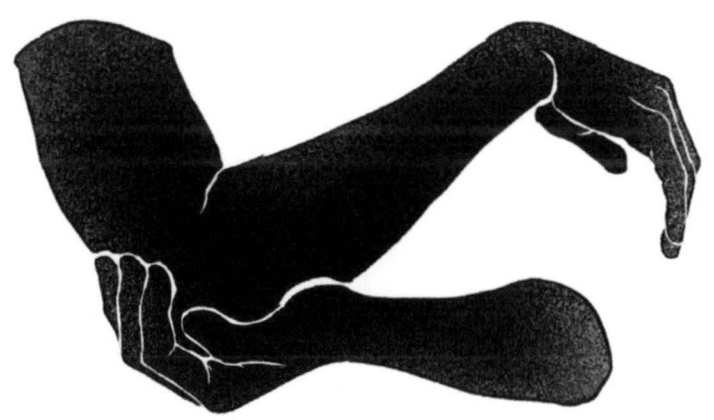

坐骨神經痛

—— 這是一種腰椎椎間盤突出而壓迫神經造成的疼痛，通常是因姿勢長久不良所造成的問題，獲得治療與復健後，都能夠有所改善。

—— 精油應用上，主要還是在消炎止痛、幫助強化腰椎支撐力，因此風、火二元素的應用就顯得重要。單萜烯類的松油萜、樟烯、檜烯等都有強化作用，因此杜松漿果、黑雲杉等就能用於強化；酚類、龍腦、1,8-桉油醇等屬於風元素的精油，以及土元素酯類的乙酸龍腦酯，也能夠促進循環、幫助止痛；水元素在這裡也會有幫助，檸檬醛與樟腦亦可幫助消炎止痛，同時帶來水元素潤滑的特性，增加患部柔韌性。

生殖泌尿系統

尿道炎

── 尿道炎通常是因為細菌感染造成，也有可能因為焦慮而使症狀反覆發作。

── 建議使用同時具消炎與抗菌特性的精油，可選擇風元素與土元素結構的精油作為輔助，因此像是含有酯類與單萜醇類的真正薰衣草、香檸檬、苦橙葉就很適合，也能搭配天竺葵、玫瑰草等富含單萜醇的精油。另外，含倍半萜醇的精油（如檀香、廣藿香等）在此也能平衡神經系統、抗焦慮，同時幫助消炎。

腎炎

── 腎臟發炎可能是因為細菌感染，也可能是其他慢性疾病或藥物所造成。

── 處理腎臟發炎時，應該要非常小心，因為腎臟損害可能會造成無法逆轉的器官損壞。腎臟過濾血液並將廢物排出，是調節水分、酸鹼與平衡電解質的重要器官，因此土元素的穩定非常重要。腎臟的土元素結構基本上是很穩定的，而且它也具有平衡元素的特質，但是如果在飲食上攝取不穩定，或是攝取了對腎臟有害的食物或藥物，就有可能造成腎臟發炎；而過度焦慮的情緒，也會讓腎臟發炎的情況反覆或更趨嚴重。

── 單萜烯類（尤其是松油萜）具有激勵腎臟的作用，但過度的刺激可能會造成腎臟負擔，因此腎臟有問題的人，對於這類分子較多的精油得小心使用。火元素能強化腎臟、促進腎臟的過濾功能，但對於腎臟而言，水元素的幫助有時更為重要，許多酮類結構反而較能滋養腎臟，例如含有胡椒酮（piperitone）的薄荷尤加利。但精油的酮類結構在使用上不宜多，過度反而會破壞腎臟機能。

── 對於腎臟發炎的情形，急性的細菌感染可以使用風元素的精油，而對於過度疲勞產生的腎臟問題，土元素酯類精油配合酮類精油可能幫助較大。不過，面對腎臟問題時得注意劑量，宜將劑量放低，尤其對於洗腎患者而言，精油的使用更要特別注意。

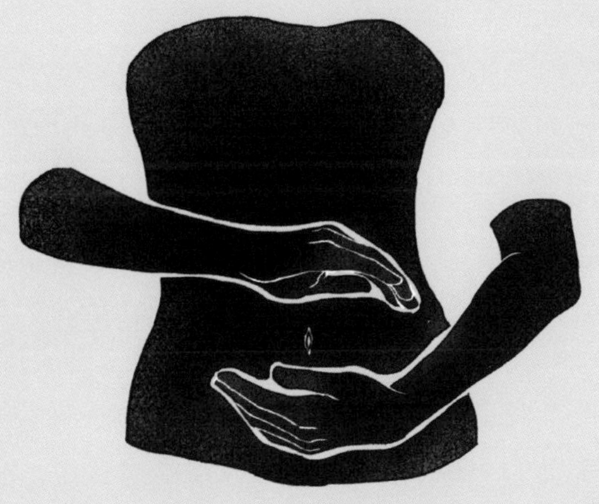

卵巢機能低下

—— 卵巢早衰會造成閉經與體內雌激素低弱，導致無法生育的情形。這可能與遺傳、生活壓力、不良生活習慣，或是曾接受放射線、化療等治療狀態有關係。通常可以靠著補充雌激素來讓卵巢維持機能。

—— 由於生殖系統與水元素也存在直接的關係，水元素的酮類精油基本上能對應這方面的狀態，鼠尾草即是一個例子；可惜的是，鼠尾草常被歸類於危險精油，讓大家望而卻步，而會改用快樂鼠尾草。兩者類似的地方在於都含有類似雌激素結構的二萜醇類，但兩者整體化學結構差別極大。

—— 快樂鼠尾草屬於酯類的結構，因此鼠尾草與快樂鼠尾草的應用方針可說是完全不同。針對不同的卵巢早衰問題，快樂鼠尾草在經驗中對大多數的人未必適合；雖然如此，快樂鼠尾草畢竟還是屬於酯類土元素的精油，對生理問題造成的情緒不穩還是能提供很大的幫助（尤其針對更年期的情緒問題）。

—— 除了水元素，風元素也是很重要的結構，許多單萜醇與倍半萜醇的結構也能促進卵巢活化，甚至可以配合火元素的精油一起使用。在水、風、火元素並用或交替的情況下，通常能有不錯的效果，因此除了鼠尾草外，酚醚類的甜茴香也是重要的精油。

子宮肌瘤

—— 女性或多或少可能都有子宮肌瘤的問題，只是嚴重與否。通常子宮肌瘤都屬於良性瘤，不容易轉化成惡性瘤，但是子宮肌瘤可能造成女性經痛、經血過多、性交疼痛等問題，嚴重者可能影響生育，需要開刀切除。

—— 現在對於子宮肌瘤的成因多數會指向女性荷爾蒙的問題，若以元素的問題來看，或許能說是風元素形成的氣結造成這樣的問題，可能在於不正常的土元素累積。因此，處理子宮肌瘤的問題，建議使用水、火元素精油，鼠尾草、貞潔樹、歐洲赤松、薑等精油，在長期處理上具有優勢。

—— 當然，避免攝取對身體不好的土元素（不當的飲食），以及調整自己的情緒與周遭人際關係，也是必要之事。

性冷感

—— 性冷感可能是性荷爾蒙缺少或是精神狀態的問題。前者可以靠著補充荷爾蒙來解決，後者可能需要進行心理輔導。

—— 對於性激素過少造成的性冷感，可以利用風元素的精油，酚類、肉桂醛、單萜醇、酚醚、倍半萜醇都是可以選擇的大類，搭配火元素的單萜烯使用，通常都有不錯的效果，因此像是百里香、丁香、肉桂、玫瑰草、肉豆蔻、歐芹（*Petroselinum crispum*）、玫瑰、廣藿香、檀香、黑胡椒等精油，都能夠幫助性冷感的情形。

—— 若是因為心因性問題，例如自卑、委屈、恐懼這類情緒，酯類與倍半萜烯類的精油（如茉莉、依蘭依蘭、薑等）通常會有較好的效果。

男性勃起障礙

── 男性性功能會因為年齡、情緒等問題而下降。排除過度使用的問題，除了受到性荷爾蒙與循環不良的影響外，男性一般產生的勃起障礙，大多數還是因為情緒壓力的心理問題所造成。

── 在處理這方面問題時，通常會先從心因性的情況著手。除此之外，腰、腹、大腿的肌肉放鬆，並強化骨盆腔的循環，有助於男性陰莖充血，因此風元素與土元素的精油使用，如茉莉、苦橙葉、香檸檬、玫瑰草、天竺葵等，往往幫助會比較大。

── 對於體質問題造成的勃起障礙，建議使用火元素的單萜烯類，如歐白芷根；風元素的酚類，如百里酚百里香或冬季香薄荷（*Satureja montana*）；還有水火元素兼具、含倍半萜酮類與倍半萜烯類的薑黃（*Curcuma longa*），這些精油都很適合用來長期調理。

── 在這裡也不能忽略倍半萜醇類精油，如廣藿香、檀香等，這些精油帶來平衡、空間與彈性的特性，對於男性而言，不論在生理或心理上都是具有「意義」的存在。

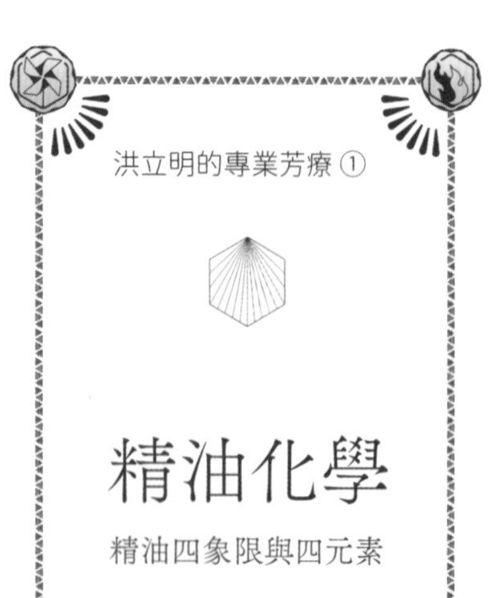

作　　者　洪立明
審 定 者　沈灩、鄭靜明
封面設計　Giogio
內頁插圖　林　川
責任編輯　王斯韻
書籍設計　莊維綺
行銷企劃　呂玠蓉

發 行 人　何飛鵬
總 經 理　李淑霞
社　　長　張淑貞
總 編 輯　許貝羚
副 總 編　王斯韻

出　　版　城邦文化事業股份有限公司 麥浩斯出版
地　　址　104 台北市民生東路二段 141 號 8 樓
電　　話　02-2500-7578
發　　行　英屬蓋曼群島商家庭傳媒股份有限公司城邦分公司
地　　址　104 台北市民生東路二段 141 號 2 樓
讀者服務電話　0800-020-299（9:30AM-12:00PM；01:30PM-05:00PM）
讀者服務傳真　02-2517-0999
讀者服務信箱　E-mail：csc@cite.com.tw
劃撥帳號　19833516

戶　　名　英屬蓋曼群島商家庭傳媒股份有限公司城邦分公司
香港發行　城邦〈香港〉出版集團有限公司
地　　址　香港灣仔駱克道 193 號東超商業中心 1 樓
電　　話　852-2508-6231
傳　　真　852-2578-9337

馬新發行　城邦〈馬新〉出版集團 Cite(M) Sdn. Bhd.(458372U)
地　　址　41, Jalan Radin Anum, Bandar Baru Sri Petaling,
57000 Kuala Lumpur, Malaysia
電　　話　603-90578822
傳　　真　603-90576622

製版印刷　凱林印刷事業股份有限公司
總 經 銷　聯合發行股份有限公司
地　　址　新北市新店區寶橋路 235 巷 6 弄 6 號 2 樓
電　　話　02-2917-8022
傳　　真　02-2915-6275
版　　次　初版一刷　2024 年 3 月
定　　價　新台幣 850 元　港幣 283 元

Printed in Taiwan

國家圖書館出版品預行編目 (CIP) 資料

洪立明的專業芳療 . ① 精油化學：精油四象限與四元素 / 洪立明著 . -- 初版 . -- 臺北市：城邦文化事業股份有限公司麥浩斯出版：英屬蓋曼群島商家庭傳媒股份有限公司城邦分公司發行 , 2024.03

面；　公分

ISBN 978-986-408-970-3(平裝)
1.CST: 芳香療法 2.CST: 香精油

418.995　　112012891